U0211188

ECMO：重症超声可视化管理

胡　炜　朱　英　王小亭　晁彦公　主编

ZHEJIANG UNIVERSITY PRESS
浙江大学出版社
·杭州·

图书在版编目（CIP）数据

ECMO：重症超声可视化管理 / 胡炜等主编. — 杭州：浙江大学出版社，2023.12（2024.6重印）

ISBN 978-7-308-24483-1

Ⅰ. ①E… Ⅱ. ①胡… Ⅲ. ①体外循环 Ⅳ. ①R654.1

中国国家版本馆CIP数据核字（2023）第223475号

ECMO：重症超声可视化管理

胡 炜 朱 英 王小亭 晁彦公 主编

策划编辑	张 鸽
责任编辑	潘晶晶
责任校对	季 峥
封面设计	戴 齐
出版发行	浙江大学出版社
	（杭州市天目山路148号　邮政编码310007）
	（https://www.zjupress.com）
排　　版	杭州晨特广告有限公司
印　　刷	杭州钱江彩色印务有限公司
开　　本	787mm×1092mm　1/16
印　　张	23.25
字　　数	460千
版 印 次	2023年12月第1版　2024年6月第2次印刷
书　　号	ISBN 978-7-308-24483-1
定　　价	268.00元

版权所有　侵权必究　印装差错　负责调换

浙江大学出版社市场运营中心联系方式：0571-88925591；https://zjdxcbs.tmall.com

《ECMO：重症超声可视化管理》
编委会

名誉主编 邱海波

主　　编 胡　炜　朱　英　王小亭　晁彦公

副 主 编 刁孟元　尹万红　蔡书翰　末亚平

编　　委（按姓氏拼音排序）：

艾美林	中南大学湘雅医院
蔡书翰	武汉大学中南医院
蔡学英	杭州市第一人民医院
曾琴兵	清华大学第一附属医院
曾小康	杭州市第一人民医院
晁彦公	清华大学第一附属医院
陈　焕	北京协和医院
刁孟元	杭州市第一人民医院
丁　欣	北京协和医院
方　欣	杭州市第一人民医院
顾　乔	杭州市第一人民医院
郭凤梅	东南大学附属中大医院
何　伟	首都医科大学附属北京同仁医院
胡玲琳	杭州市第一人民医院
胡　炜	杭州市第一人民医院
霍　焱	河北医科大学第四医院
李　欣	复旦大学附属中山医院
李沂玮	杭州市第一人民医院
李奕冉	上海东方肝胆外科医院
刘炳炜	杭州市第一人民医院
刘　凯	复旦大学附属中山医院
刘丽霞	河北医科大学第四医院

刘松桥	东南大学附属中大医院
马新华	中南大学湘雅医院
孟小虎	杭州市第一人民医院
尚秀玲	福建省立医院
王凤霞	新疆维吾尔自治区人民医院
王剑荣	杭州市第一人民医院
王敏佳	浙江医院
王小亭	北京协和医院
王艺萍	四川省人民医院
王玉康	杭州市第一人民医院
未亚平	杭州市第一人民医院
魏燕力	杭州市第一人民医院
武　钧	上海交通大学医学院附属瑞金医院
席绍松	杭州市第一人民医院
夏柳勤	杭州市第一人民医院
徐燕平	杭州市第一人民医院
许强宏	浙江医院
杨湘英	杭州市第一人民医院
叶卫国	杭州市第一人民医院
殷　婷	杭州市第一人民医院
尹万红	四川大学华西医院
张宏民	北京协和医院
张丽娜	中南大学湘雅医院
张　倩	河北医科大学第四医院
赵　华	北京协和医院
赵　敏	杭州市第一人民医院
朱明丽	杭州市第一人民医院
朱　然	中国医科大学附属第一医院
朱　英	杭州市第一人民医院

序

重症医学是生理紊乱导向的目标性治疗学科,也是临床医学中进步最快、需要最广泛、处理时间敏感性最高的学科。如何早期、快速、准确地发现危及生命的生理紊乱是重症医学诊疗的关键。

重症超声的临床应用日益普及。作为一种可视化工具,重症超声已经成为重症医生不可或缺的诊疗工具。它为重症医生评估患者循环、呼吸等关键性生命信息(容量状态和液体反应性,心脏结构和舒缩功能,肺循环和体循环的压力状态,肺部病变的严重程度和范围,脑、肾、胃肠道等重要器官的结构、血流灌注和功能等)提供客观、系统的证据,辅助重症医生进行快速的临床决策并准确执行,让治疗干预更安全和有效。

体外膜肺氧合(extracorporeal membrane oxygenation,ECMO)技术常被应用于传统治疗难以救治的严重呼吸、循环衰竭患者的挽救性治疗中,在重症救治措施中具有重要地位。随着临床医生对重症病理生理的理解逐渐深入,应用ECMO对重症患者实施器官保护性治疗而不限于终末期挽救性治疗的理念逐渐形成。相比一般的重症患者,需要ECMO支持治疗的重症患者往往存在更为紊乱的血流动力学失衡和器官功能障碍。精细化管理这类患者需要掌握深入、系统的重症知识,以及运用这些血流动力学和器官功能支持工具的能力。重症超声作为重症医生管理患者的一双"慧眼",可以帮助他们在ECMO的实施和运行过程中进行安全、规范的系统化管理,是一项必不可少的技能要求。

本书内容从介绍ECMO基础知识和常规管理的角度切入,聚焦于重症超声可视化管理ECMO的临床应用。针对VV-ECMO和VA-ECMO模式特点展开阐述,内容涵盖心肺原发疾病的病理生理特点、ECMO对机体病理生理的影响、ECMO并发症的防控与早期处置、ECMO撤离的评估和引导等,系统性介绍了重症医生该如何应用重症超声让患者从 ECMO 建立到运维管理直至顺利撤离，得到更全面的监测和更安全的处置。

　　本书作者团队均来自国内较早开展重症超声和 ECMO 技术的单位，对于重症超声临床应用及 ECMO 管理有丰富的经验。主编所在单位（杭州市第一人民医院）率先在国内举办"重症超声研究组（CCUSG）重症超声可视化管理 ECMO 培训班"，在持续的学术培训、临床实践、应用研究中梳理和更新对重症的管理理念。尽管部分理念来自实践经验，难免存在不足之处，但仍然很有参考价值。希望读者通过本书的学习能有较大的收获。希望未来能有更多高质量的临床研究帮助医生不断提升对重症患者 ECMO 治疗过程精细化管理的能力。

2023 年 11 月 13 日

前　言

　　重症患者常因各种疾病或损伤引发多器官功能障碍而需要器官功能支持。伴随着器官功能支持技术的不断进步，重症医学飞速发展。ECMO技术在传统治疗失败的严重呼吸、循环衰竭患者的挽救性治疗中可以发挥重要作用，维持患者生命，为心肺功能恢复或桥接移植治疗决策等赢得宝贵时机。

　　患者最终能否撤离ECMO并存活出院，以及远期器官功能如何，与ECMO决策前患者心肺功能是否得到充分评估、医师对ECMO模式和时机的把握、ECMO循环是否安全建立、ECMO运维期间容量和心肺功能维护情况、重要器官灌注能否优化、撤离前综合评估及撤离过程的反应、出凝血等并发症的发生情况等息息相关。比如，对于重度急性呼吸窘迫综合征（acute respiratory distress syndrome，ARDS）合并休克的患者，在进行ECMO决策前如通过心肺超声筛查发现急性肺源性心脏病的存在，且循环衰竭可能由肺循环阻力急剧升高引起的梗阻性休克所致，则应首选VV-ECMO而非VA-ECMO，因为VV-ECMO可在较短时间内通过改善低氧血症和酸中毒、降低呼吸机压力等使循环趋稳，避免VA-ECMO模式下可能出现的南北综合征、VAV模式切换等，降低管理的难度，减少对患者的损伤。

　　在ECMO应用过程中，任何一个环节处理不当就可能导致灾难性后果。而重症超声具有可视化管理的属性，能让临床问题更为精准、具体，加之可在床旁进行的实时和动态优势，在ECMO重要管理环节中的应用逐渐增多。例如，超声引导下ECMO置管可减少血管性损伤，优化管尖定位，预判容量状态和处置方向，让ECMO循环更有效、更快地运行；基于超声的器官血流动力学评估，有助于VA-ECMO运行后最佳平均动脉压（mean arterial pressure，MAP）的设置。但重症超声可视化管理ECMO的方法尚未成体系，目前还具有较大的中心依赖性，国内外也尚缺乏该领域相关专业图书。因此，本书总结和梳理了临床实践中重症超声指导ECMO循环管理、患者心肺功能维护和ECMO顺利撤离的方法和流程。

本书编者骨干大多来自国内重症超声研究组（CCUSG）的重症超声培训师和国内大型ECMO中心的资深医护人员，拥有丰富的临床治疗经验。杭州市第一人民医院于2017年率先在国内牵头举办"CCUSG重症超声可视化管理ECMO培训班"。书中所涉及的方法和流程大多来自实践经验和研究报道，部分尚缺乏大规模的循证研究证据，仍有不足之处，望广大读者海涵。期待未来能有更多高质量的临床研究，帮助临床医生提升在重症患者ECMO治疗期间精细化管理的能力，造福患者。

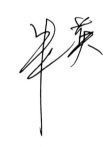

2023 年 11 月 12 日

目　录

第二篇　ECMO 常规管理 　　　　/ *065*

第三篇　ECMO 重症超声可视化管理　　/ 141

第四篇　ECMO 患者的器官功能可视化监测　　/ 281

附　录　　　　　　/ 333

第一篇

ECMO 基础知识

第一章 | ECMO建立术前准备

第一节 ECMO 的历史

体外膜肺氧合（extracorporeal membrane oxygenation，ECMO），也被称为体外生命支持（extracorporeal life support，ECLS），指应用机械辅助装置进行较长时间的心肺功能辅助，但仍属临时性的心和（或）肺功能支持的总称。该技术发展脉络部分来源于心脏外科体外循环。当在手术室内应用人工心肺机，采用静脉-动脉（veno-arterial，VA）模式为心脏手术提供完全的心肺支持时，该技术通常被称为体外循环（extracorporeal circulation，ECC）或心肺转流（cardiopulmonary bypass，CPB）。目前，医学界将ECLS和ECMO作为同义缩写名词，用于描述心脏或肺功能衰竭患者通过机械装置进行长时间体外循环支持技术。本章将简要回顾国内外的体外生命支持技术发展史，以供读者了解该技术艰辛的发展历程。

一、体外生命支持的早期探索

用人工方法辅助呼吸与循环一直是人类的一个梦想。最早的文献记载是1693年Jean Baptiste Denis将人体血液输入羊体内的实验。该实验试图研究能否实现异种活体血液输注。而在19世纪60年代，英国医生Benjamin Ward Richardson尝试将氧气和血液通过注射器泵入右心。然而，因当时条件所限，上述尝试未能成功，但给体外生命支持技术的发展带来一线曙光。20世纪20年代，苏联医生Sergei Brukhonenko等利用动物离体肺作为体外氧合装置，成功为离体心脏提供氧合血，后期使用鼓泡式氧合器也实现了类似的实验效果，使得体外生命支持技术初显雏形。

美国外科医生John Gibbon是体外生命支持领域的先驱，从20世纪30年代开始致力于相关研究与临床探索。其研究团队研发的滚压式血泵和垂屏式氧合装置使得体外循环装置应用于临床成为可能。1963年5月6日，Gibbon医生在体外循环支持下，成功为一例18岁患者完成心脏房间隔缺损修补术。而另一先驱美国外科医生C. Walton Lillehei进一步发展了体外循环技术，他于1954年开始用交叉循环实施体外循环心脏手术，后继又使用与Richard de Wall共同研发的鼓泡式氧合器完成心脏手术，使得体外循环技术临床实践得到进一步发展。

到此阶段，虽然体外循环技术已经被验证可有限应用于心脏外科，但早期在重症监护室（intensive care unit，ICU）内进行体外生命支持的尝试均受制于当时条件，用于气体交换的装置——"氧合器"或"人工肺"的基本特性无法满足在手术室外应用数小时以上的要求。其中，很重要的缺陷在于，血液与交换气体直接接触、无法隔断，导致血细胞液被破坏，使得体外循环数小时后即发生溶血。

随后，研发可以长时间在手术室内或手术室外应用、不易发生溶血和血浆渗漏的氧合器，成为生物医学工程、生理学与临床医学共同合作的目标。当时，由两大革新技术推动了此方向的技术突破，即硅胶膜的发明和控制性全身抗凝技术。1957年，Kammermeyer合成了硅胶，为人工肺彻底革新奠定了基础。硅胶可承受一定水平的静水压，维持血液流动，又可保持对气体的通透性。随后，Theodor Kolobow、Al Gazzaniga、Phil Drinker和Robert Bartlett医生共同合作，研发可以实施长时间体外循环的硅胶膜氧合器。硅胶膜氧合器是膜式氧合器[又称膜肺（membrane lung，ML）]的一种类型，它推进了"体外膜肺氧合"（ECMO）一词的诞生。硅胶膜氧合器在动物模型中成功运行了数天，验证了体外生命支持技术的可行性。

Bartlett和Drinker研究发现，与手术室内体外循环心脏手术全量肝素化相比，长时间体外循环所需的肝素抗凝剂量可显著减少。在此理念指导下，研究发现，将低剂量肝素抗凝用于体外生命支持，患者数天没有血栓形成或出血。这两位学者还研发了连续滴定抗凝强度与肝素剂量的监测指标——激活凝血时间（activated clotting time，ACT），至今该指标在临床已经应用40多年。

将体外生命支持技术应用于小儿先天性心脏病术中及术后恢复期的各种潜在获益，使得医务人员更积极地将该技术用于心脏外科围手术期。Baffes等首次报道将体外生命支持用于心脏手术。1972年，Bartlett和Gazzaniga等首次对一例因大动脉转位行Mustard术后心功能不全的2岁患儿行ECMO支持36h并获得成功。随后，该团队还报道了更多的病例。这些患儿的ECMO适应证为：心室功能不全导致低心排血量或复杂先天性心脏病手术纠治后发生肺动脉高压危象。

随着ECMO技术不断改进，体外生命支持也开始走出手术室。1972年，Hill报道了首例在ICU内成功建立血管插管和长时间体外生命支持的病例。该病例为一例24

岁男性患者,因交通事故导致主动脉破裂及创伤后呼吸窘迫综合征。Hill医生使用Morrie Bramson研发的膜肺以静脉-动脉模式支持75h,随后患者成功撤离ECMO并存活。成人ECMO支持不断获得临床尝试,但在当时条件下患者生存率有限。

与此同时,新生儿和小儿病例不断增多。Dorsons和White报告了对濒危患儿应用体外生命支持的临床研究,发现体外生命支持可提供足够的氧合。而Robert Bartlett医生在小儿心外科应用经验的基础上,于1975年将此技术用于纠治新生儿呼吸衰竭,因其个人贡献被业界公认为"ECMO之父"。当时在收治一位胎粪吸入性肺炎导致的肺动脉高压新生儿时,Bartlett团队将实验室的ECMO装置引入新生儿ICU,但患儿母亲在知情同意后却失踪了,使得患儿成为弃婴。医护人员为患儿起名"Esperanza"(希望)。患儿接受ECMO支持72h后成功撤离ECMO并最终存活。至今,当年的患儿已经为人母。Bartlett的成功和后续病例经验积累使得新生儿ECMO应用逐渐走向全世界。从早期Bartlett等治疗16例患儿存活3例,到此后的临床转归持续改善,外科与重症医学界对此技术的兴趣和尝试俱增。

ECMO首先用于成人治疗领域,而在新生儿治疗领域的应用是新治疗方法和技术进步的典范。当时,业界希望有前瞻性随机对照试验(randomized controlled trial,RCT)研究来验证ECMO技术相比当时标准治疗体系的优势。Bartlett等采用一种有趣的统计学设计,开始了一项ECMO相关随机对照试验研究,以验证该治疗方法的潜在优势。他们采用"随机玩赢家"(randomized play the winner)方案进行研究设计。研究采用随机化入组,但下一例的入组取决于上一例患者的成功或失败。首例患者随机入ECMO组,如获得成功,则下一例随机入标准治疗组;如结果失败,则下一例随机倾向ECMO组。连续10例入ECMO组患者均存活(P=0.0000001)。该研究于1985年报道后引来大量争议和讨论,包括未取得对照组患者的知情同意等。尽管争议不断,但该研究大大推动了ECMO支持在新生儿领域的应用。到20世纪90年代,全球开展新生儿ECMO的中心由最早的18家扩展到100多家,技术实践的进步使得ECMO在新生儿和小儿治疗领域的应用成为一项普遍接受的方法。

第二项关于小儿ICU内ECMO与常规治疗的前瞻性研究由波士顿儿童医院小儿ICU医生Pearl O'Rourke牵头。该随机对照试验研究分成二期;第一期为常规的50/50随机,研究终点是任一研究组出现4例死亡;第二期在第一期的基础上调整为"偏好赢家"(favor the winner)方法。结果发现,ECMO组患儿生存率为95%(19/20);而常规治疗组生存率为60%。该研究报告于1989年发布后,招来大量争议。有趣的是,争议的主要焦点是,患儿未接受ECMO而被安排进入对照组,是否缺乏伦理正当性,对两研究组失去组间平衡的担心表明，ECMO已经成为小儿生命支持的标准方法。

关于新生儿持续性肺动脉高压ECMO救治效果需要更多的随机对照试验研究。至今，英国1993—1995年的相关研究仍是最大样本量的随机对照试验研究。该研究由David Field和Richard Firmin医生团队牵头，纳入55家中心，利用英国全国区域医疗体系和ECMO系统。在该研究中，常规治疗是由各分中心完成的，ECMO病例转入区域ECMO中心。结果显示，患儿生存率存在显著差异，ECMO组的生存率为60%，常规组的生存率为40%，从而巩固了新生儿呼吸衰竭治疗领域ECMO的优势，并成功确立ECMO在新生儿生命支持中的价值。

二、ECMO技术在全球的发展

由于ECMO支持病例具有生命危险的临床特质，所以难以设计和实施完美的临床研究而获得高证据级别临床证据。但是，ECMO技术在新生儿中的应用仍扩展到了全球。新生儿ECMO因成为被快速广泛应用的特殊医疗技术典范于1990年被美国国立卫生研究院（National Institutes of Health，NIH）列为医疗技术传播的经典之一，彰显了该技术由概念快速应用于临床的成功。

在社交媒体时代之前，快速技术传播的概念就是对ECMO技术的贴切描述。随着相关学术会议和协作网络的建立，ECMO技术的相关信息得以快速传播。各国迅速出现多个开展ECMO技术的中心，并通过向成熟中心的交流和学习不断建立新的ECMO中心。例如1983年，仅有3家常规开展ECMO的医院（美国弗吉尼亚大学医学院、密歇根大学医学院和匹兹堡大学医学院）参加早期举行的学术会议。而到1986年，开展新生儿ECMO的单位即达19家。随着开展ECMO的中心越来越多，开始自发出现中心联盟。1989年，随着筹备委员会成立，国际体外生命支持组织（Extracorporeal Life Support，ELSO）通过拟定章程并创立。创立ELSO的目的是集合ECMO常规数据，对比临床转归以及交流各种ECMO支持的优化措施。ELSO会议吸引了众多病例数不多的中心分享其经验。而对ECMO技术的兴趣也使得年会会期延长至1周。随着参会代表日趋国际化，各国中心均乐于分享其经验或教训。1991年，首届欧洲体外呼吸支持会议在巴黎举行。此次会议上，欧洲体外生命支持组织（European Extracorporeal Life Support Organization，EuroELSO）正式成立。1994年，国际ECMO会议首次由ELSO和EuroELSO联合举办。

目前，ELSO已经成为发展ECMO理念和临床实践方法的核心组织，其不断修订的指南为数量持续增长的ECMO中心提供了专业指导，还为未来的临床研究把握了方向。而ELSO卓越中心评选已经被知名媒体作为ECMO中心质量的标志。

ELSO的核心工作包括出版各种手册和教材,以规范ECLS。由Robert Arensman和Devn Cornish两位医生主编的第一版教材后来被称为"Red Book",并沿用至今。至2016年,该教科书已经出版至第6版,这是全球ECMO专家的成果结晶。

ECMO技术推广的重要工作之一是建立一个国际性标准化数据库来追踪临床结果,在大样本人群中进行适应证和临床转归评估,这也是相比于传统小样本临床队列具有更大优势的工作。早期的数据库逐渐发展成为ELSO数据登记系统,使得参与单位可收集数据,并与国内外各中心的临床结果进行比照。ELSO数据登记系统从1990年的80家中心扩充到2016年的467家活跃中心,其中350家贡献了当年的数据。到2017年,该数据库已经收集逾8.6万例患者数据,为数百篇文献提供数据,还为提出各种ECMO特殊应用数据需求的参与单位提供了无数服务。这是全球最大的体外生命支持数据库,并被公认为国际ECMO临床转归的"金标准"。1992年,新生儿ECMO上报病例数达到高峰1500例;此后,随着各种新治疗手段的应用,如吸入NO等,使得需要ECMO的上报病例数下降至峰值的一半左右。

随着新生儿ECMO的成功,小儿呼吸与循环衰竭ECMO应用中心数量也逐渐增长。然而,由于适合建立ECMO的小儿病例数相对有限,所以临床研究难度更大。20世纪90年代,Fackler和Heulitt等尝试进行多中心随机对照试验研究,但因入组困难被迫中止。虽然没有小儿随机对照试验研究结果,但相关的重要病例对照研究还是认可应用ECMO具有临床救治优势。至今,尚无新注册的小儿随机对照试验研究。当前主要的小儿相关研究主要着眼于理想的ECMO建立时机和适应证,扩展小儿ECMO适应证以及中心病例数与临床转归的关系。

三、坚韧不拔:成人ECMO应用的经验和病例数增长

自从Gibbon医生等创立临床体外循环技术以来,临床医生一直试图用ECMO来挽救成年呼吸与循环衰竭患者。然而,对成年患者接受ECMO支持获益的认可却是一条漫漫长路。首个ECMO相关成年患者随机对照试验研究是在NIH支持下,由Zapol等牵头进行的,研究目的是比较严重呼吸衰竭患者应用静脉-动脉体外膜肺氧合(veno arterial extracorporeal membrane oxygenation,VA-ECMO)与标准治疗的转归。该研究尽管立题紧密结合临床需求,但受到当时多重条件因素的制约(包括濒死患者的纳入、大部分参与的中心ECMO管理经验的缺乏),对大部分仅仅需要呼吸支持的患者采取了VA-ECMO支持。该研究应用了在当时还相对远不成熟的技术,并且研究组和对照

组均未采用保护性肺通气策略。该研究显示，两组的生存率都极差（约10%）。一方面，该研究反映了临床此类患者的复杂性，总体病死率为66%，而重度急性呼吸窘迫综合征（acute respiratory distress syndrome，ARDS）患者的病死率为90%；另一方面，其主要结论给成人呼吸衰竭体外生命支持的发展造成了负面影响。

此后直到1994年，才有另一项成人相关随机对照试验研究。该研究将ARDS患者随机分为应用VA-ECMO体外CO_2排除组和应用程式化管理机械通气（mechanical ventilation，MV）参数的标准治疗组。该研究结果再次显示两种方法无显著性差异。其研究设计的主要缺陷在于：一些参与研究的中心缺乏ECMO管理经验，且ECMO组的失血量特别高。尽管类似这些临床研究结果令人失望，但Luciano Gattinoni、Bartlett医生等仍坚持在成年患者尝试应用ECMO，并报告通过历史对照研究，ECMO可能显著改善生存率。

随着ECMO临床经验、设备和专业性的进步，2009年，有关成年呼吸衰竭病例的另一项随机对照试验研究——英国的CESAR研究，由Giles Peek牵头完成。CESAR研究由区域性ECMO转诊系统分配患者，将纳入常规治疗的患者由标准治疗中心继续进行治疗，纳入ECMO组的患者则转诊至区域性ECMO中心。该研究仍采用适于呼吸支持的静脉-静脉体外膜肺氧合（veno-venous extracorporeal membrane oxygenation，VV-ECMO）模式。其结果显示，与常规标准治疗相比，在ECMO中心接受治疗的患者表现出显著的整体生存率改善。该研究结果尽管因方法学的局限性而受到争议，但仍为支持ECMO技术应用于成年呼吸衰竭病例提供了有力的证据。

CESAR研究报告发布后不久，恰逢2009年世界范围H1N1流感流行。H1N1流感导致呼吸衰竭的进展迅速，其易导致重症和暴发性的流行病学特征使得ECMO被积极考虑为一项治疗选择。一些临床研究报告已经显示ECMO技术的潜在优势。这些报告的汇聚推动了ECMO技术的国际发展。2018年，EOLIA研究结果为阴性，可能因为对照组28%患者交叉到治疗组且最终采用ECMO支持。采用贝叶斯分析方法对EOLIA研究进行再次分析，结果倾向于ECMO可降低严重ARDS患者的病死率。而ELSO登记报告及各国数据库相关研究报告均表明此后数年至今，成人ECMO应用数量的快速持续增长。

ECMO应用例数的大幅增多可归因于多种助力因素，特别是设备与耗材的重要改进，包括氧合器、管路组成和血管插管处理技术的进步。采用较小口径的股动静脉插管，选择性肢体远端灌注管预防肢体缺血，主动肢体静脉引流及对左心室卸负荷的关注，均对改进ECMO管理、减少并发症发生与改善临床转归起到关键作用。血管插管技术由以往外科切开置管,逐渐转向主张采用薄壁、小口径、经抗血栓形成表面处理插管,应用 Seldinger 技术经皮穿刺置管。新型插管设计,如 VV-ECMO 单管双腔插管、微创动脉插管及常规应用股动脉肢体远端灌注技术于外周 VA-ECMO,已被视为成功应用 ECMO 的临床创新与突破,从而显著减少并发症的发生。这些技术创新推动了 VV-ECMO 的应用。自 2012 年开始,小儿呼吸衰竭已经主要应用 VV-ECMO 模式进行支持。

各种表面涂层技术及肝素结合管道的应用,以及驱动血泵更加小型化与集成化,使得当今使用的 ECMO 系统越来越简化、便携和有效。而聚甲基戊烯(polymethyl-pentene,PMP)膜式氧合器的研发为 ECMO 的临床应用提供了更小的预充量、更低的氧合器阻力、更高的气体交换效率及更长的应用时间。而对成人和小儿均广泛采用离心泵作为驱动血泵。

临床管理策略的许多革新也在不断改变 ECMO 理念。在欧洲,清醒 ECMO 及让 ECMO 支持患者动起来的应用越来越普遍。该策略有利于 ECMO 更长时间运转、桥接移植及应用活动 ECMO。而采用体外二氧化碳排除则为众多的慢性阻塞性肺疾病(chronic obstructive pulmonary disease,COPD)患者打开了一扇门。近年来,各路 ECMO 团队还在不断扩展 ECMO 的适应证;以往严重创伤、恶性肿瘤及脓毒症等一度被认为是 ECMO 的禁忌证,现在也开始尝试 ECMO。对于采用 ECMO 进行紧急体外心肺复苏(external cardiopulmonary resuscitation,ECPR),虽然争议不断,但在成年与小儿患者中也获得越来越多的应用。

过去数十年间,全球 ECMO 病例数迅速增长。在整个进程中,欧洲具有悠久的历史且富有创新精神。在成人 ECMO 支持领域,许多欧洲医学中心经验丰富、专业性强。全球 ECMO 技术的发展使得 ELSO 的影响力覆盖到了每个大洲。2013 年,亚太体外生命支持组织(Asia-Pacific Extracorporeal Life Support Organization,APELSO)成立;同年,拉美 ELSO、南亚 ELSO 与西亚 ELSO 成立。这些学术组织推动了国际 ECMO 数据的进一步汇集,通过举办的学术会议和推广的培训项目增进了全球 ECMO 中心与专业人员的协作。

四、ECMO 技术在我国的发展

我国 ECMO 的起步较晚。早期,ECMO 主要在各大心血管中心应用于心脏术后患者。2000 年后,广东中山市人民医院等在国内较早开展 ECMO 在成年呼吸与循环衰竭病例中的临床应用。近十年来,我国的 ECMO 发展突飞猛进,病例数逐年增加,各专业学会也相应成立了体外生命支持分会或学组。2015年，中国医师协会体外生命支持专业委员会成立。2019年，中华医学会重症医学分会也成立了ECMO学组。特别是在2013年H1N1和H7N9流感疫情之后，我国ECMO发展取得了长足的进步。而2020年新冠疫情更是使得ECMO技术获得极大关注。但我们应该清醒地认识到，同ELSO数据库中的先进国家相比，我国ECMO技术应用临床数据仍有差距。据中国医师协会体外生命支持专业委员会统计，2018年，我国ECMO病例数达到3923例（该数据统计未包括台湾、香港、澳门地区的数据）；2019年，我国ECMO病例数超过5000例。但我国每年开展ECMO治疗例数超过20例的医疗中心占比不到20%；近50%的医院每年开展ECMO治疗的病例数少于5例；ECMO治疗不规范，对40%的出院患者没有进行远期随访。因此，我国的ECMO发展仍任重道远，特别在建立加强ECMO技术培训、提高ECMO应用基础规范性、建立区域性ECMO中心和ECMO技术及管理协作机制方面，以期更多的患者受益于ECMO技术。

（李　欣）

第二节　ECMO基本原理

体外膜肺氧合（ECMO）技术将血液引出体外，经过体外膜肺氧合后注入患者动脉或静脉系统，完全或部分替代心肺功能，维持人体脏器组织的氧合和灌注，以体外生命支持的方式，提供循环支持和呼吸支持，为严重的可逆性的心、肺病变争取治愈及功能恢复的时间。

一、氧代谢基础

机体组织细胞生存是通过细胞呼吸产生的热量实现的，依靠持续的氧输送（oxygen delivery，DO_2；又称氧供），氧消耗（oxygen consumption，VO_2；简称氧耗）则反映了机体代谢的需求。在机体内，氧代谢由氧输送、氧摄取、氧消耗3个环节组成，在心肺系统、血液系统的相互配合下，达到合适的氧供需平衡，维持良好的组织氧合和生命功能。

机体的氧输送（DO_2）是指机体通过循环系统在单位时间内向外周组织提供的氧量，由心排血量（cardiac output，CO）、动脉血氧含量（arterial oxygen content，CaO_2）确定，计算公式如下：

$$DO_2=CO \times CaO_2 \times 10mL/(min \cdot m^2)$$

$$CaO_2=(Hb \times SaO_2 \times 1.34) + PaO_2 \times 0.0031$$

$$DO_2=CO \times (Hb \times SaO_2 \times 1.34 + PaO_2 \times 0.0031) \times 10mL/(min \cdot m^2)$$

可以看出，DO_2是由CO、动脉血氧饱和度（arterial oxygen saturation，SaO_2）、血红蛋白（hemoglobin，Hb）和动脉血氧分压（partial pressure of oxygen in artery，PaO_2）等4个因素决定，正常值为520～720mL/（min·m²）。

氧消耗（VO_2）是指机体消耗的氧量，表示组织在单位时间内实际摄取的氧量。一般来说，正常DO_2是VO_2的4～5倍，正常人VO_2约为250mL/min[5～8mL/（kg·min）]，通常用反向Fick公式计算：

$$VO_2=(CaO_2 - CvO_2) \times CO = 1.34 \times Hb \times (SaO_2 - SvO_2) \times CO$$

CvO_2为静脉血氧含量（venous oxygen content），SvO_2为静脉血氧饱和度（venous oxygen saturation，SvO_2）。

氧摄取率（oxygen extraction ratio，O_2ER）反映了组织细胞摄取氧能力的大小，$O_2ER=VO_2/DO_2=(CaO_2 - CvO_2)/CaO_2$，主要与循环灌注、血液黏度、氧弥散距离、线粒体呼吸功能有关。

危重症患者如果出现呼吸功能不全、循环功能衰竭、血液氧转运能力下降、组织细胞氧利用障碍、组织氧消耗增加时，氧摄取、氧输送、氧消耗3个环节无法维持平衡，就会出现氧代谢障碍，可以通过ECMO支持辅助以保证机体氧输送和氧消耗平衡。

二、机体二氧化碳的代谢

二氧化碳是有氧代谢的最终产物。二氧化碳在线粒体中产生后，经过一系列的分压梯度，通过细胞质和细胞外液进入静脉血流，经过肺泡被释放到外部环境。在休息状态下，健康成年男性所产生的二氧化碳约为250mL/min，受代谢活动、体温和热量摄取的影响。正常静脉血每100mL至少携带55mL二氧化碳。二氧化碳有三种不同的形式，即：溶解的CO_2，重碳酸盐离子，以及以碳氨基化合物的形式与蛋白质结合。

血液中约70%的二氧化碳以碳酸氢根离子形式存在。其在输送到肺毛细血管后，易扩散到肺泡腔，穿过肺泡毛细血管膜。二氧化碳可以非常有效地通过肺泡毛细血管膜扩散。实际上，高碳酸血症不会由肺部扩散能力的改变而引发。因此，清除二氧化碳最重要的决定因素是肺泡有效通气量[等于潮气量（tidal volume，VT）与无效腔的差值再乘以呼吸频率（respiratory rate，RR）]。许多临床情况以不同程度的肺泡无效腔增大为特征，特别是肺栓塞、COPD和ARDS。在这些综合征患者中，二氧化碳的清除效率会发生改变。临床过程中，可通过增加每分通气量帮助二氧化碳排出，但这也是发生呼吸机诱导肺损伤（ventilator-induced lung injury，VILI）的高危因素。因此，如果无法通气解除病因或者通过机械通气的方式解决过高二氧化碳带来的一系列临床问题，那么可以借助体外二氧化碳清除设备。

三、ECMO的气体交换

在ECMO支持过程中，氧输送和二氧化碳的清除，与膜肺、机体自身肺（natural lung，NL）功能和心排血量有密切关系。膜肺将静脉血变为氧合血，同时排出二氧化碳。硅胶膜氧合器是很薄的硅胶内衬塑料网，缠绕在聚碳酸酯核心外，装在硅胶套筒内，使得血液从一侧进入后与另一侧反方向通过的气体进行交换，使得气体交换最大化。

机体肺泡毛细血管膜大小约为150m²×（1～3）μm，总体积仅约5L，导致表面积/血容积比约为300cm⁻¹。人类呼吸系统能够保证的自身肺氧输送（VO₂NL）和二氧化碳清除（VCO₂NL）高达3000mL/min。相比之下，膜肺的效率要低得多，其交换面积小于4m²，表面积/血容积比约为30cm⁻¹，血液与气体厚度为10～30μm。因此，膜肺提供的气体传输仅能满足静息患者的新陈代谢需求。

膜肺的气体传输能力与膜表面积呈正比，还与膜的厚度、膜前氧含量、血色素、血流量（blood flow，BF）、气流氧浓度、额定流量有关。额定流量是指正常静脉血单位时间内经过氧合器，血氧饱和度由75%上升至95%的量。由于转流中的流量一般低于膜式氧合器的额定流量，所以血液经过膜肺后可被充分氧合。膜肺氧输送（VO₂ML）是指膜肺出入口的氧含量差，$VO_2ML=BF×Hb(g/L)×1.34×(SaO_2-SvO_2)$。可见，膜肺氧输送与血流量、血红蛋白水平有密切的关系，临床医生可根据机体需求调节血流量、气流量（gas flow，GF）以及血红蛋白的水平，保证合适的VO₂ML。影响膜肺二氧化碳排出的因素有气流量、气流量中二氧化碳的浓度和膜面积。

膜肺同肺一样，如果膜一侧的血液与另一侧的气体匹配关系失调，那么会引起通气与血流灌注比值失调。如果膜的气体一侧出现气腔陷闭（不张）或水冷凝（水肿），则氧合器后血液中的二氧化碳水平逐渐升高，除非交换面积明显减小，氧气的交换水平才会下降。如果膜的血液一侧出现栓塞，则可检测到膜前后的压力阶差升高，导致通气与血流灌注比值升高，膜后的氧分压下降；当膜的交换面积减小很多时，二氧化碳的交换才会受影响。

四、VV-ECMO

VV-ECMO：经静脉将静脉血引出，经氧合器氧合并排除二氧化碳后泵入另一静脉，通常选择股静脉引出，颈内静脉泵入，也可根据患者情况选择双侧股静脉分别置管或颈内静脉双腔置管。

（一）VV-ECMO 的氧代谢

VV-ECMO模式仅对患者的肺有支持作用，经膜肺氧合后形成动脉血泵入右心，与体循环回环流的静脉血混合，提高右心房血液的氧分压，降低二氧化碳分压。但有一部分混合后的血液又进入体外循环管路，也就是循环血流，这个过程被称为"再循环"；另有一部分血流进入右心室（right ventricle，RV），经肺氧合后进入体循环。患者动脉血氧含量和二氧化碳含量是右心室血液经过存在一部分功能的肺并进行气体交换后的结果。膜肺氧输送（VO_2ML）、机体自身肺氧输送（VO_2NL）以及总体氧输送（VO_2Tot）计算公式如下。

$$VO_2ML=BF×（C_{出口}O_2-C_{入口}O_2）$$

$$VO_2NL=CO×（CaO_2-Cv_{mix}O_2）$$

$$VO_2Tot=VO_2ML+VO_2NL=BF×（C_{出口}O_2-C_{入口}O_2）+CO×（CaO_2-Cv_{mix}O_2）$$

在VV-ECMO过程中，VO_2ML是膜肺出入口氧含量的差值与膜肺血流量（BF）的乘积，返回到右心的血液（混合静脉血含氧量为$Cv_{mix}O_2$）是体循环回流和氧合良好的体外循环血液的混合物。VV-ECMO的应用增加了返回肺的血液中的含氧量。机体自身肺氧输送则是心排血量（CO）与动脉血氧含量（CaO_2）和混合静脉血氧含量（$Cv_{mix}O_2$）差值的乘积。由于大部分氧气是与血红蛋白结合在一起的，所以血液中的含氧量高度依赖于血红蛋白的浓度及饱和度。临床工作中，可以通过提高血红蛋白的浓度来提高氧输送。

在VV-ECMO期间，在心排血量和循环血量不变的情况下，BF的增加决定动脉氧合和组织氧输送的改善，假设血流量和再循环血量（R）稳定，则心排血量升高的患者需要更高的BF才能达到正常的动脉PaO_2水平。如果心排血量与血流量不匹配，则当ECMO流量稳定而患者处于高动力状态（心排血量明显增加）时，回心的未经ECMO氧合的静脉血明显增加，从而导致低氧，但这并不一定意味所需要的心排血量较低。尽管DO_2依赖于CaO_2和组织灌注，但足够的心排血量对确保足够的氧输送更为重要。而当处于低心排血量时，一部分经ECMO的氧合血无法经心脏泵入肺和体循环而再次被引流回ECMO，产生再循环而导致氧输送不足，可通过提高心排血量或改为VA-ECMO进行辅助。

再循环的增加会使通过膜肺（ML）的血液的氧分压增加，血红蛋白变得完全饱和，使得VO_2ML下降。影响再循环的因素主要有CO/BF、腔静脉及右心血容量（容量越低，再循环越大）和插管位置（ECMO引流管与回输管距离越近，再循环越大）。CO/BF越小，则ECMO的氧合血无法经心脏泵入体循环，而导致再循环越大。解决的办法有适当增大引流管和回输管距离、采用多级插管或双腔插管。因此，上机时导管的选择和上机后导管位置的定期评估至关重要。

在ARDS患者肺内分流ECMO支持过程中，机体肺部的气体交换能力取决于肺部疾病的严重程度［主要是肺内分流分数（Qs/Qt）］和呼吸机设置。由右心射入肺脏的混合静脉血，在通过肺毛细血管时与肺泡气体发生交换，可以摄取足够的氧气。如果静脉血在肺脏没有进行气体交换或者气体交换不完全而回到左心，则为肺内动静脉分流。Qs/Qt代表肺内分流量占心排血量的百分比，正常值约为7%。自身肺（NL）气体交换能力越差，肺内分流量越高，所需要的BF就越高，需要套管的尺寸更大。如果肺内分流超过7%，只有在BF超过4L/min的情况下才能获得必要的血液氧合。在这种情况下，使用足够大小的引流套管是至关重要的。VV-ECMO部分或全部取代了自身肺的功能，并可控制所有呼吸机诱导肺损伤的风险因素：高通气量、高压力及高吸入气氧浓度（fraction of inspired oxygen，FiO_2）水平。因此，在ECMO的支持下，基于低FiO_2、呼气末正压（positive end-expiratory pressure，PEEP）和每分通气量的"保护性"呼吸机策略得以实现。

（二）VV-ECMO的二氧化碳代谢

VV-ECMO可用于肺泡通气量减少或高碳酸血症的临床情况：①减少ARDS期间的通气需求，避免VILI；②减轻COPD急性发作和哮喘持续状态导致的高碳酸血症；③肺移植的过渡阶段。在VV-ECMO期间，清除二氧化碳比氧合容易得多。在ECMO支持期间，可以在低BF的情况下清除患者产生的二氧化碳。例如，传统的膜肺仅1.5L/min流量就可以清除250mL/min的二氧化碳，但需使用8～15L/min的高气流速度。二氧化碳清除率主要与气流速度相关。首先，在VV-ECMO期间，临床医生可以通过改变气流速度来改变人工肺的二氧化碳清除率，保持氧输送不变，滴定至合适的二氧化碳水平。

（三）VV-ECMO的血流动力学

不管插管的位置如何，血液都会从静脉系统中排出，然后再回到静脉系统中。这使得VV-ECMO与机体循环组成串联系统。体循环灌注血流是心脏自身的输出量，与体外循环的血流没有关系。由于ECMO连续抽取和输出等量的血液，静脉回流的血液量与进入静脉系统的血液量相等，不会发生急性容量变化，故对中心静脉压（central venous pressure，CVP）、左右心室充盈度和血流动力学没有影响，左心室的后负荷也保持不变。ECMO建立后，机体循环状态改善，缺氧和高碳酸血症得到纠正。随着呼吸机参数的下调，也可能通过部分缓解缺氧性肺血管的收缩来降低肺血管阻力，从而降低肺动脉压力，降低右心后负荷。如果患者已经存在急性肺源性心脏病（又称肺心病）导致的低心排血量综合征，VV-ECMO的建立可能部分缓解急性肺心病而使心排血量增加。同时，随着缺氧的纠正，心肌氧输送可进一步改善，但应该警惕缺氧后突然的高氧可能导致心肌再灌注损伤。VV-ECMO模式不直接提供循环辅助，一般用于极低氧血症患者时肺血管阻力升高，因此上机前及上机过程中需定期评估患者的心血管功能，一旦发生循环恶化，需及时转换为循环支持。

五、VA-ECMO

VA-ECMO模式是将静脉血引出，经过氧合器氧合并清除二氧化碳后回输入动脉。对成人，常选用股动静脉插管；对新生儿或低体重婴幼儿，可选择颈部插管；对已开胸患者，尽量采用右房-升主动脉插管。采用股动脉回血的VA-ECMO模式时，心脏只要没有完全停搏，左心室射出的血流便与机械灌注血流混合，形成压力平衡界面，主动脉弓和主动脉弓近端分支（右上肢和脑灌注）可能主要由左心室排出后经自身肺氧合的血流供应。

（一）VA-ECMO的氧代谢

在VA-ECMO支持过程中，患者由于心功能受损，心排血量严重降低，全身氧气输送主要由VA-ECMO提供。当肺功能受损且存在一定心排血量时，尤其在使用股动脉回输导管时，患者冠状动脉、右上肢及脑灌注可能由左心室输出血流供氧而无法得到良好的氧输送，也就是出现"南北综合征"。由于VA-ECMO模式不同部位灌注血流的差异，不同部位动脉采血结果也不相同。如果将动脉采血导管放在股动脉或左臂，这种灌注差异可能被忽略；而当从右臂采集样本时，会发现部分患者氧合不佳。因此，放置右桡动脉导管以监测心脏和脑灌注是很重要的。如果无法实现，至少应该在右臂上部放置一个血氧饱和度测定探头。如果出现氧合不佳，可以考虑增加BF，或者通过使用额外的静脉回输导管来限制左心室射血和向VAV-ECMO转换。但是BF的增加可能导致左心室后负荷增加，抑制左心室功能，导致肺淤血或增加血栓形成的风险。另外，在VA-ECMO模式下，肺循环血流骤然减少，使肺血流淤滞，增加了肺部炎症发生和血栓形成的风险。因此，ECMO治疗中维持一定的肺血流量和肺动脉压力，有利于肺功能和结构的恢复。

（二）VA-ECMO 的二氧化碳代谢

在VA-ECMO期间，需要特别重视二氧化碳的清除和通气的管理。目前，VA-ECMO主要用于维持心力衰竭患者的循环。也就是说，VA-ECMO应用于心排血量严重减少的患者。因此，来自肺动脉的肺灌注非常有限（如果有的话）。在这种情况下，常规肺通气没有生理学基础，整个肺实质是一个肺泡无效腔。此外，各种研究表明，未灌注肺通气存在潜在的有害后果。在VA-ECMO中，一般建议应用适当的PEEP水平和周期性复张，以避免肺不张。当存在一定程度的静脉回流和右室射血时，持续的呼气末二氧化碳监测是必要的，以确保充分的通气。

（三）VA-ECMO 的血流动力学

从血流动力学的角度来看，VA-ECMO模式从静脉引血，动脉回血，体外泵与患者的心脏并联工作，相较于VV-ECMO模式，血流动力学更为复杂。

ECMO的离心泵如果提供连续的流量，完全支持患者循环时，心脏自身射血消失，动脉血流搏动丧失，出现无脉血流。研究表明，搏动血流比连续血流对心、肺、肾的灌注有一定的优势，但在患者病死率方面还没有明显的差别。然而，VA-ECMO实施过程中应该始终保持一定程度的搏动血流（左心室射血的指标），以防左心室内血液滞留和心腔内血栓的形成，以及降低栓塞的风险。动脉搏动的波形和脉压可反映VA-ECMO模式对体循环灌注的影响。因为体外机械泵产生的是平流血流，所以流经体外管路的血量越多，动脉波形越平坦，甚至出现间歇。一般来讲，VA-ECMO模式下体外支持的血流量是静息心排血量的70%～80%，是过肺和左心血流的20%～30%。这种情况下，脉搏波形减小，但仍可以清晰辨别。只要总的灌注流量适宜，动脉波形的大小并没有太大的生理意义。但是总的灌注流量很低时，不管什么灌注方式，都会出现氧代谢障碍、代谢性酸中毒等临床表现。这时搏动血流可以适度缓解灌注不足和酸中毒。原因在于,非搏动血流对主动脉和颈动脉窦的压力感受器的刺激作用较强,造成内源性儿茶酚胺释放量增加,对微循环产生不利影响。肾脏是对非搏动血流最敏感的脏器,非搏动血流会刺激近球小管产生中度抗利尿作用,这一现象可被小剂量利尿剂拮抗。

目前,VA-ECMO外周置管是最常用的方式。股动脉是成人首选的插管部位,也可以选择腋动脉插管,但不选用颈动脉。与股动脉通路相比,主动脉和腋窝插管都提供顺行血流,冠状动脉由来自体外循环的富氧血液灌注,因此避免了心肌缺血的风险,但增加了血栓形成的风险,并有可能造成动脉机械性损伤。

在VA-ECMO模式中,由于ECMO将大部分返回右心的静脉血分流到体外循环中,可以使右心和肺循环血流减少,减少右心前负荷。但是冠状动脉主要由左心室射血供血,可能导致潜在的心肌缺血。血液重新注入动脉系统,将导致左心室后负荷增加,左心室可能无法充分射血而变得膨胀,反过来增加心肌的能量需求,加剧缺血,增加肺充血,对肺产生有害影响。因此,维持部分左心功能和心排血量是非常重要的,如果心力衰竭程度很重,无力对抗动脉压而不能有效射血,应该应用血管扩张剂来降低外周循环阻力,或实施左心减压(可以通过开胸直接放置左心引流管,或通过心导管人为造成一个小的房间隔缺损)。

六、其他模式

(一)动脉-静脉体外膜肺氧合(AV-ECMO)

AV-ECMO采用动静脉压力差来驱动血液流经膜肺,完成气体交换,使肺得到充分的休息,也被称为无泵的二氧化碳清除系统,主要用于呼吸支持。一般通过股动静脉插管,不需要血泵,流量由动、静脉压力差和膜肺及管路阻力决定,平均动脉压(mean arterial pressure,MAP)大于70mmHg可保证血流量以清除CO_2,但是并不能完全支持氧合。这种方式可以降低血栓形成风险及避免机械性血液损伤,可以长时间进行体外膜肺支持,为肺功能的恢复赢得时间。但对患者血流动力学和组织灌注造成一定的影响,患者需要耐受动静脉分流和心排血量的增加。对血流动力学稳定或在正性肌力药物作用下血流动力学稳定的呼吸衰竭患者方可使用AV-ECMO。AV-ECMO能快速改善动脉血氧分压和有效地移除体内CO_2。在AV-ECMO模式下,当动脉分流量占心排血量的15%时,CO_2排出明显增加;当动脉分流量占心排血量的20%~25%时,不会引起心率、心排血量、平均动脉压、肺动脉压的变化。对ARDS患者,应用AV-ECMO可以使其生存率提高。实施过程中,如果出现心功能不全、血流动力学在药物作用下不稳定,可以通过加用驱动泵,将其改装成VA-ECMO。

（二）静脉-动脉-静脉体外膜肺氧合（VAV-ECMO）

在采用VA-ECMO模式时，如果机体肺部出现严重呼吸功能障碍，使得左心射出血流无法充分氧合，冠状动脉、右上肢和头部无法得到充分的氧供，则可将膜肺后的氧合血分为两部分，一部分通过动脉回输，另一部分通过上腔静脉回输到右心，形成静脉-动脉-静脉（VAV）的转流方式，从而增加肺血流的氧合程度，达到改善右上肢和头部氧输送的目的。

（三）静脉-静脉-静脉体外膜肺氧合（AAA-ECMO）

当心脏完全停止跳动时，VA-ECMO模式易产生部分血液滞留，从而导致血栓形成，产生不可逆损害。此时，需要行开胸手术置管，将血液分别从左、右心房引出，经氧合器氧合并排出二氧化碳后泵入动脉。该转流方式（AAA-ECMO）可防止心肺内血栓形成并防止肺水肿发生。

综上所述，ECMO患者在行ECMO治疗前往往已处于濒危状态，脏器灌注和组织氧输送不足，需结合血流动力学监测和氧代谢监测对其进行评估，制定精准的治疗策略。为防止发生氧障碍和氧债，应在维持和改善全身血流动力学及氧相关参数的同时，注意局部组织氧障碍的参数，并以此调节相关治疗。

（蔡书翰）

第三节　ECMO的适应证和禁忌证

严重的呼吸和（或）循环衰竭患者有时经过大剂量抢救药物、呼吸机与主动脉内球囊反搏（intra-aortic balloon pump，IABP）等机器辅助后，病情仍难以得到纠正。可以将ECMO作为抢救性治疗方法来维持这类患者的生命体征，并为患者受损脏器的修复提供机会。但ECMO的实施与运行应考虑患者脏器功能的可修复性，综合评估患者实施ECMO后的获益。

一、ECMO的适应证)))

因为ECMO是一项高侵袭性的治疗措施，且涉及伦理讨论，所以在实施ECMO之前应慎重考虑患者是否符合ECMO的适应证，以及实施ECMO的目的。应反复权衡患者的病情是否可以逆转，患者的病因是否可以去除，患者家属是否充分知情同意，以及能否承受巨额的医疗费用等问题。总的来说,ECMO的目的可分为等待恢复(ECMO to recovery)、等待心室辅助(ECMO to VADs)、等待移植(ECMO to transplant)、等待决定(ECMO to decision)、器官捐献(ECMO to donation)等,不同的目的分别有相对应的适应证。

(一)静脉-动脉体外膜肺氧合(VA-ECMO)

1. 顽固性心源性休克

心源性休克指心脏泵功能衰竭导致的有效循环血量不足、器官组织功能障碍,是一种临床常见的休克类型,需要通过应用血管活性药物、正性肌力药物、血液净化技术或者心脏辅助技术等来改善心脏功能。而顽固性心源性休克(refractory cardiogenic shock,RCS)的处理非常棘手且患者病死率高,可以考虑ECMO辅助。对RCS的界定:大剂量血管活性药物难以维持血流动力学的休克状态。但关于ECMO辅助的时机,目前尚有争议。需要注意的是,ECMO上机时机需要结合临床经验判断。目前的经验是在去甲肾上腺素$>0.8\mu g/(kg \cdot min)$、肾上腺素$>0.2\mu g/(kg \cdot min)$、多巴胺/多巴酚丁胺$>12\mu g/(kg \cdot min)$维持下,心排血指数$<1.8L/(m^2 \cdot min)$,伴平均动脉压$<60mmHg$或乳酸$>4mmol/L$,或血流动力学进行性恶化时,可以考虑行ECMO辅助。更大剂量的血管活性药物对心肌的正性肌力作用增加不明显,甚至可能造成外周组织血管的过分收缩而加重脏器的损害。同样,应该避免过早的ECMO介入,因为这可能造成左心后负荷的增加与医疗资源的浪费,且可造成不必要的并发症。

RCS常发生于心肌炎患者。心肌炎指心肌处于急性或慢性炎症状态,主要影响的是无基础病病史的青年人群。暴发性心肌炎常起病急骤,临床表现不一,但大多源于病毒感染,患者常有腹泻、感冒等症状,2~3天内即可出现明显的心肌抑制表现。由于心肌炎患者病情进展迅速,可出现致死性的心律失常、心功能下降等临床体征,经ECMO治疗后可维持血流动力学的平稳,在心肌重度抑制的状态下维持机体脏器氧供后最终可完全恢复,所以心肌炎也被认为是ECMO的最佳适应证之一。研究发现,暴发性心肌炎患者实施ECMO后的生存率高于71%,且很多患者的左心功能在6个月以后完全恢复,甚至有人认为其疗效和预后可与非暴发性心肌炎相近。对于进展迅速,表现为心肌显著水肿、高度房室传导阻滞、伴或不伴阿-斯综合征发作的暴发性心肌炎患者,可尽早启动ECMO流程,以避免突发的院内心搏骤停事件或缺血缺氧性脑病。

缺血性心脏病患者的心源性休克发生率为6%至19.7%不等,由于很多严重心源性休克患者在院外即出现心搏骤停,所以其流行病学统计差异较大,且存在一定程度的低估。RCS是缺血性心脏病患者最常见的死因,早期(1954年)文献报道,其病死率可达80%。随着IABP、漂浮导管（Swan-ganz导管）、冠脉介入手术及外科血管重建技术的发展，将有越来越多的手段来挽救严重心源性休克的心肌梗死患者。对于顽固性休克患者，ECMO支持可以为解除冠脉梗阻后仍然不能维持稳定心排血量的患者，或者未能解除病因且生命体征难以维持的患者，提供心脏功能恢复或心室适应的时间。早期的ECMO介入可以避免血流动力学不稳定而继发的多脏器功能损害。对于梗死面积大、后期不能脱离ECMO的患者，心脏移植或心室辅助可以作为选择。

心脏外科手术术后心源性休克可能最被广泛接受的定义是，尽管有血管活性药物和IABP的支持，心脏手术后患者仍有顽固的心功能不全。据报道，在成年患者中，这种不常见但严重的并发症发生率为0.2%～6%。心脏外科手术术后心源性休克的患者不仅包括不能在手术室中脱离体外循环的患者，也包括术后早期出现低心排血量综合征的患者。这些低心排血量的患者往往预后较差，有报道病死率达70%。因此，在最大限度地药物与IABP辅助后，考虑到收益风险比，机械辅助得到了更多的青睐，如ECMO与心室辅助装置（ventricular assist dvices，VAD）。与VAD相比，ECMO相对低的费用、灵活简便的操作过程可以为心脏外科预后不确定的患者提供恢复的契机，也可为外科医师争取到等待决定的时间。根据体外生命支持组织（Extracorporeal Life Support Organization，ELSO）的报告，心脏外科手术术后ECMO支持的应用比例正在逐渐增加，其有效性正是外科医师所看重的。

在心肌病患者中，ECMO的应用相对局限。心肌病可分为扩张型心肌病、肥厚型心肌病、致心律失常心肌病、限制型心肌病、围生期心肌病等特异性心肌病。心肌病的病因及机制目前尚不明确，最终诊断常需要病理明确。对于肥厚型心肌病与限制型心肌病的治疗，并不适合采用ECMO辅助。对于出现顽固性心力衰竭的心肌病，可考虑ECMO辅助，其对特异性心肌病（如围生期心肌病、应激性心肌病、脓毒症心肌病等）和致心律失常右室心肌病具有良好的疗效。对于终末期心肌病，心脏移植与长期的心室辅助装置是主要的治疗方法。ECMO可以在终末期心肌病患者获得供体之前为患者提供循环支持，或者帮助其先过渡到心室辅助装置，再过渡到心脏移植。心脏移植术后患者仍有可能需要机械辅助。心力衰竭是患者移植术后1个月内最常见的死因，其主要原因则是心肌顿抑。心脏移植术后需要ECMO辅助的另一个常见原因是严重肺动脉高压导致的右心衰竭，严重的肺动脉高压可持续2周之久。

顽固性室性心律失常是心源性休克的常见病因，其首选的治疗方式为电复律与药物治疗。但对于反复发作的顽固性室性心律失常（可以是致死性的），ECMO可以为可恢复的原发心脏疾病提供治疗的保障。

药物可诱发心源性休克。药物中毒(滥用或与剂量无关的特异反应)可能与各种临床情况有关,主要影响心血管系统,严重的可导致死亡。事实上,单纯的药物中毒通常具有较低的病死率(成人约为1%),但若是心脏毒性药物,病死率似乎要高得多。一项美国中毒控制协会的回顾性研究发现,在847483例19岁以上的成人中毒事件中,虽然心血管药物中毒约占40%,但钙通道阻滞剂和β受体阻滞剂占心血管药物致死的65%以上。药物中毒的治疗主要依靠支持性措施,或在某些情况下依靠使用解毒剂。这一般是有效的,且似乎并没有进一步的改进方法。严重的药物中毒仍然有很高的病死率。药物中毒引起的心功能下降通常是暂时的、可逆的,因此针对循环的机械辅助可以防止患者死亡事件的发生,可在ECMO辅助的同时等待心脏功能的恢复。

2. 心搏骤停

心搏骤停发病突然,一旦发生,如不给予及时、有效的处置,可随时导致死亡。心肺复苏(cardiopulmonary resuscitation,CPR)可作为心搏骤停基本的抢救技术,但进阶的生命支持需要采取更加有效的复苏措施,尽快保证其他脏器的功能。及时有效的ECMO辅助下的心肺复苏——体外心肺复苏(extracorporeal cardiopulmonary resuscitation,ECPR)可以为患者提供脑、心、肝、肾等重要器官的灌注,缓解组织缺氧的状态。ECPR被认为是可以降低顽固性心搏骤停患者病死率的有效手段,但其介入时间尚有争议,一般认为对复苏超过1h的患者行ECPR,其生存率将显著下降。建立合适的ECPR启动与运作流程可以有效提高ECPR的成功率。

3. 高危操作、手术

曾几何时,医师因为手术的高难度、高风险而望而却步,抑或是因为术中本可以恢复的严重冠脉痉挛、心律失常而遗憾收尾。随着ECMO越来越多的应用,相关研究(尽管更多的是案例回顾报道)告诉我们,对于经皮冠状动脉介入术(percutaneous coronary intervention,PCI)、经导管主动脉瓣置换术、心肌梗死后顽固性心源性休克患者的介入治疗、胸腹主动脉手术、心肌梗死后室间隔缺损的修补术、肺栓塞的手术切除等高危操作,ECMO可以提供稳定的脏器支持。这也为曾经趋向于保守治疗的患者提供了丰富的选择范围,拓展了手术适应证,应该被更多的外科乃至全部的临床医师所了解。

4. 严重的低体温

严重的低体温是指身体核心温度不自主下降到35℃以下,常见于溺水患者。只要核心温度不低于32℃,呼吸和心脏循环功能就不会受到明显损害。当核心温度低于32℃,患者就会出现意识障碍、呼吸频率降低、心动过缓和低血压。如果核心温度下降到20℃以下，最终会发生呼吸骤停、心脏停搏。当核心温度低于30℃时，心脏的微小变化或患者的轻微运动就可导致心室颤动，即所谓的低温心脏性猝死现象。低温心脏一般不会对电除颤或药物治疗产生反应，除非重新复温。另外，低体温对缺血性脑损伤有显著的保护作用，即使经过几小时的复苏，也可能使神经系统完全恢复。

对于严重的低体温，其实首选的治疗方法并不是ECMO。绝大多数低体温可以通过无创的外部加热或微创的内部加热方法改善，通过药物治疗能稳定体温的低体温患者大多无需机械辅助。但对于伴有顽固性休克或心搏骤停的患者，更推荐紧急机械辅助。目前的复苏指南中，对长时间的难治性心肺骤停行紧急机械循环支持只是一个低等级的建议。然而，对于严重意外低体温导致的心肺骤停，临床医师广泛推荐使用紧急机械循环支持和体外复温，并认为这是标准的治疗方案。越来越多的VA-ECMO系统被用于体外支持低体温患者，因为ECMO不仅具有显著的循环支持优势，还与预后改善有显著相关性。

5. 大面积肺栓塞

肺栓塞一旦诊断，首选是抗凝治疗。对于血流动力学不稳定的患者，溶栓、导管局部溶栓治疗或栓子切除术都是可以选择的方案。尽管治疗流程完善，但已有报道的右心衰竭和心源性休克患者的病死率仍然高达20%～50%。自从1995年Davies报道ECMO成功救治大面积肺栓塞（massive pulmonary embolism，mPE）以来，对于高危肺栓塞、心源性休克、心搏骤停或血流动力学异常的患者，ECMO的机械辅助便是优先考虑的方案。VA-ECMO不仅可以提供完整的血流动力学和通气支持，还可绕过肺循环，降低右心室前负荷，减少右心室扩张，且不影响肺动脉的压力。有案例报道，无需溶栓治疗，在ECMO的肝素抗凝支持治疗后，患者血栓即出现自发溶解，症状明显改善。

6. 脓毒症休克

脓毒症休克患者的血流动力学特征多为高排低阻，血管麻痹导致的外周低阻力是其主要特点。以往由于ECMO需要长期置管的特点，对循环成为菌血症的培养基的担心，让脓毒症成了ECMO的禁忌证之一。但随着ECMO技术的逐步提高，越来越多脓毒症患者成功实施ECMO的案例被报道，证实了ECMO可以用于脓毒症患者的救治。需要关注的是，脓毒症休克患者有时会出现脓毒症心肌损伤，需鉴别患者是心源性休克还是脓毒症导致的心肌病，虽然VA-ECMO都可以起到循环支持的作用，但两者后期可能是截然不同的治疗方案。而对于脓毒症继发的ARDS，则需判断是否更适合呼吸支持，否则外周的VA-ECMO可能导致上半身的低氧血症，即差异性发绀的发生。

7. 创 伤

严重创伤是死亡的高危事件，患者的主要死因之一是早期的脏器功能衰竭。ECMO

对早期和晚期创伤濒死患者而言,可能是一种有效的挽救生命的策略。由于早期创伤患者死亡的主要原因是出血性休克、低氧血症、低体温、代谢性酸中毒和凝血功能障碍,通过VA-ECMO恢复足够的组织灌注和氧合,可实现快速复温。对于ARDS的创伤患者,如采用常规治疗后仍存在难治性低氧血症和(或)严重的高碳酸血症性酸中毒,则可早期给予VV-ECMO支持;如果患者持续休克,尽管有液体复苏、输血和血管活性药物的支持,但仍有组织灌注不足的迹象,或在创伤后心搏骤停,应给予VA-ECMO支持。

8. 等待移植的捐献者

器官移植已经成为治疗终末期脏器功能衰竭最有效的手段之一,其中最困难的是缺乏存活的脏器供体。目前器官捐献的群体主要有两个:脑死亡供者(death of brain donor,DBD)与心脏死亡供者(donor of cardiac death,DCD)。心脏死亡供者中有一个心脏停搏供者(non-heart beating donor,NHBD)群体。对于NHBD的器官移植,最大的困难在于容易出现脏器缺血。静态低温保存可能不是保存DCD移植物的最合适策略,因为缺氧和再灌注会加重缺血组织的损伤。相应的,研究和临床实践也在寻求预防缺血损伤和改善DCD器官保存的策略:就地灌注冷却与ECMO支持。

(二)静脉-静脉体外膜肺氧合(VV-ECMO)

1. 可在2~4周内恢复的急性呼吸衰竭

VV-ECMO可以用于任意年龄段的急性呼吸衰竭患者(急性呼吸窘迫综合征、重症肺炎或重症哮喘等),只要是经传统治疗无效的可逆性肺部疾病,均可以考虑给予VV-ECMO支持,仅有顽固性循环障碍时,需要考虑是否转换为VA-ECMO。近来有些组织提供了一些针对呼吸衰竭的ECMO支持专家共识。国内专家共识推荐,当患者符合下列条件:①使用机械通气时间<7d;②氧合指数<50mmHg超过3h;氧合指数<80mmHg超过6h;③或呼吸频率上升至35次/min,保持平台压≤32cmH$_2$O条件下调整机械通气设置,仍动脉血pH值<7.25且伴有动脉血二氧化碳分压>60mmHg超过6h,可以考虑行ECMO支持,但对某些特定的重症流感或病毒性肺炎,可采取更积极的治疗方案。

VV-ECMO最早应用于新生儿的肺部疾病,如胎粪吸入综合征、肺透明膜病、先天性膈疝、新生儿顽固性肺动脉高压等。大量的随访研究已经证明,足月产新生儿患有严重可逆性呼吸衰竭时,ECMO是物有所值的选择。部分研究中,应用ECMO的胎粪吸入综合征患儿最终生存率可超过97%,这无疑是ECMO的最佳实践应用之一。

VV-ECMO另一个广为人知的应用是重症流感、冠状病毒肺炎及新型冠状病毒肺炎（COVID-19）等继发 ARDS 的治疗。对于继发于各种病因的 ARDS，VV-ECMO 已经成了肺复张、俯卧位通气治疗后最主要的挽救性治疗手段。临床实践指南指出，应提供更多证据来明确推荐或不推荐对严重 ARDS 患者应用 VV-ECMO。目前，尚不能证明 VV-ECMO 在治疗某一特定群体方面优于传统的有效机械通气。近几年来，多项研究证明了 VV-ECMO 对治疗 ARDS 的益处。CESAR 试验就是其中一项多中心临床研究，该试验表明，基于 VV-ECMO 的管理方案将显著提高患者生存率而不会造成严重残疾。然而 EOLIA 研究对 VV-ECMO 治疗 ARDS 的疗效仍有质疑。EOLIA 研究结果显示，与接受最佳实践常规管理策略的患者相比，接受 VV-ECMO 支持的患者的病死率有所升高。值得注意的是，尽管 VV-ECMO 组与对照组之间 60 天病死率的主要结果无显著差异（前者为 35%，后者为 46%；P=0.09），但对照组中 28% 的患者接受 VV-ECMO，交叉率明显过高。一项事后分析发现，随机分配到 VV-ECMO 组的患者治疗失败的风险显著降低（r^2=0.62；95% 置信区间为 0.47～0.82）。治疗失败的定义为：VV-ECMO 组患者在第 60 天死亡或对照组患者与 ECMO 交叉或死亡。尽管该试验的主要结果未显示 VV-ECMO 在统计学上有显著益处，但是额外的分析和次要结果分析均证实了 VV-ECMO 的有益作用。

2. 胸外科手术辅助

与 VA-ECMO 类似，VV-ECMO 也可用于对高危手术的支持。VV-ECMO 在幼儿的先天性膈疝治疗中无疑应用最为广泛，类似的高危手术应用还包括一些气道手术、肺栓塞手术、肿瘤手术、纵隔巨大占位手术、创伤手术、支气管胸膜瘘修补术、巨大气道裂孔修补术、肺动脉内膜剥脱术等。大量的临床案例报道，VV-ECMO 作为高危胸科手术的辅助已经得到了外科医师的广泛认可。

3. 等待肺移植

肺移植（lung transplant，LT）已经成为许多终末期呼吸衰竭患者的治疗手段。然而，由于肺供体的缺乏和处理终末期呼吸衰竭患者的困难，等待肺移植的患者的病死率仍然很高。呼吸系统疾病的进展可导致不同的临床症状，从单纯的高碳酸血症到高碳酸血症和低氧症，最终伴有肺动脉高压。在某些情况下，药物治疗无法控制呼吸衰竭的恶化，需要给予人工呼吸支持，直到有合适的供体可用。然而呼吸机支持可能伴随着恶化的呼吸力学，造成气压伤、纵隔气肿、肺动脉高压等并发症，还有难以避免又不能不提的呼吸机相关性肺部感染。此时，VV-ECMO 展现出其优越性。尽管使用 ECMO 呼吸支持辅助肺移植的首次报道至今才 30 多年，但得益于技术的进步，越来越多的移植中心已经开始将 ECMO 桥接列入危重症患者肺移植的治疗流程。

二、ECMO 的禁忌证

由于ECMO本身只是一个支持手段,所以一般用于心肺功能可以恢复的患者。然而心肺功能的恢复往往是受限的,因此判断患者是否适用于ECMO常常是困难的。以往很多文献研究将一些疾病或者状态列为ECMO的明确禁忌证,而随着技术的逐渐进步、临床应用经验的逐渐丰富,人们认为ECMO并没有绝对的禁忌证,只是存在一些相对禁忌证。曾经的ECMO禁忌证——脓毒症甚至已经成了适应证之一。

血管管路置管限制、高龄(>80岁)、体质量指数(body mass index,BMI)>45kg/m²、晚期肿瘤、难以逆转的意识障碍均是ECMO主要的相对禁忌证之一。活动性出血是VV-ECMO、VA-ECMO更需要关注的禁忌证之一,尤其是活动的颅内出血。由于ECMO运行期间的抗凝需求,活动性出血在体外支持时可能演变为致死性大出血,或造成永久的神经功能障碍。但离心泵与肝素化涂层管路的研究进展,已经使无肝素抗凝成为进退两难时的一种选择。

由于ECMO本身并不能解决问题,因此对于未经修复的瓣膜功能障碍、未经修复的主动脉夹层等导致的循环障碍,VA-ECMO并不是合适的选择。应进行积极的外科矫正、修复,再根据循环情况决定是否行ECMO辅助。

VV-ECMO主要的相对禁忌证是严重的肺部损伤。一般认为,严重的肺部损伤可能导致肺功能难以恢复,高通气支持水平(气道平台压>30cmH₂O,FiO₂>0.8)应用超过7~10天常预示着不良预后。对于严重的肺损伤、肺纤维化患者,肺移植为其提供了新的治疗思路,因此也并不作为VV-ECMO的绝对禁忌证。

总的来说,无论是ECMO的适应证,还是实施时机,都应该充分考虑患者特定的自身情况、疾病状态,并结合经验丰富的医师的临床判断,才能为ECMO的顺利实施与撤离提供先决条件,使患者从中受益。

(顾　乔)

第四节　ECMO 的循环组成

为了实现设备的实用性及灵活性,ECMO的管路设计要相对紧凑。作为体外循环装置,其主要理念从外科体外循环逐步发展而来。其主要组成包括驱动泵、气体交换装置、插管回路与加热装置。实际运行ECMO时还需要监测装置、空氧混合器等辅助配置。在体外循环中,驱动泵实现体外心脏的动力功能,气体交换装置(膜肺)的作用是实现肺的气体交换功能。在成年患者,插管回路通常包括一个引血管路(静脉插管)与一个回血管路(动脉插管),在人体内发挥血管通路的作用。每一个元部件组成的变动都可能引起循环管路的压力降和血流动力学变化。在过去的几十年,临床研究者们在持续尝试改善几个部位的材料组成,以实现ECMO的优化。目前,市面上已经出现连接在肾脏替代机器上的ECMO回路,其利用连续肾脏滤过回路来产生低流量的血液循环,经过膜肺,起到清除少量额外的二氧化碳的作用,但还未在国内广泛使用。

一、驱动泵

驱动泵作为体外心脏泵,在整个循环中发挥核心作用。血液在驱动泵的作用下从引血管引出未经氧合的静脉血,依次经过泵与氧合器,最后变成经过氧合的富氧血回到回血管路。驱动泵做功为循环提供流量,根据做功方式,可分为滚压泵和离心泵。目前,在ECMO中主要使用离心泵。

(一)滚压泵

目前,滚压泵主要在体外循环手术中使用。滚压泵包括一个泵轴和一个储血囊,PVC管路在滚槽中经泵轴挤压管路,从而推动血液向前,其产生的负压将储血囊中的静脉血吸入管路。当滚压泵断电时,可以通过手摇泵人工转动做功提供流量。储血囊犹如静脉血罐并保持负压,当静脉回流不畅,储血囊会塌陷,启动泵控制器降低泵速。泵灌注系统通过压力监测系统监测管路内压力,以控制泵速;储血囊可以与之联动,作为压力调节器与流量限制器。但新一代灌注系统的压力模块可反馈控制。目前,许多ECLS中心已经不再使用储血囊。

滚压泵的输出流量取决于泵槽里的管路口径、泵轴的阻断阻力、泵的转速与液体容量。使用较粗的管路,如硅胶管或有耐久性的聚氯乙烯(polyvinyl chloride,PVC)管路,可以降低转速、减少管路的磨损损耗。PVC管旋转频率一般可以超过120次/min,可以使用300h以上。

滚压泵的优点在于在低流量时可以保持准确的流量,且不易发生溶血。但缺点在于需要压力监测,以防压力过大至超出管路安全范围而爆管,或过度负压产生气泡,或造成额外的血液有形成分的破坏。

(二)离心泵

离心泵由电磁感应电机驱动,通过锥片或叶片、转子旋转,利用离心力原理产生流量(以 L/min 表示)。因为离心泵是无阻碍的,可能出现诱导血液逆流的情况,所以很多系统会带防逆流系统或进行防逆流监测。流量由电磁流量计或超声波流量计监测和控制,流量取决于离心泵每分钟转速、血流动力学条件(包括前负荷或后负荷),以及所使用的引血或回血套管的特性(包括位置)。为了保证足够的前负荷,离心泵和氧合器最好位于患者右心房以下。电磁流量传感器精确度高,受干扰小,但需要一次性消毒特制探头;而超声波流量传感器不需要探头,可反复使用。

离心泵的优点在于其在高转速时所需要的机械做功较少,不易产生过高的负压而导致血液空泡。但若流量下降,高转速也可能造成红细胞破坏。虽然离心泵不易产生极限的压力,但其流量稳定易受到各种因素影响,如容量状态、管路反折、体位变化及患者血压等。

二、气体交换装置

气体交换装置即膜式氧合器,也称膜肺,发挥氧气交换、排出二氧化碳及热交换的作用。通常将氧合器置于离心泵的远端,它们通常配备有聚氨酯、聚酯或不锈钢制成的热交换器。根据型号的不同,热交换器的表面积也从 $0.14m^2$ 到 $0.60m^2$ 不等。

氧合器是血液与 ECMO 回路之间接触面积最大的区域。用于心脏手术的氧合器是一个由中空聚丙烯纤维构成的微孔膜,来模拟肺泡功能,确保输送氧气和清除二氧化碳。这些氧合器的使用一般限制在 8h 左右,因为纤维的微孔结构可能随时间的推移而发生血浆渗漏,使氧合器的气体交换性能下降。

目前,不同材料的膜被用于 ECMO 氧合器,主要是硅胶膜或聚甲基戊烯膜,各型号的膜表面积从 $1.2m^2$ 到 $1.9m^2$ 不等。硅胶膜缠绕在聚碳酸酯核心外层,装在硅胶套筒内,血流从一端通过,与反向通过的气体进行气体交换;在 ECMO 长期支持中,聚甲基戊烯中空纤维膜正逐渐被越来越多的 ECMO 团队所接受。中空纤维膜由中空纤维丝构成,其纤维结构本身覆盖着一层致密而微小的外层,本质上是一层弥散膜,可以避免血浆渗漏,同时氧和二氧化碳的扩散良好,气体交换能力与微孔膜相当。气体通过膜两侧压力梯度通过膜进行气体交换,而没有直接的气体/血液接触面,这也是氧合器可以在几周内保持功能的原因之一。

由于中空纤维氧合器易于预充,纤维表面有涂层,生物相容性更好,同时相比于硅胶膜氧合器,膜表面积更小,并且涂层可以减少血小板活化的发生。一般而言,硅胶膜两侧压差在100~150mmHg,而中空纤维膜两侧压力差在10~20mmHg,阻力更低也意味着红细胞破坏更少。如果氧合器压力降增加,可能意味着膜血流动力学发生了恶化,进而可能影响气体传输,应考虑及时更换氧合器。

三、插管回路

ECMO循环中的血流由套管的大小(内径和长度)、压力降和管路位置决定。套管的选择是根据套管的力学特性和流体特性来确定的(压力、流量等)。套管被设计用于经皮置入患者的动脉或静脉。通常在套管内通过铁丝固定管路,以防止在患者移动过程中血流动力学特征发生变化。ECMO管路越短,阻力越小,热量损失越少。接头则会形成涡流,从而导致血栓形成风险增加,因而厂家需要尽可能完善每个接头,减少高压状态下脱落的可能。此外,ECMO回路中循环血液的温度会改变套管的阻力,也可能受胸腔内和(或)腹腔内压力压迫[咳嗽、胸腔积液和(或)腹腔内高压]的影响。粗的管路可以降低循环的阻力和回路的压力降,但可能对患者血管造成更大的创伤,因此选择正确合适的套管,以及安置它们的位置,是非常重要的。它们有助于优化与患者相关的ECMO的血流动力学,并确保充足的血流能够满足生理需求,减少对血细胞的损伤,从而减少溶血和气体微栓的发生。

管路涂层是新近研究出的用于减少补体、血小板及炎症介质启动等反应的新技术,改善管路的生物相容性也可以有效减少血栓形成。最常用的肝素抗凝涂层(Carmeda BioActive Surface,CBAS)可以将肝素分子共价结合于PVC管表面,而肝素分子的抗凝血酶结合位点仍暴露在血液中。有些ECMO中心甚至可以12h后才用肝素,即使使用肝素,开始时的剂量也比较低。虽然并没有确凿的证据来证明涂层是否可以降低患者并发症发生率与病死率,但许多文献证实该技术可以减少血小板与补体系统的激活。

静脉套管(引血管路)比回血套管长,因为它们需要从股静脉的插入点到达右心房附近。它们的直径(15~29Fr)也比回血套管粗,并且大部分长度是多孔的。这些特征降低了压力降,减少了引血时的抖管现象,避免了右心房或下腔静脉(inferior vena cava,IVC)的明显塌陷。在VV-ECMO支持时,使用股静脉置管,将引血套管远端放置在肝下静脉水平,而回血套管通过颈内静脉插管被放置到上腔静脉远端右心房水平。

为了消除颈内静脉插管所引起的不适,或由于某些治疗原因,一些中心对右股静脉和左股静脉进行插管,这就需要使用两个不同的套管、不同的设计和直径。引血套管的远端通过左股静脉定位在肝下静脉水平,回血套管的远端通过右股静脉定位在右心房水平。这种组合可以减少两个插管之间的再循环效应。在VV-ECMO应用中,双腔VV导管曾经主要用于小儿呼吸辅助,但目前市面正出现一些成人使用的双腔导管。

动脉导管(回血管路)的直径(15～23Fr)和总长度均小于静脉导管。它们的末端也有一些孔眼,虽然这些孔没有静脉导管的那么多。在VA-ECMO时,将回血管置入股总动脉,套管的特殊位置会引起局部缺血。通过引入一根6～8Fr远端灌注导管,将其连接到回血套管的鲁尔接口上,并从股浅动远端几厘米处引入富氧血,可预防远端缺血。

四、加热装置

ECMO的加热装置包括热交换器与变温水箱。由于血液在体外流动时流量大,所以大量热量随着流量丢失。对于ECMO实施过程中的患者,常要求正常体温,因此有必要保证循环热量的补充。所有ECMO系统都有一个热交换器在氧合器后或者与氧合器整合在一起。ECMO的热交换器的不锈钢管外包裹一个透明、中空的聚碳酸酯壳。血液在不锈钢管中流动,水在管道外进行热量交换;热交换器还可以起到俘获氧合器气泡的作用。

变温水箱可以分为普通变温水箱和自动变温水箱。普通变温水箱如果需要制冷制冰,需额外添加;而自动变温水箱可自行制冷制冰,控温报警。变温水箱可以通过15～20L/min的水流量与氧合器进行热量交换,从而达到满意的温度,如控制体温、复温甚至亚低温治疗等。

五、其他部分

(一)空氧混合器

空氧混合器又称"氧浓度调节器",提供设定流速与氧气百分比的气体给气体交换装置。氧气百分比决定了ECMO的供氧浓度,气体流速则会影响ECMO的通气量,这些主要与二氧化碳的清除率相关。

（二）流量监测装置

超声流量监测装置可以用于 ECMO 流量的测定，通过超声对流体体积的测定准确判断流量的大小。夹式传感器可重复使用，流量过低、过高都会预警。对于有些放置远端灌注管的患者，额外的流量监测器有很好的效用。

（三）压力监测装置

常见的压力监测装置以监测静脉引血压力、膜肺压力降、回血压力为主。静脉引血负压过高，患者容易出现溶血，合适的静脉负压与患者容量状态、管径大小及管路位置相关，因此需要更多的关注；当回血压力显著升高时，需考虑是否管路弯折、血栓形成等，对于 VA-ECMO 的患者需排除患者自身血压过高造成的 ECMO 后负荷升高；而膜肺的压力降明显升高，则提示膜肺两侧的压力变化，需及时检查膜肺的功能与血栓形成情况，必要时更换膜肺。

总的来说，ECMO 各组成部分的优化及其与病理相关的管理对需要循环辅助的患者的预后和病程有重要而直接的影响。

（顾　乔）

第五节　ECMO 管路预充

ECMO 管路预充流程因品牌和系统不同略有差别，主要不同点在于驱动泵的差异，临床上有 Maquet、Medtronic、Terumo、Delta 等公司生产的相关产品。

一、仪器准备 》》

启动 ECMO 治疗后，需立即进行仪器自检，在医生完成动静脉置管前需完成管路预充。仪器准备包括：ECMO 多功能转运车、ECMO 主机及离心泵（备手摇泵）、空氧混合器、变温水箱（图 1-5-1）。

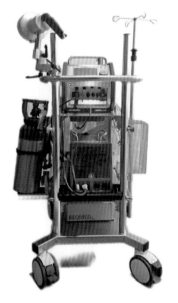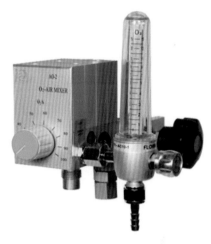

a. ECMO主机、手摇柄变温水箱、氧气瓶   b. 空氧混合器

图1-5-1 预充仪器准备

二、预充物品准备

ECMO套包、耦合剂、林格液、管道钳(4把)、灭菌手套、接线板、4L以上氧气钢瓶(1个)等(图1-5-2)。

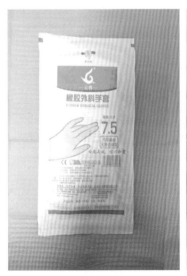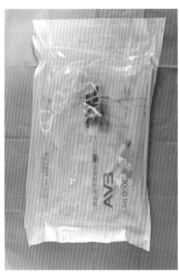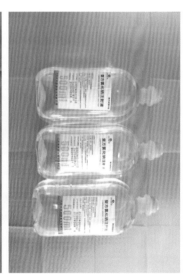

a. 灭菌手套   b. 3L袋   c. 林格液

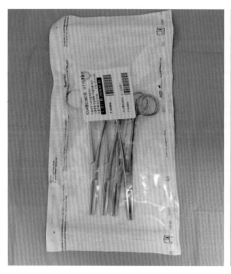 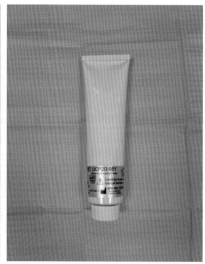

e.管道钳   f.耦合剂

图 1-5-2　预充物品准备

三、预充液选择

1.常规采用平衡盐液预充 ECMO 管路，临床上主要使用生理盐水或者林格液1000mL 预充。

2.婴幼儿或者新生儿常采用血浆或红细胞悬液进行预充。

3.当患者出现严重的低蛋白血症或者 ECPR 过程中发生严重酸中毒时，可在平衡盐液预充成功的基础上，使用白蛋白或者碳酸氢钠溶液替换管路内的液体，以有效提高血浆胶体渗透压及迅速纠正酸中毒，提高复苏成功率。

四、预充人员资质

ECMO 管路预充应由取得体外循环师资格证或者经过 ECMO 专项人才培训取得专业资质的人员进行。

五、ECMO 管路预充流程（图 1-5-3）

ECMO 管路预充不仅要完成管路的排气、预冲洗，同时还需完成相关电源、水箱、气源的检查，操作中需严格执行无菌技术操作规程。操作过程中可能出现各种原因的预充失败，需要及时给予处理，相关事件及处理方案详见表 1-5-1。

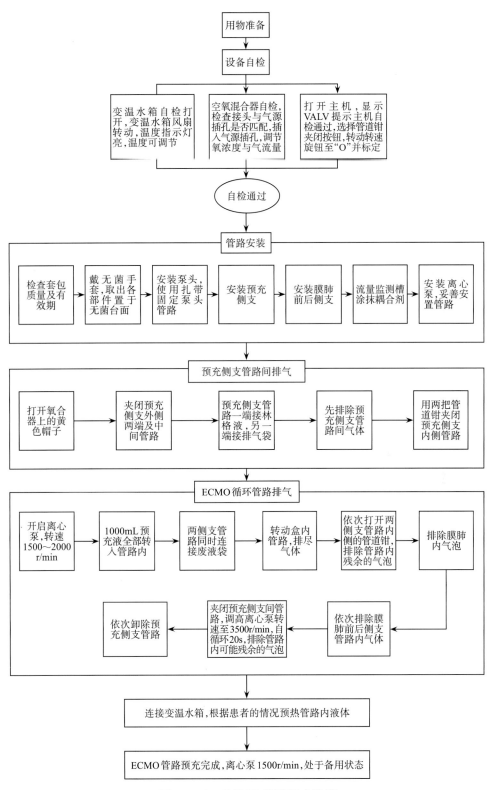

图1-5-3　ECMO管路预充流程

表1-5-1　ECMO管路预充失败事件原因分析与处理

预充失败事件	原因分析	处理方法
设备不通电	插座故障； ECMO镇流器故障； 蓄电池故障	更换插座； 检查镇流器保险丝或更换镇流器； 检测蓄电池
水箱不加热	蒸馏水不足； 水箱故障； 循环管路弯折或堵塞	添加蒸馏水； 更换变温水箱； 检查循环管路，排除堵塞原因
气源故障	供气或供氧压力不足； 空氧混合器故障	检查气源排除故障； 更换空氧混合器或使用氧气瓶供氧
预充管路 持续进气	管路连接不紧密； 预充侧支三通错误打开； 预充液不足； 离心泵转速过高	加强管路衔接； 正确开放预充侧支三通； 增加预充液； 下调离心泵转速，2500r/min左右持续冲洗
离心泵内空气无法排除	离心泵位置过高； 空气在离心泵中心低压区形成旋涡	调低离心泵位置(低于膜肺)； 转速调至0，取下离心泵，将空气排至泵后再继续预充

六、系统备机

系统备机可分为"干备"和"湿备"两种。"干备"，即系统安装好后不需要预充排气，各耗材已经连接妥当并已在ECMO设备上，预充液、废液袋及各侧支管均已连接到位，所有接口、三通需处于关闭状态，"干备"系统可以在层流房间或手术室内放置6个月。"湿备"需要ECMO系统已经排气、预充完毕，处于备用状态，通常在紧急ECMO安装过程中发挥快速运转的重要作用，"湿备"系统通常可以密闭放置1个月。

（徐燕平　夏柳勤）

第六节　ECMO建立术前物品准备

一、ECMO设备及耗材的准备

(一)ECMO战车

ECMO战车是一辆装载ECMO离心泵、变温水箱、空氧混合器、连续氧饱和度监测仪、手动驱动泵等设备的移动平车,其优点是便于ECMO相关仪器的放置、固定及转运,并能更好地落实床旁仪器的管理(图1-6-1)。

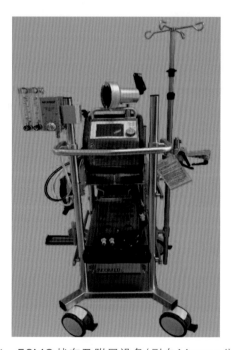

图1-6-1　ECMO战车及附属设备(引自Maquet公司官网)

(二)离心泵

根据中国政府采购网及各地政府采购网数据,国内医院近5年使用的ECMO离心泵主要来自德国的迈柯维(Maquet)、美国的美敦力(Medtronic)、德国的米道斯(Medos)、德国的索林(Sorin)等公司。其中,Maque公司占据中国市场一半以上的份额。各家公司均有不同的离心泵系统,且具有各自的特点,但其基本原理都是相仿的。例如,Maquet公司Cardiohelp心肺辅助系统(图1-6-2)具有体积小、体重轻、便于转运,以及能实时监测流量、压力、温度、血氧饱和度及血细胞比容等特点。类似的还有Maquet公司的Jostra-Rotaflow离心泵系统(图1-6-3)、索林公司的SORIN SCPC离心泵系统(图1-6-4)。

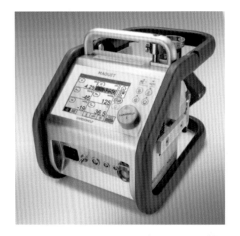 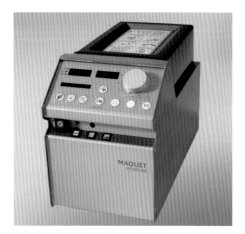

图1-6-2 Cardiohelp离心泵心肺辅　　　图1-6-3　Jostra-Rotaflow离心泵
助系统(引自Maquet公司官网)　　　　　　(引自Maquet公司官网)

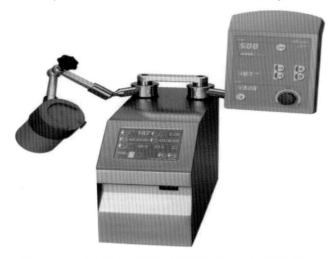

图1-6-4 SORIN SCPC离心泵(引自Sorin公司官网)

(三)变温水箱

目前,市面上有普通变温水箱和全自动变温水箱两种。普通变温水箱不具备自动降温、复温功能,而仅起到加温和泵水功能。而全自动变温水箱具有自动制冷、制冰、加温、温度显示及温控报警等功能。目前,临床上运用较多的是普通变温水箱。上机前需检测性能,要求水箱实际输出水温与设定水温无差异(图1-6-5)。

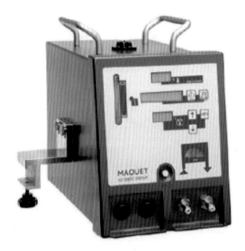

图1-6-5 变温水箱(引自Maquet公司官网)

(四)空氧混合器

根据血气分析结果,通过空氧混合器可以精确调控气流量、氧浓度等值,以达到治疗目的(图1-6-6)。

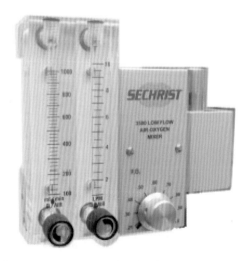

图1-6-6 空氧混合器

(五)连续血氧饱和度监测仪

连续血氧饱和度监测仪是ECMO的附加设备,也称监测设备,可用于持续监测管路中的血氧饱和度、血细胞比容等值。持续监测过程中,仪器显示数值会有一定的偏差,所以每隔4～8h需根据血气结果校正一次。如Medtronic BioTrend(图1-6-7)通过旋转止血阀将探头伸入管路的血流中,探头是一个反射性分光亮度仪,光学模组通过测量反射光后将其转化为电子信号,显示出血氧饱和度、血细胞比容等值。因Cardiohelp心肺辅助系统本身具备以上数值监测,故使用Cardiohelp心肺辅助系统时无须使用该设备。

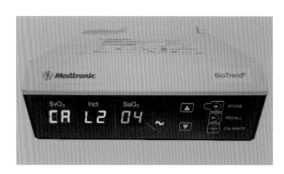

图1-6-7 血氧饱和度监测仪

(六)ECMO手摇驱动泵

各种类型的ECMO仪器均需配备紧急手动驱动装置。手摇驱动泵须固定在ECMO战车合理位置。在ECMO离心泵出现故障时,可通过手摇驱动泵维持ECMO流量,如Jostra-Rotaflow系统手摇泵(图1-6-8)、SORIN SCPC紧急驱动装置(图1-6-9)。

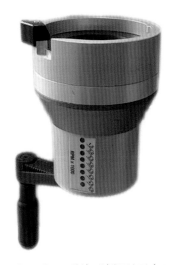

图1-6-8 Jostra-Rotaflow系统手摇泵(引自Maquet公司官网)

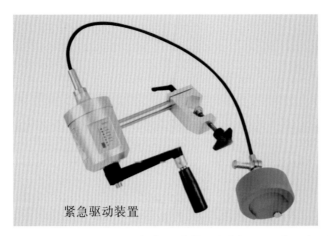

图1-6-9 SORIN SCPC紧急驱动装置（引自Sorin公司官网）

（七）ECMO套包

根据选用的离心泵选择相对应的ECMO套包，如Cardiohelp心肺辅助系统离心泵选用心肺辅助膜式氧合器HIS-5050（图1-6-10），SORIN SCPC离心泵系统选用SORIN SCPC系统氧合器（图1-6-11）。

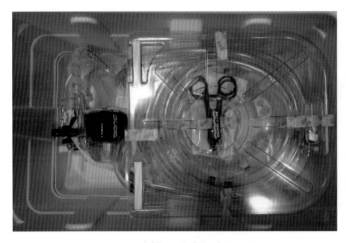

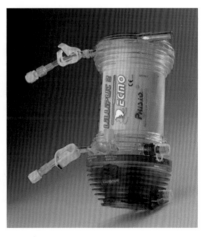

图1-6-10 心肺辅助膜式氧合器HIS-5050 （引自Maquet公司官网）

图1-6-11 SORIN SCPC系统氧合器（引自Sorin公司官网）

（八）引血管与灌注管

需根据ECMO方式和患者体重、性别、血管条件等因素选择合适的型号。其中，引血管型号有21～25Fr（图1-6-12），灌注管型号有17～19Fr（图1-6-13）。

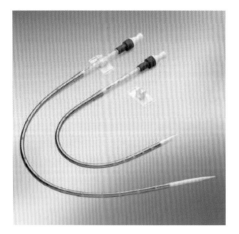

图1-6-12　引血管

（引自Maquet公司官网）

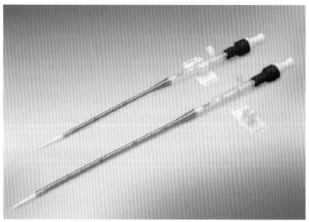

图1-6-13　灌注管（引自Maquet公司官网）

（九）ACT监测仪

ECMO运行期间，ACT监测是判定抗凝指标的有效手段。目前，国内广泛使用的有Hemocron ACT监测仪和美敦力公司的双管ACT监测仪（图1-6-14）。

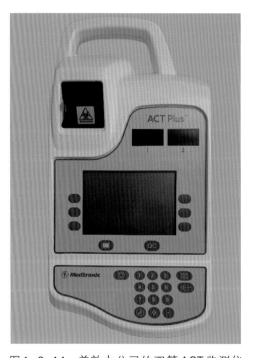

图1-6-14　美敦力公司的双管ACT监测仪

（十）电源、气源

保证正常的电源、气源供应,最好配备专用的电插板;在紧急状态下,需配备UPS、后备电源、氧气瓶等设备。

二、手术用物的准备

常见的ECMO动、静脉通路建立的方式有B超引导下经皮动、静脉微穿刺置管,腹股沟局部切开暴露动、静脉后在直视下穿刺置管,动、静脉切开置管等。置管方式不同,需要准备的手术用物也不同。对于所有手术用物,建议定点、定量、定人管理,以确保手术时能快速、准确拿取。图1-6-15所示为杭州市第一人民医院设计的ECMO储物兼手术台一体化治疗车,该治疗车装有万向轮,可灵活移动,并具有两大主要功能:①将ECMO置管所需用物按用途、品种进行分类放置,以清单方式进行定期清点核查,使用后及时填补并上锁管理;②治疗车台面可以向左右两边拉伸,快速搭建手术操作台,便于随时随地实施ECMO置管。

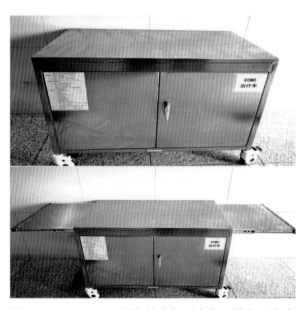

图1-6-15　ECMO用物储存与手术台一体化治疗车

（一）经皮动、静脉穿刺建立ECMO血管通路

1. 穿刺用物

穿刺用物包括穿刺针2枚、6～10Fr动脉外鞘套针2根、5～10mL注射器2支、260cm

硬导丝1根、150cm软导丝1根、ProGlide血管缝合器4把、血管扩张器1套(含12Fr、14Fr、16Fr、18Fr扩张导管)(图1-6-16)。

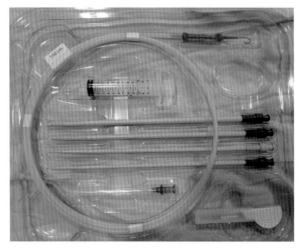

图1-6-16　血管扩张器

2. 手术器械

内科小手术包1套。所需器械包括血管钳、艾利斯钳、线剪、组织剪、持针器、方巾钳、小拉钩、短镊、刀柄、弯盘、小量杯、吸引器头、管道剪等。

3. 手术用物

手术用物包括手术铺巾、无菌纱布、无菌手套、无菌手术衣、50mL注射器2支、20mL注射器2支、5mL注射器2支、聚维酮碘溶液、无菌肝素稀释液500~1000mL(肝素浓度12.5~25U/mL)、手术医用膜、无菌留置针敷贴、3-0可吸收线八针线1板、尖刀片1枚。

4. 管道钳

金属管道钳需要6把,其中4把无菌(术者用于夹闭ECMO动静脉管路)。

5. 其他

其他用物包括超声定位仪、无菌超声探头套、耦合剂、无影灯等。

(二)外科手术(股动、静脉切开)建立ECMO血管通路

1. 手术器械

股动脉切开包1套,包括弯盘、消毒碗、消毒杯、各类血管钳、持针器、艾利斯钳、直剪、解剖剪、拉钩、吸引器、卵圆钳、短镊、刀柄、阻断钳、侧壁钳、乳突撑、翘头剪、血管阻断带、管道剪等(图1-6-17)。

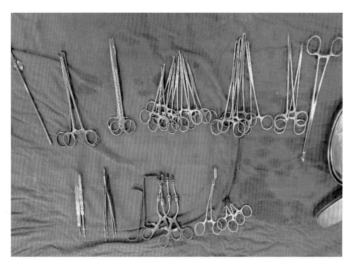

图1-6-17　股动脉切开包器械

2. 手术用物

手术用物包括一次性腹部手术包或手术铺巾包(方巾、中单、大洞单)、无菌纱布、无菌纱条、无菌手套、无菌手术衣、止血材料、50mL注射器2支、20mL注射器2支、5mL注射器2支、聚维酮碘溶液、无菌肝素稀释液500~1000mL(肝素浓度12.5~25U/mL)、手术医用膜、三角针2枚、2-0和3-0 Mersilk线各1板、5-0和6-0 Prolene线各5板、3-0可吸收八针线2板、尖刀片1枚、圆刀片1枚。

3. 管道钳

金属管道钳需要6把,其中4把无菌(术者用于夹闭ECMO动静脉管路),其余2把床边备用(在紧急情况下用于夹闭ECMO管路)。

4. 其　他

其他用物包括电刀机器、电刀头、无影灯等。

5. 备　血

术前备血。

(叶卫国　夏柳勤)

参考文献

[1]纪振华,武婷.离心泵体外循环的应用进展.天津医药,2019,47(10):1117-1120.

[2]李呈龙,侯晓彤,黑飞龙,等.2018中国体外生命支持情况调查分析.中华医学杂志,

2019,99(24):1911-1915.

[3]龙村. ECMO手册. 北京:人民卫生出版社,2007.

[4]阳建勋. 介绍体外膜肺氧合(ECMO)技术. 医疗装备,2002,15(10):6-7.

[5]郑燕,陈勇. 规范化护理操作流程在体外膜肺氧合术中的应用. 当代护士(中旬刊),
2018,25(6):122-124.

[6]中国心胸血管麻醉学会,中华医学会麻醉学分会,中国医师协会麻醉学医师分会,等.
不同情况下成人体外膜肺氧合临床应用专家共识(2020版). 中国循环杂志,2020,35
(11):1052-1063.

[7]朱珺. 两种不同预充液在体外循环管路预充中的对比研究//上海市护理学会. 第四届
上海国际护理大会论文汇编. 2019:2.

[8]Afzal A,Hall SA. Percutaneous temporary circulatory support devices and their use as a
bridge to decision during acute decompensation of advanced heart failure. Baylor
University Medical Center Proceedings,2018,31(4):453-456.

[9]Asaumi Y,Yasuda S,Morii I,et al. Favourable clinical outcome in patients with
cardiogenic shock due to fulminant myocarditis supported by percutaneous extracorporeal
membrane oxygenation. Eur Heart J,2005,26(20):2185-2192.

[10]Badulak J,Antonini M V,Stead C M,et al. Extracorporeal membrane oxygenation for
COVID-19:Updated 2021 guidelines from the Extracorporeal Life Support Organization.
ASAIO J,2021,67(5):485-495.

[11]Banfi C,Pozzi M,Siegenthaler N,et al. Veno-venous extracorporeal membrane oxygenation:
cannulation techniques. J Thorac Dis,2016,8(12):3762-3773.

[12]Bartlett R H. Clinical research in acute fatal illness:Lessons from extracorporeal
membrane oxygenation. J Intensive Care Med,2016,31(7):456-465.

[13]Bartlett R H. Extracorporeal life support:Gibbon fulfilled. J Am Coll Surg,2014,218:
317-327.

[14]Benden C,Edwards L B,Kucheryavaya A Y,et al. The registry of the international society
for heart and lung transplantation:Fifteenth pediatric lung and heart-lung transplantation
report−2012. J Heart Lung Transplant,2012,31(10):1087-1095.

[15]Borrelli U,Al-Attar N,Detroux M,et al. Compact extracorporeal circulation:Reducing
the surface of cardiopulmonary bypass to improve outcomes. Surg Technol Int,2007,16:
159-166.

[16]Brodie D,Slutsky A S,Combes A. Extracorporeal life support for adults with respiratory

failure and related indications：A review. JAMA,2019,322(6):557-568.

[17]Brown D J,Brugger H,Boyd J,et al. Accidental hypothermia. N Engl J Med,2012,367 (20):1930-1938.

[18]Bunge J,Mahtab E,Caliskan K,et al. Fast confirmation of correct position of distal perfusion cannula during venoarterial extracorporeal membrane oxygenation. Intensive Care Med,2018,44(5):658-660.

[19]Combes A,Hajage D,Capellier G,et al. Extracorporeal membrane oxygenation for severe acute respiratory distress syndrome. N Engl J Med,2018,378(21):1965-1975.

[20]Combes A,Schmidt M,Hodgson C L,et al. Extracorporeal life support for adults with acute respiratory distress syndrome. Intensive Care Med,2020,46(12):2464-2476.

[21]Davies M J,Arsiwala S S,Moore H M,et al. Extracorporeal membrane oxygenation for the treatment of massive pulmonary embolism. Ann Thorac Surg,1995,60(6):1801-1803.

[22]Dolgner S J,Keeshan B C,Burke C R,et al. Outcomes of adults with congenital heart disease supported with extracorporeal life support after cardiac surgery. ASAIO J,2020, 66(10):1096-1104.

[23]Gacitua I,Frias A,Sanhueza ME,et al. Extracorporeal CO_2 removal and renal replacement therapy in acute severe respiratory failure in COVID-19 pneumonia：Case report. Semin Dial,2021,34(3):257-262.

[24]Gajkowski EF,Herrera G,Hatton L,et al. ELSO guidelines for adult and pediatric extracorporeal membrane oxygenation circuits. ASAIO J,2022,68(2):133-152.

[25]Goligher E C,Tomlinson G. Hajage D,et al. Extracorporeal membrane oxygenation for severe acute respiratory distress syndrome and posterior probability of mortality benefit in a post hoc bayesian analysis of a randomized clinical trial. JAMA,2018,320(21): 2251-2259.

[26]Grasselli G,Zanella A,Pesenti A. Veno-venous extracorporeal membrane oxygenation in acute respiratory distress syndrome：Should the EOLIA Study results change our clinical approach? Minerva Anestesiol,2019,85(8):909-913.

[27]Griffith G C,Wallace W B,Cochran B J,et al. The treatment of shock associated with myocardial infarction. Circulation,1954,9(4):527-532.

[28]Guglin M,Zucker M J,Bazan V M,et al. Venoarterial ECMO for adults：JACC Scientific Expert Panel. J Am Coll Cardiol,2019,73(6):698-716.

［29］Hutin A，Abu-Habsa M，Burns B，et al. Early ECPR for out-of-hospital cardiac arrest：Best practice in 2018. Resuscitation,2018,130:44-48.

［30］Jentzer J C，van Diepen S，Barsness G W，et al. Cardiogenic shock classification to predict mortality in the cardiac intensive care unit. J Am Coll Cardiol,2019,74(17):2117-2128.

［31］Karimova A,Brown K,Ridout D,et al. Neonatal extracorporeal membrane oxygenation：Practice patterns and predictors of outcome in the UK. Arch Dis Child Fetal Neonatal Ed,2009,94(2):F129-F132.

［32］Kociol R D，Cooper L T，Fang J C，et al. Recognition and initial management of fulminant myocarditis：A scientific statement from the American Heart Association. Circulation,2020,141(6):e69-e92.

［33］Lai M W，Klein-Schwartz W，Rodgers G C，et al. 2005 Annual report of the American Association of Poison Control Centers' national poisoning and exposure database. Clin Toxicol(Phila),2006,44(6-7):803-932.

［34］Lim M W. The history of extracorporeal oxygenations. Aneasthsia,2016,61(10):984-994.

［35］MacLaren G，Combes A，Bartlett R H. Contemporary extracorporeal membrane oxygenation for adult respiratory failure：Life support in the new era. Intensive Care Med,2012,38(2):210-220.

［36］MacLaren G，Pellegrino V，Butt W，et al. Successful use of ECMO in adults with life-threatening infections. Anaesth Intensive Care,2004,32(5):707-710.

［37］Morita S，Inokuchi S，Yamagiwa T，et al. Efficacy of portable and percutaneous cardiopulmonary bypass rewarming versus that of conventional internal rewarming for patients with accidental deep hypothermia. Crit Care Med,2011,39(5):1064-1068.

［38］Palanzo D A，Zarro D L，Manley N J，et al. Effect of Carmeda BioActive Surface coating versus Trillium Biopassive Surface coating of the oxygenator on circulating platelet count drop during cardiopulmonary bypass. Perfusion,2001,16(4):279-283.

［39］Park P K，Napolitano L M，Bartlett R H. Extracorporeal membrane oxygenation in adult acute respiratory distress syndrome. Crit Care Clin,2011,27(3):627-646.

［40］Peek G J，Mugford M，Tiruvoipati R，et al. Efficacy and economic assessment of conventional ventilatory support versus extracorporeal membrane oxygenation for severe adult respiratory failure（CESAR）：A multicentre randomised controlled trial. Lancet,

2009,374(9698):1351-1363.

[41] Quintel M, Bartlett R H, Grocott M P W, et al. Extracorporeal membrane oxygenation for respiratory failure. Anesthesiology, 2020, 132(5):1257-1276.

[42] Rastan A J, Dege A, Mohr M, et al. Early and late outcomes of 517 consecutive adult patients treated with extracorporeal membrane oxygenation for refractory postcardiotomy cardiogenic shock. J Thorac Cardiovasc Surg, 2010, 139(2):302-311.

[43] Samuels L E, Kaufman M S, Thomas M P, et al. Pharmacological criteria for ventricular assist device insertion following postcardiotomy shock: Experience with the Abiomed BVS system. J Card Surg, 1999, 14(4):288-293.

[44] Smedira N G, Moazami N, Golding C M, et al. Clinical experience with 202 adults receiving extracorporeal membrane oxygenation for cardiac failure: Survival at five years. J Thorac Cardiovasc Surg, 2001, 122(1):92-102.

[45] Wendel H P, Hauser N, Briquet F, et al. Hemocompatibility of medical connectors with biopassive or bioactive surface coatings. J Biomater Appl, 2002, 17(1):5-17.

[46] Wild K T, Rintoul N, Kattan J, et al. Extracorporeal Life Support Organization (ELSO): Guidelines for neonatal respiratory failure. ASAIO J, 2020, 66(5):463-470.

[47] Zimmermann A K, Weber N, Aebert H, et al. Effect of biopassive and bioactive surface-coatings on the hemocompatibility of membrane oxygenators. J Biomed Mater Res B Appl Biomater, 2007, 80(2):433-439.

第二章 | 超声引导外周ECMO循环建立

体外膜肺氧合（ECMO）是一种循环、呼吸辅助技术，为严重呼吸、循环衰竭危重症患者提供有效的氧供及循环灌注，为心肺功能的恢复创造条件及赢取宝贵时间。安全、快速建立有效的ECMO循环是治疗成功的前提。目前，ECMO循环的建立主要有三种：经皮穿刺置管、半切开插管和切开插管。其中，相对于切开插管，经皮穿刺置管可以降低出血和感染的风险，节约操作时间，便于护理操作。多项研究表明，经皮穿刺置管建立ECMO的成功率较高，并且并发症的发生率较低。经皮导管放置需要对血管的走行及粗细进行准确的评估，通常需要某种形式的成像来定位引导和确定导管尖端放置的位置。超声因其普及性、无创性、实用性，被强烈推荐用于ECMO的循环管路建立。

第一节 动静脉识别与评估

常用的ECMO动静脉穿刺置管位置是股总动脉、颈动脉，以及股静脉、颈内静脉。成人VA-ECMO多采用股静脉-股总动脉插管模式，VV-ECMO多采用股静脉-右侧颈内静脉插管模式。

超声下动、静脉的识别主要有以下方面（表2-1-1）。

表2-1-1 超声下动、静脉识别

识别方法	动脉	静脉
解剖形态	短轴形态圆，管壁较厚，可见内中膜	短轴形态不规则，管壁较薄
静脉瓣	无	有
搏动性	搏动明显	一般无搏动，管腔随呼吸存在变异度
探头加压	不可压扁	可压扁
彩色多普勒	搏动性、明亮血流	连续性、暗淡血流
脉冲多普勒	脉冲式频谱	连续、平缓频谱

一、解剖形态

正常动脉血管超声：短轴形态一般为正圆形，血管壁较厚，分为内膜、中膜及外膜，可见明显的内膜线，呈搏动性（图2-1-1）。正常静脉血管超声：短轴形态不规则，管壁较薄，追踪可见静脉瓣，无明显搏动，偶可因伴行动脉搏动而搏动（图2-1-2）。

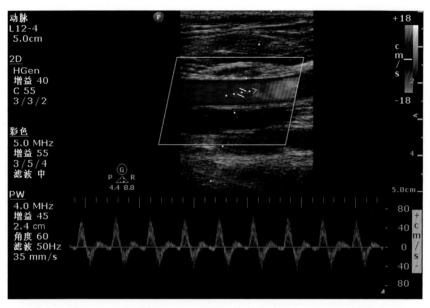

图2-1-1　超声下动脉的识别

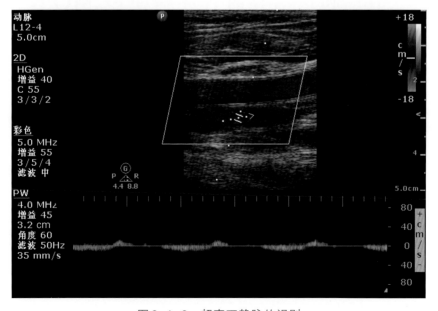

图2-1-2　超声下静脉的识别

二、探头加压

探头扫查血管时适当加压，随着加压力度的增加，可见静脉逐渐闭合，而动脉无明显变化。

三、彩色多普勒

动脉呈现搏动性、明亮血流，而静脉呈现连续性、暗淡血流。血流方向朝向探头流动时呈现红色，背离探头流动时呈蓝色。当超声探头指向患者头侧时，颈动脉的血流颜色为蓝色，静脉血流为红色。

四、脉冲多普勒（"金标准"）

利用脉冲多普勒成像原理，动脉随心率呈脉冲式高尖频谱，静脉呈相对平缓、连续的频谱。动脉音频高，而静脉相对较低。

血管评估还需注意是否存在动脉斑块、静脉血栓，是否管腔存在狭窄，是否合并夹层动脉瘤、动静脉瘘等并发症，选择置管的血管时应尽量避开病变血管或病变部位。

（魏燕力　朱　英）

第二节　超声引导血管穿刺和ECMO置管

一、超声血管内径测量

成人ECMO循环血流量一般需要达到 $50\sim70mL/(kg \cdot min)$，以满足机体灌注和氧输送需求。因此，一般选择血管内径允许的最大插管尺寸，以减小血流阻力。动脉插管通常选择 $15\sim25Fr$，静脉插管通常选择 $19\sim25Fr$；若放置颈内静脉双腔插管，可能需要更大的插管尺寸（$13\sim31Fr$）。应用二维超声技术测量血管短轴内径（D）后，可大致估计插管可选择的最大尺寸，插管尺寸上限一般为 $Fr=D(mm)\times3$。如果血管内径为 $7mm$，则选择插管尺寸不超过 $21Fr$（图2-2-1）。

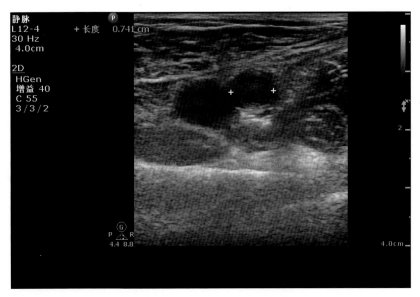

图2-2-1　超声血管内径测量

二、超声实时引导穿刺置管

经超声定位目标血管,根据穿刺者习惯可使用平面内或平面外穿刺技术(图2-2-2)。采用改良赛丁格法经皮穿刺目标血管后,置入导丝,在用尖刀挑开皮肤0.5cm后,应用扩张器逐步扩张皮下组织及血管,最后经导丝引导置入动、静脉插管。穿刺置管过程需超声全程跟踪定位导丝及管尖位置,确定插管位置后缝针固定,用无菌敷料妥善保护置管处。

超声引导穿刺
置管中导丝及
插管影像

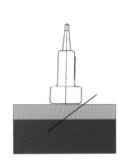

a. 平面内穿刺

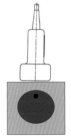

b. 平面外穿刺

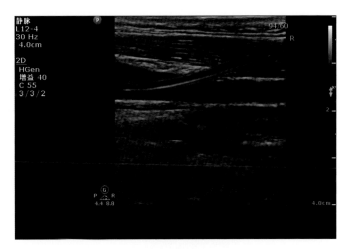

c. 平面内穿刺超声

图2-2-2　平面内和平面外穿刺示意

三、插管尖端定位

插管尖端位置与ECMO模式及特殊需求相关。

1. 引流管位置

一般说来，经皮穿刺的ECMO引流管（股静脉引流管）尖端位于下腔静脉和右心房交界处。引流管进入右心房或者上腔静脉，可增加引流。这对于发生上半身缺氧的VA-ECMO患者，可能改善低氧；但对于VV-ECMO患者来说，有增加再循环的风险。引流管过浅可能导致引流不充分。要求在超声或者放射线引导下进行插管，以保证插管位置安全，减小损伤风险，并及时发现和处置损伤。中心插管ECMO经常在术中直视下放置，引流管位于右心房。

2. 回流管位置

对于VV-ECMO的颈内静脉回流管尖端定位，首选经食管超声检查。因肺遮挡，所以经胸超声无法追踪插管全程影像。在没有经食管超声引导的情况下，可在下腔静脉定位导丝以间接确认插管位于上腔静脉。回流管和引流管尖端需保持一定距离，以减少再循环的发生，可在经食管超声下通过二维影像和血流彩色多普勒明确。对于VA-ECMO的股动脉回流管，可经超声全程定位，确定导丝通过髂动脉到达腹主动脉，导管尖端在髂总动脉或髂外动脉水平，成人插管深度一般在15～20cm。

3. VV-ECMO的双腔插管

首选经食管超声引导置管过程并确认两个引流孔分别位于上腔静脉和下腔静脉，回流孔位于右心房入口处，血流对向三尖瓣。

（魏燕力　朱　英）

第三章 | ECMO置管的血管处理

第一节　穿刺微创置管

ECMO将患者静脉血引出体外，经过血泵、膜肺氧合后再回输入体内，分别起到人工心和人工肺的作用，可为危重症患者提供一定的氧供及稳定的循环血量，有效地维持心、脑等重要脏器的血供和氧供，为患者后续治疗获得宝贵时间。快速建立良好的血管通路是其成功的关键。

一、ECMO置管路径

ECMO置管路径主要有静脉-静脉（VV）和静脉-动脉（VA）两种转流方式。VV-ECMO采用静脉置管的方式（图3-1-1），主要用于肺的支持，血液从右心房和下腔静脉排出，在体外转子/氧合器中进行氧合和二氧化碳清除，然后返回右心房，适用于ARDS、重症肺炎等行传统呼吸机治疗无效的患者。VA-ECMO采用静脉、动脉置管的方式，既可以辅助循环，也可以部分辅助呼吸，血液从右心房流出，在ECMO设备中进行氧合和二氧化碳清除处理，然后返回髂动脉流向主动脉。与静脉-静脉置管相比，其静脉导管尖端的位置有所改变。另外，常常在股浅动脉需要放一个额外的鞘管，以灌注插入部位下游的腿部。

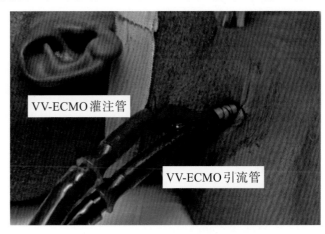

图3-1-1　VV-ECMO单管双腔置管

应根据不同的支持类型，选择合适的穿刺置管。VA-ECMO的穿刺路径主要为股静脉和股动脉（图3-1-2），需要建立远端股动脉的侧支循环；VV-ECMO的穿刺路径主要为颈内静脉和股静脉，或者双侧股静脉置管。

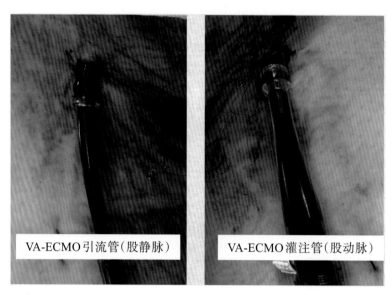

VA-ECMO引流管（股静脉）　　VA-ECMO灌注管（股动脉）

图3-1-2　VA-ECMO置管

（一）VV-ECMO

VV-ECMO模式中血液由静脉引出，经ECMO后再回输到静脉中。该模式通常采取股静脉引血、颈内静脉回输，或者一侧股静脉引血、另一侧股静脉回输的置管方式。由于这种模式氧合的血液经静脉→ECMO→静脉→右心房→右心室→肺动脉→肺→肺静脉→左心房→左心室→主动脉，ECMO串联其中，流经肺的血液是经过氧合的富氧血液，因此肺只发挥部分血-氧交换功能而得以休息。而心脏全程参与此过程，心脏并没有得到休息，一旦心功能衰竭，心搏骤停，就可能发生循环停止，甚至患者死亡。因此，VV-ECMO适用于只存在肺损伤或肺功能衰竭而没有心功能衰竭的患者。此外，由于ECMO泵回输的静脉端压力较小，引血的管路可能吸引一部分已氧合的富氧血而造成ECMO氧合效率降低，所以在选择VV-ECMO时应严格评估患者心功能状态，在心脏安全的基础上实施ECMO救治。

（二）VA-ECMO

VA-ECMO模式中血液由静脉引出，经ECMO后，回输入动脉中。该模式通常采取由股静脉供血引出、股动脉置管回输的方式。新生儿由于股动、静脉较细而不便操作，也可以采取颈动、静脉置管的方式，或者开胸心脏动、静脉置管的方式。这种模式氧合的血液主要经静脉→ECMO→动脉→体循环→静脉，流经心肺的血液减少，ECMO代替了心肺功能，心肺得以静息休息。因此，VA-ECMO适用于肺损伤、肺功能衰竭并伴心功能衰竭及心搏骤停的患者。但长时间运转VA-ECMO会导致心肺血流淤滞而形成血栓，甚至造成严重伤害。在选择VA-ECMO模式时，应严密监测患者心肺血流情况，借助辅助检验、检查手段，实时掌握血流及血液成分变化并及时做出调整，以确保ECMO救治安全。

二、管道准备

根据病情确定ECMO治疗后，所有插管用肝素盐水冲洗备用。按照ECMO常规，在穿刺置管前，予以患者0.5mg/kg的半量肝素化抗凝。一般经皮穿刺置管采用Medtronic肝素化涂层套装管道，动脉插管15～19Fr，静脉插管19～21Fr，其中插管Fr=血管内径(mm)×3，置管部位包括股动脉、主动脉、股静脉、颈内静脉、右心房。

三、经皮穿刺置管方式

插管时尽量避开股动脉向股浅、股深动脉的分叉处。插管具体位置为腹股沟韧带下1～2cm处的股总动脉，动脉插管插入10～15cm(图3-1-3)。插管类型和型号的选择使用，除根据患者的年龄、身高、体重和辅助支持的要求外，最主要的是根据彩色多普勒血流超声评估需置管的相应血管内径，一般选择置入的插管直径是需置管血管内径的80%，管道与血管周围留有一定的间隙，可以保证下肢远端的血供，减少下肢缺血的发生。

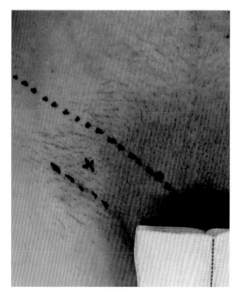

图3-1-3 股总动脉体表定位

（一）经皮股静脉-股动脉穿刺ECMO置管方式

患者取平卧体位。对其双侧腹股沟区消毒,铺无菌巾。床旁血管超声指引下采用Seldinger法穿刺股静脉,置入导丝,应用尖刀挑开皮肤0.5cm,置入6Fr鞘管。床旁心脏超声监控下将泥鳅导丝和导管送至下腔静脉或上腔静脉与右心房交界处,置换Amplaze导丝。该过程中也可通过预置2把血管缝合器预留血管缝合线。使用扩张器逐级扩张穿刺口,置入21Fr的ECMO静脉管。静脉管前端定位于距离右心房入口1~2cm的腔静脉内。

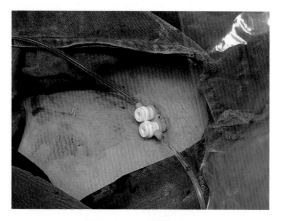

图3-1-4　鞘管置入

床旁血管超声显示非股静脉置管侧的股总、股深、股浅动脉,在超声指引下采用Seldinger法向下肢远端方向穿刺股浅动脉,置入导丝,同样应用尖刀挑开皮肤0.5cm,置入6Fr鞘管。在超声指引下选择股深动脉开口上方1~2cm的股总动脉作为穿刺点,向心脏方向穿刺并置入6Fr鞘管,送入泥鳅导丝。预置血管缝合器2把,按操作步骤依次打开杠杆、血管缝合、预留血管缝合线,退出缝合器,暂不收紧缝合线,交换导丝,并逐级扩张穿刺口,置入15~17Fr的ECMO动脉管(置入深度为20~25cm)。固定静脉、动脉导管(和缝合线)并予以无菌敷料覆盖。

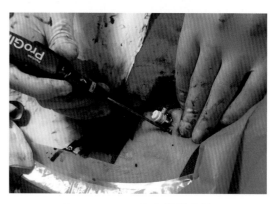

图3-1-5　预留血管缝合线

如图3-1-4至图3-1-6所示完成股静脉或股动脉穿刺置管后,连接动静脉管路并运转ECMO机器,连接ECMO动脉管侧孔与股浅动脉6Fr鞘管,顺行灌注下肢血运。对于VA-ECMO置管的高危患者,可以提前预置动静脉鞘管,以便病情恶化时能最短时间内完成ECMO置管。

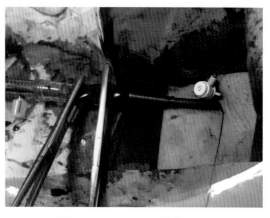

图3-1-6　ECMO导管置入

（二）经皮颈内静脉穿刺ECMO置管方式

基于左侧颈内静脉走行，颈部ECMO置管一般选择右侧颈内静脉置管。患者去枕平卧，头低位、偏向左侧30°～40°，颈伸直。采用前位路径，摸到胸锁乳突肌的胸骨头和锁骨头以及与锁骨所形成的三角，在三角形的顶点扪及颈总动脉搏动处，将该处外侧0.5～1cm作为穿刺点。先用5mL注射器进针，针尖朝向同侧乳头，与矢状面夹角约为15°，与冠状面夹角为30°～45°。轻度持续负压进针，当进针3～4cm时即可见暗红色静脉回血。换用穿刺针沿注射器针头缓慢进针，见回血后置入导丝。拔出穿刺针保留导丝，逐次使用扩张器。将19Fr静脉插管穿过导丝推至皮肤处，用手术尖刀轻轻挑开皮肤组织3～5mm，随即缓慢置入插管。联合经皮股静脉（VV-ECMO）及股动脉（VA-ECMO）穿刺置管方法同上。

四、ECMO拔管

动脉拔管：穿刺点皮肤及皮下组织予以2%利多卡因浸润麻醉，用18G钢针穿刺ECMO动脉管，置入泥鳅导丝，退出ECMO动脉管，保留泥鳅导丝，局部压迫穿刺口控制出血，收紧预置的缝合线，松开压迫，检查无明显活动性出血后退出泥鳅导丝，缝合局部皮肤，加压包扎。采用6Fr的封堵止血系统（Exoseal）封堵股浅动脉留置的6Fr鞘管穿刺口，检查无活动性出血后予以局部弹力胶布加压包扎24h。拆除绷带后常规行血管超声检查，了解血管缝合效果及血管远端血流情况。

静脉拔管：直接将插管拔除后应用角针2-0缝合线"8"字缝合穿刺口皮肤及皮下组织（图3-1-7），然后应用弹力绷带适当加压包扎，24h后换药，拆除弹力绷带改用普通无菌敷料覆盖穿刺口。

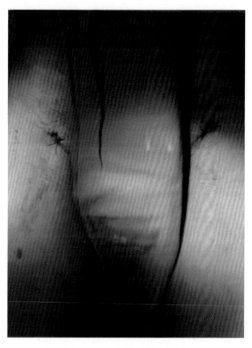

图3-1-7　微创置管血管缝合

五、经皮穿刺ECMO置管方式的优缺点

（一）优　点

经皮穿刺ECMO置管方式的优点：①简单快速、易操作，相较于外科切开直视下股动脉插管，穿刺插管时间明显缩短，操作在大约5min以内即可完成；②由于ECMO插管口径粗，是普通深静脉直径的4～5倍，所以在置管时保持皮肤及皮下组织的完整，作为相对支撑点显得尤为重要，相对于外科直视插管，其安全性更高；③创伤小，减少出血风险，便于ECMO转流期间的护理。

（二）缺　点

经皮穿刺ECMO置管方式的缺点：①个体血管粗细存在差异，非明视下很难根据血管的口径选择适合尺寸的插管；②动静脉插管管径偏大、穿刺时误穿动静脉小分支、股动静脉痉挛收缩，均可导致置管时间延长或置管失败；③经皮动静脉穿刺及置管时易不同程度地损伤血管壁，导致置管处出血增加；④留置的导管口径太小、插管位置不正确常难以提供满意的ECMO支持流量；⑤留置的导管口径太大可致血流阻塞，造成肢体缺血。

六、经皮穿刺ECMO置管的常见并发症及预防措施

（一）常见并发症

经皮穿刺ECMO置管的常见并发症：①导管部位出血；②导管相关性血流感染（catheter-related blood stream infection，CRBSI）；③静脉回流障碍；④肢体缺血、坏疽；⑤撤离时肺栓塞。

（二）预防措施

经皮穿刺ECMO置管的预防措施：①尽量不做皮肤切口，减小皮肤切口尺寸；②置管部位定期消毒、换药，据病情尽早撤离ECMO；③VA-ECMO时建立远端侧支循环，密切监测下肢动脉血流情况；④基于目标血流与解剖因素之间的平衡，结合超声或触诊，首选尽可能小的插管；⑤撤离时掌握按压力度，以拔出瞬间有少量血液随插管溢出为宜，拔管后逐渐减少肝素泵入剂量，可予以低分子肝素抗凝。

（孟小虎　方　欣）

第二节 切开置管

一、颈内静脉切开置管

基于左侧颈内静脉走行,颈部ECMO置管一般选择右侧颈内静脉置管。

(一)手术操作步骤

患者取仰卧位,头偏向左侧。在患者肩下横置布卷,胸部、颈部及右侧面部消毒并铺巾;在右侧锁骨上一横指处、右侧胸锁乳突肌下部的表面做长约2~3cm的横行切口;用电刀切开颈阔肌及皮下组织,暴露并钝性分离胸锁乳突肌,可能需要切开上方的肩胛舌骨肌的肌腱,充分暴露颈血管鞘,打开血管鞘,分离颈总动脉、颈内静脉及迷走神经。在颈内静脉的近端和远端放置2-0丝线,围绕动脉也放置2-0丝线,血管分离完成后,立即静脉予以肝素(100U/kg),等待3min。选好静脉插管(常用12~14Fr),轻柔地收紧近端结扎线(作为深度标记),使深度与静脉切口至右心房的距离大致相等(约6cm)。将插管小心置入静脉,用两条2-0丝线结扎以确保固定,将用以标记的结扎线与远端的结扎线系住以进一步固定,拔管过程中剪断结扎线时要避免造成血管损伤。通过回血使插管充分排气,并注入肝素化生理盐水。最后用生理盐水冲洗切口并彻底止血,连续缝合皮肤,予以无菌纱布覆盖,用2-0丝线将插管固定在皮肤上。

(二)颈内静脉切开置管优缺点

颈内静脉切开置管的优点:解剖显露好、置管可靠,特别适用于颈部皮肤严重烧伤、颈部血管变异等不适合穿刺置管的患者等。

颈内静脉切开置管的缺点:操作时间较长、创伤较大(相对于穿刺置管);需要全麻、手术室操作,术后出血不容易控制;如果患者有气管切开,则易导致颈部切口感染等。

二、股动脉、股静脉切开置管

腹股沟处的股动静脉走行非常靠近。危重症患者的循环较差,血管充盈不充分,特别是重症肺部疾病患者血氧饱和度很低,动脉血和静脉血不易区分。对危重症患者,如盲目采用股静脉穿刺置管,易并发误穿动脉等危险,应首先考虑股动脉、股静脉切开置管(图3-2-1)。

手术操作步骤：在腹股沟韧带股动脉搏动明显处(首选右侧，次选左侧)做1个8～10cm的纵切口，钝性分离皮肤和皮下组织，先找到股动脉并游离，然后在股动脉内、后侧方找到股静脉，游离股静脉表面(不必完全游离股静脉)。在股动脉、静脉表面预备穿刺处以4-0 prolene线缝制荷包备用(动脉缝线要缝到动脉中层，尽量不要穿透内膜；静脉缝线要穿透全层)。先用穿刺针从股动脉、静脉表面所缝荷包中央处穿刺入血管，沿注射器针头缓慢进针，见回血后置入导丝，拔出穿刺针保留导丝。将动脉或者静脉插管穿过导丝推至血管处时，用手术尖刀轻轻挑开血管

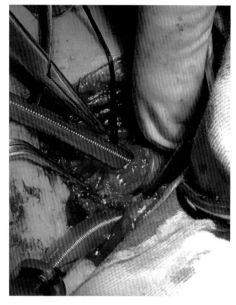

图3-2-1　股动脉、股静脉切开置管

3～5mm，随即缓缓置入导管，当导管置入适宜部位后(动脉导管置入股动脉约10cm，静脉导管需通过股静脉置入下腔静脉入口平面)，收紧荷包缝线，仔细检查渗血处，严密止血。整理管道，局部皮肤固定。

三、拔管

(一)静脉拔管

新生儿颈内静脉拔管后可以结扎，在一般情况下，患者能够耐受，但是易发生一些脑部并发症。成人常用的是静脉上缝制荷包线，拔管后可以结扎荷包线止血，这可能会引起静脉狭窄，但不会导致静脉闭塞。有条件的情况下，可以修补静脉。股静脉不能结扎，拔管后必须恢复股静脉血流。

(二)动脉拔管

动脉拔管需要对患者进行去肝素化处理，阻断插管部位血管，用丝线缝合动脉壁切口，或者用生物补片修补血管壁(图3-2-2)。

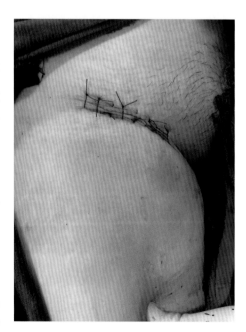

图3-2-2　拔管后血管缝合

四、ECMO置管常见的并发症　》》

(一)动脉系统血栓形成和栓塞

对于同时合并外周血管病的患者,ECMO置管可能增加插管和拔管过程中斑块移位、栓塞,以及血管损伤(穿孔、破裂、夹层或假性动脉瘤)等风险,体内各个部位均可能形成血栓或栓塞。氧合器和血泵在内的导管和管路是发生血栓的最常见部位,如果怀疑ECMO泵内出现血栓,应及时更换膜肺和套管。管道连接时要排尽空气,防止发生空气栓塞。

(二)下肢静脉血栓和肺栓塞

下肢静脉血栓形成的原因有长期卧床、休克、下肢动脉或静脉插管导致的下肢静脉血回流不畅等。对发生静脉系统血栓的患者,抗凝治疗可有效控制病情进展,床上进行肢体康复活动能促进静脉血回流,并应评估下腔静脉滤器治疗的可行性。

(三)溶血和出血

长时间应用ECMO有可能发生急性溶血和出血,两者密切相关。急性溶血会导致休克、大出血和急性肾功能衰竭。对于发生明显溶血的患者,应及时调整流量、流速,或停机、撤机。出血风险来自抗凝、基础疾病、并发症和各类诱因,出血主要包括大出血、套管出血、颅内出血及肺出血等,偶见与操作相关的出血并发症,如手术部位出血、腹膜后血肿、下腔静脉撕裂等。对于出血,有效的预防措施包括评估患者出血风险、个体化使用抗凝剂剂量、密切观察凝血功能变化。

(四)远端肢体缺血

远端肢体缺血的典型表现为肢体苍白、脉搏消失及坏疽,少数可出现骨筋膜室综合征,严重者需要实施筋膜切开术甚至截肢。肢体缺血坏死与ECMO置管有较明确的关系,使用人套管与血流阻塞引起的肢体缺血相关。VA-ECMO置管时,应尽可能选择型号较小的导管并放置远端肢体灌注管,定时检查远端肢体血运。当观察到缺血指征时,应立即在股动脉置管远端行股动脉穿刺,逆行置入6Fr鞘管,将ECMO回流至动脉的部分血液引流至缺血下肢动脉,可迅速改善下肢缺血症状(图3-2-3)。

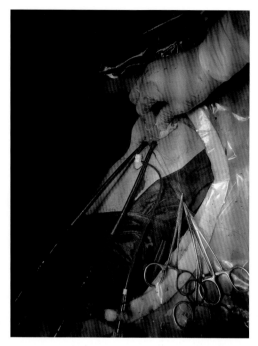

图3-2-3　下肢血流灌注不佳，在预留的侧肢鞘管处再加一根下肢灌注管

（五）神经系统并发症

合并的神经系统并发症常继发于弥漫性缺氧、出血或血栓，预防脑血栓和颅内出血对减轻中枢神经系统损伤十分重要。

（六）肾脏损伤和急性肾功能不全

ECMO治疗期间，肾脏是常见的受累器官，可能与疾病加重、溶血、组织器官灌注不足、感染、药物等因素有关，早期超滤或血液透析效果好，多数患者肾功能可逆，预后较好。

（七）感　染

ECMO支持治疗期间发生的感染主要为下呼吸道感染，其次为血液系统感染和泌尿系统感染。感染的发生与患者基础疾病、抵抗力、手术操作及ECMO管理有关。预防感染的根本措施是加强无菌操作，及时更换管道。出现感染后，应根据血培养药敏结果选择有效的抗生素治疗。

（八）机械并发症

ECMO的机械并发症即ECMO设备和管理故障导致的并发症，其中以氧合器血浆渗漏、氧合能力下降最为常见；对于长期ECMO转流者，必要时需及时更换氧合器，以减少机械并发症的发生。

（孟小虎　方　欣）

参考文献

［1］David B T, Stanislaw P A S, Bryan A W, et al. Veno-venous ECMO：A synopsis of nine key potential challenges, considerations, and controversies. BMC Anesthesiol, 2014, 14：65.

［2］Guglin M, Zucker M J, Bazan V M, et al. Venoarterial ECMO for adults：JACC scientific expert panel. J Am Coll Cardiol, 2019, 73(6)：698-716.

［3］Havranek S, Belohlavek J, Mlcek M, et al. Median frequencies of prolonged ventricular fibrillation treated by V-A ECMO correspond to a return of spontaneous circulation rate. Int J Artif Organs, 2014, 34(1)：48-57.

［4］Napp L C, Hn C K, Hoeper M M, et al. Cannulation strategies for percutaneous extracorporeal membrane oxygenation in adults. Clin Res Cardiol, 2015, 105(4)：283-296.

［5］Peek G J, Mugford M, Tiruvoipati R, et al. Efficacy and economic assessment of conventional ventilatory support versus extracorporeal membrane oxygenation for severe adult respiratory failure (CESAR)：A multicentre randomised controlled trial. Lancet, 2009, 374(9698)：1351-1363.

第二篇

ECMO 常规管理

第四章 | ECMO抗凝策略

第一节　ECMO出凝血机制与抗凝原理

早期的体外循环手术患者病死率高、并发症多，主要是由血液与创面及管路表面的生物材料接触引起。1953年Gibbon应用体外循环灌注技术成功实施直视下心脏手术，为体外生命支持谱写了新的篇章。ECMO可为急性呼吸循环衰竭患者提供数天至数周的支持治疗。然而，ECMO治疗期间，出血或血栓等凝血系统并发症仍然是病死率的影响因素之一，了解ECMO期间凝血激活的病理生理至关重要。

正常情况下，血液中的血浆蛋白与细胞只与内皮细胞接触，后者能够维持血管系统的完整以及正常的血流。内皮细胞通过产生抗凝和促凝物质，来维持血液在凝血和抗凝（出血）之间的精细平衡。然而，当循环血液与非内皮表面接触时，凝血系统即被启动。如果非内皮表面持续暴露，所有参与机体防御反应的血液成分将被激活，继而产生全身炎症反应。

尽管目前的技术并不能很好地控制血液接触非内皮表面所产生的反应，但对于该反应的内在机制和化学变化的认识正在加深，并且新的方法、表面材料和药物正在积极研发中。本章叙述了血液和ECMO装置人工表面之间的出凝血反应和相关机制。

一、ECMO出凝血机制与抗凝原理

（一）血液-表面接触的病理生理

在血液与非内皮表面反应发生的即刻，血浆蛋白即从肝素化的血液中被吸附到非内皮表面（<1s），形成一单分子层。在生物医用材料表面，被吸附的蛋白质密集、不可逆且固定地结合在一起。当蛋白质被吸附在材料表面时，氨基酸残基暴露，从而被特定的血细胞或血浆蛋白（Ⅻ因子，补体蛋白C3或血小板等）识别。吸附蛋白的相对浓

度会影响材料表面的血栓形成，但即便各种材料的抗血栓特性不同，最终均可刺激血栓形成。

（二）血液成分的激活

大多数ECMO相关凝血功能障碍源于微血栓形成、酶的激活、细胞信号，以及血浆蛋白系统和细胞所产生的血管活性和细胞毒性物质。运行ECMO数天或数周后，上述多种物质的浓度可恢复正常。

1. 凝血瀑布

凝血瀑布的激活发生于血液与非内皮细胞表面接触的初始，包括手术和插管的创面以及血液与人工管路的接触。一系列既有促凝又有抗凝活性的系统和途径被激活，这些途径可以分为4组：接触系统、内源性、外源性和共同凝血途径，如图4-1-1所示。

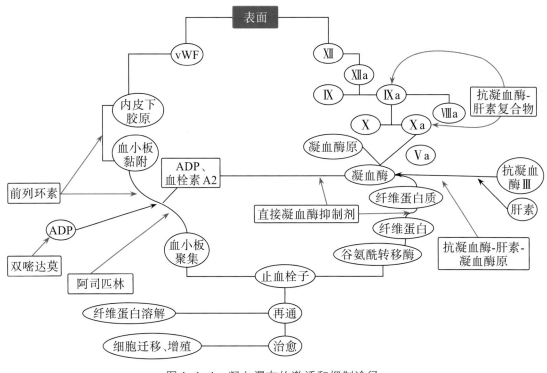

图4-1-1　凝血瀑布的激活和抑制途径

注：ADP为腺苷二磷酸（adenosine diphosphate），vWF为血管性血友病因子（von Willebrand factor）。

2. 接触系统

凝血瀑布是一个整体的系统，包括四种蛋白质——凝血因子ⅩⅡ、前激肽、高分子量激肽原（high molecular weight kininogen，HMWK）和C1抑制物（C1 inhibitor，C1-INH）的激活和抑制。凝血因子Ⅻ导致局部酶的浓度增加，并使自身激活（因子Ⅻa形成），从而作用于其底物前激肽释放酶（prekallikrein，PK）和因子Ⅺ，使它们转化为缓激肽和因子Ⅺa。因子Ⅺa激活内源性凝血途径，促使内源性Tenase复合物（Ⅸa-Ⅷa）生成。因子Ⅻa也可裂解PK，PK裂解生成激肽释放酶，正反馈调节使因子Ⅻ的生成加速。HMWK和C1-INH均可与激肽释放酶的轻链结合。当C1-INH与激肽释放酶结合时，前者的酶活性被迅速灭活；而当HMWK与激肽释放酶结合时，它可阻止激肽释放酶被C1-INH及其他一些血浆蛋白酶所抑制。激肽释放酶将HMWK裂解并生成缓激肽和活化的HMWK，后者能以高于其辅因子10倍的活性结合在表面，增强PK和纤维蛋白溶解（简称纤溶）活性，抑制血栓生成。

3. 内源性凝血途径

内源性凝血系统是指完全由血管内的因子启动的凝血途径。它在凝血瀑布的传导中起重要作用。在Ca^{2+}的存在下，由因子Ⅺa激活因子Ⅸ，提供了一条不依赖因子Ⅶ的纤维蛋白生成的途径。当因子Ⅸ被激活后，即可生成内源性Tenase复合物，内源性Ⅹ因子复合物与因子Ⅹ结合，并将其激活。这是凝血酶生成的一个重要因素，也是凝血瀑布传播相的一个重要因子。

因子Ⅹ活化后可缓慢地促进凝血酶原向凝血酶转化；然而，在Ca^{2+}和磷脂表面存在的情况下，因子Ⅴa可使因子Ⅹa的这一作用加快30万倍，磷脂表面由血小板、单核细胞和内皮细胞提供。这一复合物叫做凝血酶原复合物，它是共同凝血途径激活的开始。

4. 外源性凝血途径

体内凝血系统的激活主要通过外源性凝血途径，既有血液成分也有血管成分的参与。然而，在ECMO过程中，内皮受到损伤，成纤维细胞、平滑肌细胞、单核细胞等多种细胞受到刺激后释放组织因子（tissue factor，TF），并与因子Ⅶ结合形成复合物，使Ⅶ活化，激活因子Ⅹ和因子Ⅸ，放大凝血瀑布。

5. 共同凝血途径

ECMO运行时，纤维蛋白原（fibrinogen，Fb）是一种易于结合的蛋白，尤其易与疏水表面结合。凝血酶原结合于纤维蛋白原的中心部位，将其裂解并生成纤维蛋白单体和多聚体。这些纤维蛋白单体和多聚体相互作用，形成纤维蛋白网状物，后者在因子ⅩⅢa的作用下交织形成稳固的止血块。同时，因子Ⅷ和因子Ⅴ的活化可促进更多的Ⅹ因子复合物和凝血酶原复合物形成，从而激活凝血酶活性和纤维蛋白形成。最终形成凝血块或血栓。

6. 生理性凝血抑制物

血浆中存在一些蛋白酶抑制物，调节和抑制丝氨酸蛋白酶，以控制凝血瀑布。常见的有 α_1 蛋白酶抑制物、α_2 巨球蛋白、肝素辅因子 Ⅱ（heparin cofactor Ⅱ，HCⅡ）及抗凝血酶 Ⅲ（antithrombin，AT Ⅲ）。AT Ⅲ是最为重要的抑制物，它可以分别与因子 Ⅹa 和凝血酶结合成复合物，并抑制其活性。但需注意的是，在生理情况下，其速度非常缓慢，并不能防止血栓形成。

其他重要的凝血抑制物有组织因子途径抑制物（tissue factor pathway inhibitors，TFPI）、血栓调节素、蛋白质 C 和蛋白质 S。在内皮细胞上，凝血酶与血栓调节素结合形成复合物，激活蛋白质 C。蛋白质 C 是一种维生素 K 依赖性蛋白，可灭活因子 Ⅴa 和因子 Ⅷa。蛋白质 C 的功能依赖于其辅因子蛋白质 S（另一种维生素 K 依赖性蛋白）的存在。然而，在 ECMO 运行时，该血栓调节过程并不足以预防血栓的形成。

7. 纤维蛋白溶解

与其他所有的凝血途径一样，纤溶途径也通过反馈回路调节，参与调节的物质是自身的蛋白酶抑制剂：α_2 抗纤溶酶、α_2 巨球蛋白和纤溶酶原激活物抑制剂-1。

除了纤溶作用，纤溶酶还是血小板的抑制物和刺激物，该作用取决于浓度和温度。在常温和高浓度纤溶酶的作用下，血小板发生变构，从而导致血小板颗粒的聚集和表面血小板糖蛋白 Ⅰb（platelet glycoprotein Ⅰb，GP Ⅰb）受体而非血小板糖蛋白 Ⅱb/Ⅲa（GP Ⅱb/Ⅲa）受体的内化。

8. 补　体

ECMO 过程中，补体系统也被激活，并被视为 ECMO 炎症反应的一部分。类似凝血系统，补体激活也由两条独立的途径及随后的共同途径构成。尽管凝血瀑布和补体瀑布经常被分开讨论，但两者是相互作用、相互调节的。

ECMO 中，旁路和经典补体途径都被激活，并生成通道蛋白酶 C3b。经典途径的激活因素多种多样，其中许多凝血物质在 ECMO 中出现或增加，如免疫复合物、C 反应蛋白和内毒素。旁路途径的补体激活，水解 C3 和 C5，产生 C3a、C3b 和 C5b，并形成正反馈回路，活化外源性凝血途径。有研究认为，ECMO 中的补体激活很可能与生物材料的结合有关。

9. 血小板

血小板在止血和保持血管的完整性中发挥重要作用。除了多种途径和受体可促使血小板活化和黏附外，损伤的血管内皮、内皮下组织和人工表面等促凝因素同样可激活血小板。血小板激活时存在至少 5 种生理反应：①血小板的释放促进血小板的趋化作用和激活;②P选择素释放并在血小板膜表达,介导血小板向中性粒细胞、单核细胞和淋巴细胞的黏附;③类花生酸途径的启动促进释放花生四烯酸,并合成、释放前列环素和血栓素B_2;④血小板形态发生改变,进一步促进了血小板之间的接触和黏附,X因子复合物和凝血酶原复合物在血小板表面形成;⑤血小板微粒(platelet micro-particle,PMP)形成,附着于凝血酶原和凝血酶,促进血小板的进一步聚集。

ECMO支持时,GPIb和GPIIb/IIIa受体起到了重要作用。当血小板被激活而发生形态变化时,GPIIb/IIIa结构域发生构象变化,与可溶性纤维蛋白原结合,导致血小板聚集和血小板-白细胞聚集;当血液暴露在高剪切力下,GPIb受体介导的血小板与vWF因子结合,促使后者发生构象变化,同时使得体内初级止血功能受到一定影响。

需要注意的是,随着ECMO的进行,黏附的血小板被分离出来,形成血小板膜碎片,脱落后进入循环,循环中形态正常的血小板逐渐减少,而处于不同激活阶段的血小板逐渐增加,并且更多的新生血小板从骨髓释放。这意味着血小板的结构虽然看似正常,但出血时间延长,血小板的消耗增加。

(三)血液成分激活的结果

1. 出 血

当凝血-抗凝系统向抗凝方向倾斜时,便会发生出血,可发生于插管或置管部位、手术切口、鼻、口、颅内、泌尿道、腹腔或胸腔、肺和气道、胃肠道等。出血是导致ECMO患者死亡的主要因素,尤其是颅内出血,其死亡风险是未发生颅内出血的1.27~4.43倍。

出血的病因通常是多因素综合的结果。首先,ECMO期间炎性因子级联式释放不仅可引起管路系统血栓形成,也可诱导血小板的减少和凝血因子的消耗,或可继发获得性血管性血友病、纤维蛋白原缺乏或管路相关的血小板功能障碍等并发症。其次,随着因子X的激活、继发性凝血酶的生成促使大量凝血因子消耗,全身抗凝或抗凝系统的过度激活进一步加重出血风险。除此之外,患者的基础疾病对出血的发生发展也起到了重要作用,如休克、酸中毒、肝功能衰竭,或ECMO开始前镇静剂的使用,ECMO开始后的缺血-再灌注损伤,CO_2和O_2的骤然变化等。因此,理论上来说,出血的发生与ECMO前基础疾病、ECMO诱导的凝血与止血功能紊乱或抗凝药物的不恰当管理密切相关。认识ECMO相关出血的病理生理和预后因素有助于降低其发生率及患者病死率。对于ECMO相关出血的管理策略,目前尚无统一意见,根据现有文献总结的治疗流程如图4-1-2。

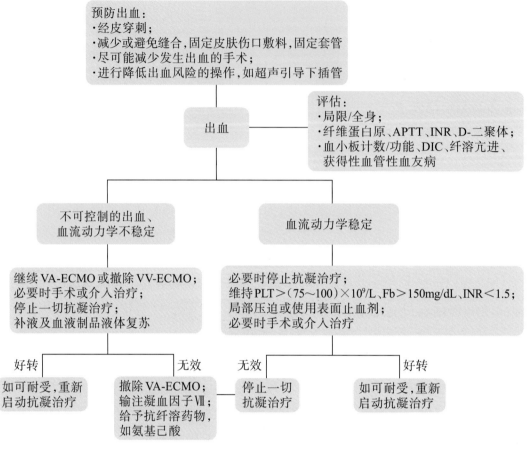

图4-1-2　ECMO相关出血的管理流程

注：APTT为活化部分凝血活酶时间（activated partial thromboplastin time），INR为国际标准化比值（international normalized ratio），DIC为弥散性血管内凝血（disseminated intravascular coagulation），PLT为血小板计数。

（1）血小板减少及功能异常

如前所述，在动物实验及临床中均发现，ECMO开始后血小板计数开始下降，血小板黏附和聚集功能发生缺陷，其可能的原因如下：①在损伤的血管内皮、内皮下组织和人工表面，血小板与激活的炎症细胞相互作用，被大量激活。②在纤维蛋白原聚集区域，不断形成血小板聚合物，继而引起血小板消耗。③当血流暴露在非生物切应力下，血小板受到机械性破坏。例如一项研究显示，大多数体外生命支持的患者经历了获得性血管性血友病，其中相当一部分比例的患者出现了出血并发症。④ECMO支持时存在氧化应激反应，可激活和损坏血小板。

（2）弥散性血管内凝血

DIC是ECMO患者过度出血的原因之一，别称"消耗性凝血病"，其特点是由于与组织损伤或人工材料表面的接触,凝血系统被活化、纤维蛋白原沉积、全身微血栓形成,继而发生血小板、凝血因子消耗及纤溶亢进,最终导致难以控制的出血。当发生出血的患者血小板计数正常,且D-二聚体升高时,应考虑纤溶亢进。但是,D-二聚体升高并不是DIC的特异性特征,研究显示,在发生DIC的ECMO患者中,90%的患者蛋白质C和抗凝血酶水平下降,组织因子通路被抑制。

2. 血栓和栓子

ECMO中的血栓和栓子主要是由血小板聚集物及纤维蛋白组成的。如前所述,它们是由非生物表面、高剪切力、炎症介质、高浓度氧等激活血小板及凝血系统而产生的。

除此之外,ECMO血栓和栓子还包括来源于空气、血液和血液制品的栓子。尤其是在湍流、低流速或管道狭窄的前、后部位最易形成血栓。空气栓子主要在ECMO管路中气压较低的部位产生,当静脉回流受阻时,泵可产生负压而产生空气栓子。活栓关闭不全、插管处结扎不紧、管道上的小孔或膜气相一侧压力过大都可能导致空气进入。标准的滤器通常不能去除枸橼酸抗凝中的大部分栓子,且库存血也含有血小板、白细胞、纤维蛋白和脂肪等微栓,可采用滤过孔径更小的滤器或超滤的方式去除微栓。

（李沂玮　陈　焕）

第二节　抗凝药物选择与监测

在ECMO支持下,当血液接触到非内皮细胞的管路表面后,广泛的炎症及凝血反应被激活。在ECMO使用后的数分钟内,凝血因子被大量消耗的同时,亦会被稀释。同时,在凝血酶、Xa因子和Ⅶ因子的共同作用下,补体直接或间接激活全身炎症因子,促进炎症介质释放,使整个凝血-抗凝系统向促凝方向倾斜。如果患者同时具有其他凝血疾病,如vWF缺乏、先天性抗凝血酶缺乏、蛋白C或蛋白S缺乏等,血栓形成风险更高。因此,ECMO支持需要充分的外源性抗凝支持,以降低体外循环管路内血栓形成的风险。

除了体外环路表面涂剂抗凝,肝素是目前ECMO期间应用最广的抗凝物质,但肝素存在一定不良反应,并不是体外循环时最理想的抗凝剂,因此一些新的抗凝策略应运而生,如肝素类似物、直接凝血酶抑制剂、抗血小板药物、Xa因子抑制剂、Ⅻa因子抑制剂等。

一、体外环路表面涂剂抗凝

体外循环管路由泵、膜肺、聚氯乙烯管和连接器组成，其中，连接器由聚碳酸酯和聚苯乙烯等多种人工生物材料制成。由于管路表面不具有内皮样特性，当血液接触材料表面后，血浆蛋白被迅速吸附（主要是纤维蛋白原和白蛋白），导致凝血因子和补体活化、血小板和白细胞活化和黏附等一系列反应，促进血栓形成。同时，高剪切力诱导血小板聚集和沉积，抑制纤维蛋白沉积。

管路涂层材料的性能直接影响到ECMO治疗的效率。为了提高管路的组织相容性，以模拟血管内皮细胞特性、抑制血栓形成和炎症反应为基准，对表面涂层修饰来改良管路。①仿生表面：肝素、一氧化氮（NO）和直接凝血酶抑制剂。②生物活性表面：磷酸胆碱（phosphorylcholine，PPC）、白蛋白和聚-2-甲氧基乙基丙烯酸酯（poly-2-methoxyethylacrylate，PMEA）。③管路表面内皮化：体外内皮化和基于内皮祖细胞（endothelial progenitor cell，EPC）的体内诱导内皮化。有研究报道，氨基己酸的应用可抑制纤维蛋白溶解，降低ECMO治疗中的出血发生率，尤其是ECMO相关颅内出血的风险。甲磺酸萘莫司他是一种广谱蛋白酶抑制剂，可抑制体外循环中接触蛋白的激活，减少血小板激活和凝血酶的生成，使肝素的用量减少，降低出血发生率，同时不增加管路内血栓形成。详见表4-2-1。

表4-2-1　体外环路表面涂剂抗凝

	类型	优势	劣势
仿生表面	肝素化涂层	降低全身抗凝的需求，降少细胞因子活化和炎症介质的释放，生物相容性改善；共价结合肝素回路可能具有更好的稳定性	肝素外渗，氧合器阻塞；不能降低因全身肝素化所致HIT的发生率；肝素半衰期只有几个小时，对于长时间ECMO支持患者不适用
	NO	调节血小板表面Ⅱb/Ⅲa纤维蛋白原受体的表达，抑制血小板的活化和聚集，使血小板处于可逆的"麻醉状态"，不影响其止血功能；被血红蛋白灭活，但不引起高铁血红蛋白的过度生成；抑制细菌增殖和附着力，防止生物膜形成	消耗纤维蛋白原；使用时间有限，不超过4周
生物活性表面	PPC	减少术中凝血酶形成；减少全身肝素化的剂量	有部分研究认为其与肝素化涂层相比无优势，需进一步临床研究证实
	PMEA	与肝素化涂层相比，在抑制血浆蛋白吸附和血小板的活化与黏附等方面可能具有优势；减少全身肝素化，抑制凝血酶形成、血浆蛋白吸附、血小板的活化与黏附	需进一步临床研究证实

类型		优势	劣势
管路表面内皮化	体外内皮化	通过整合素介导,细胞外基质涂层可调控内皮细胞的增殖、迁移、黏附和分化	完成内皮化可能需要数月甚至数年,污染和感染风险增加;成本昂贵;在体内的持续性和在不同剪切力作用下的稳定性需进一步研究以评估
	基于EPC的体内诱导内皮化	利用生物功能分子(如单克隆抗体、核酸适配体、细胞因子和遗传修饰等)进行表面修饰,诱导骨髓中提取的EPC发生动员、归巢、迁移和分化,具有良好的生物活性	难以控制细胞学行为,EC增殖活性低;该技术仍处于初级阶段

注:HIT为肝素诱导的血小板减少症(heparin-induced thrombocytopenia),EC为内皮细胞(endothelial cell)。

二、抗凝药物

(一)肝 素

肝素以起效快、半衰期短、作用可被鱼精蛋白逆转和价格经济等特点,成为目前ECMO支持时应用最广泛的抗凝药物。肝素间接结合AT Ⅲ,使AT Ⅲ成为速度较之前快1000倍的快速抑制剂,其主要靶点是凝血因子Ⅹa和凝血酶原,对凝血因子Ⅸa、Ⅺa、Ⅻa等抑制作用较弱。虽然肝素可抑制凝血酶原向凝血酶转换,但并不能阻止凝血酶的生成,无法溶解已存在的血栓。在体内,仅有1/3左右包含戊糖结构的肝素分子具有抗凝作用,但在高浓度环境下(>1.0U/mL),肝素可以电荷依赖的方式催化肝素辅助因子,诱导凝血因子Ⅱa灭活。除此之外,肝素还通过刺激内皮细胞释放TFPI。TFPI与因子Ⅹa结合并使其灭活,形成TFPI/因子Ⅹa复合物。该复合物内的TFPI再灭活后与组织因子Ⅶa结合,间接促进抗凝作用。

迄今为止,体外循环期间肝素的最佳剂量尚无统一标准。2012年的ELSO指南推荐,在ECMO置管时给予50~100U/kg(体重)的单次剂量,并在ECMO期间持续泵入肝素。对近期有手术或已发生出血的患者,可酌情减少剂量,给予鱼精蛋白逆转或停止非肝素抗凝。但由于肝素的量效关系很大程度上取决于个体差异和凝血监测的选择,其安全性和局限性存在争议。首先,肝素药物动力学呈线性,需频繁监测凝血指标。其次,肝素加速AT Ⅲ对凝血因子灭活的同时,也干扰抗血小板的聚集作用,增加了出血风险。尤其是在合并炎症反应、凝血功能障碍或术后的ECMO患者中,出血风险明显增加。最后,肝素作为一类带负电荷的大分子,除了与抗凝血酶和HCⅡ结合外,还能与各种血浆蛋白非特异性结合，而这类结合最终可能导致抗凝不足或并发出血等不良反应（如肝素抵抗和HIT），使抗凝血反应不可预测。

由此可见，肝素并不是ECMO最理想的抗凝剂，但由于肝素应用的大量经验，其仍然是第一选择。

（二）直接凝血酶抑制剂

常用的直接凝血酶抑制剂包括阿加曲班和比伐卢定。与肝素抗凝机制不同，它们与凝血酶活性位点特异性结合，不需要抗凝血酶的激活，可直接灭活凝血酶或与纤维蛋白血栓结合的凝血酶，尤其是对抗凝血酶活性低或波动较大的患者更占优势。且治疗剂量下，直接凝血酶抑制剂不与血浆蛋白及细胞结合，不引起免疫介导的血小板减少，对血小板功能及数量基本无影响。当ECMO患者被怀疑或确诊HIT或肝素抵抗时，直接凝血酶抑制剂常被用作肝素替代物。鉴于以上特点，一些ECLS中心已将直接凝血酶抑制剂作为主要抗凝血药物。但直接凝血酶抑制剂无相应的拮抗剂，且价格昂贵，限制了其在临床中的广泛应用。

阿加曲班是一种精氨酸衍生物，起效迅速，具有良好的剂量-反应关系，效果和安全性可被预测。阿加曲班由肝脏进行代谢，半衰期为39～51min，不受肾功能影响，与APTT和活化凝血时间（Activated coagulation time，ACT）具有良好的量效关系。阿加曲班的不良反应除了出血之外，还包括恶心、呕吐、发热、头痛、心脏疾病（心绞痛、心肌梗死、心律失常）。阿加曲班的缺点：实现抗凝并达到稳定状态时间较长，需1～3h。美国胸科医师协会推荐阿加曲班作为HIT患者的替代抗凝药物。目前，阿加曲班是ECMO患者中应用最多的直接凝血酶抑制剂。

比伐卢定是一种水蛭素的类似物，其抗凝效应可逆。在肾脏代谢并可被水解变性，肾功能正常状态下半衰期为25min。轻微肾功能不全不会影响该药物药性，但对于中至重度肾功能不全患者，尤其是透析患者，应减少剂量。在ECMO患者中，使用比伐卢定的出血、血栓栓塞发生率和病死率与肝素相比无明显区别，但总体APTT变异度较小，比伐卢定被认为是安全稳定的抗凝剂。已有比伐卢定应用于先天性抗凝血酶Ⅲ缺乏、ECMO联合血浆置换患者的成功报道。比伐卢定的不良反应除了出血之外，还包括高血压、心动过缓、恶心、头痛和尿潴留。主要局限性是无法监测患者潜在的凝血状态，一旦使用过量时无对应的拮抗剂，只能通过停药的途径解决。

（三）抗血小板药物

抗血小板药物主要通过抑制血小板活化抑制凝血级联反应的激活和管路内血栓

的形成而发挥作用,包括前列环素、双嘧达莫和阿司匹林等。目前,已有抗血小板药物在特定心室辅助装置和某些ECLS的单中心临床试验的报道。

前列环素是血栓素A2的拮抗剂,与其特定的血小板受体结合后,抑制腺苷酸环化酶,从而使环磷酸腺苷堆积,抑制血小板聚集。与普通肝素相比,在ECLS期间使用前列环素治疗肺动脉高压的患者的安全性和有效性更高,但由于前列环素有全身血管扩张作用而应用受限。双嘧达莫和阿司匹林常用于长期支持下的心室辅助装置患者。目前,对ECMO期间是否应该使用抗血小板药物尚无定论。

(四)Ⅹa因子抑制剂

Ⅹa因子抑制剂包括直接Ⅹa因子抑制剂(利伐沙班、阿哌沙班)和间接Ⅹa因子抑制剂(磺达肝癸钠)。Ⅹa因子抑制剂直接作用凝血瀑布共同通路的起始处,从而抑制凝血酶和血栓形成。此类药物的主要优势包括方案简捷、剂量恒定、无需监测,不与肝素交叉反应,与血小板及血小板因子4(platelet factor 4,PF4)无相互作用。近年来,Ⅹa因子抑制剂作为肝素替代物得到广泛关注,但截至目前,多数研究仅局限于发生HIT的ECMO患者。利伐沙班是首个获得上市批准的Ⅹa因子抑制剂。部分回顾性研究和临床案例表明,与普通肝素相比,利伐沙班应用于新生儿HIT既可行又简单。阿哌沙班是另一种直接Ⅹa因子抑制剂,目前仍处于临床前阶段。磺达肝癸钠保留了肝素的戊多糖序列,是一种非口服的选择性Ⅹa因子抑制剂。有学者报道,一例发生ECMO相关HIT的患者在应用磺达肝癸钠后无不良反应,提示磺达肝癸钠可能是一种安全而有效的抗凝剂。综上所述,虽然Ⅹa因子抑制剂的应用前景广泛,但其在ECMO患者中的治疗局限于回顾性病例研究或者个案报道,目前指南中并未对其给予推荐。

(五)ⅩⅡa因子抑制剂

如前所述,在接触系统激活过程中,凝血因子ⅩⅡa的激活通常是在非生理性的人工材料表面上发生的。当凝血因子ⅩⅡa活化后,诱发了内源性凝血,引发一系列凝血级联反应后最终形成血栓。ⅩⅡa因子抑制剂有效地阻止了ⅩⅡa的激活、凝血酶生成、纤维蛋白沉积和血栓形成,同时不影响止血功能,也不增加出血倾向。利用这一特点,以ⅩⅡa因子为治疗靶点,为ECMO抗凝选择提供了一种新思路。目前在动物模型中取得的实验结果认为,相比于肝素,ⅩⅡa因子抑制剂对ECMO患者的安全性更高,很可能是一种非常具有潜力的抗凝剂。

三、成分输血

(一)血小板

ECMO患者不可避免会发生血小板减少,研究显示,超过75%的ECMO儿童经历了严重的血小板功能障碍,而中到重度血小板减少与出血风险及病死率密切相关。目前,对接受ECMO患者的目标血小板值尚无一致意见。根据现发表的文献总结,当发生血小板减少时,首先应去除病因;当非化疗相关的血小板减少至$10\sim20\times10^9$/L或合并原发性或继发性血小板异常时,不论其水平如何,推荐预防性输注血小板。2014年ELSO指南表明,血小板计数维持在80×10^9/L以上是安全的。需注意的是,对于血小板计数高于30×10^9/L,但还是发生出血的患者,应考虑血小板功能障碍的可能;当患者有明显的出血倾向或怀疑有血小板功能障碍,应维持血小板计数在150×10^9/L以上。

(二)纤维蛋白原

凝血酶的持续激活和凝血因子X的失活,导致纤维蛋白原逐渐被消耗,是出血的原因之一。ELSO建议,每日测定ECMO患者的纤维蛋白原水平。当纤维蛋白原水平低于150mg/dL,应输注纤维蛋白原或冷沉淀,尽可能将纤维蛋白原浓度维持在正常范围内(即$250\sim300$mg/dL);当患者已发生出血或有明显的出血倾向,应采取更高的纤维蛋白原目标浓度。应注意的是,当患者合并重症肺炎或脓毒症时,纤维蛋白原水平可能升高,输注纤维蛋白原会增加血栓形成的风险。

(三)其他血液制品

在ECMO支持下,当有出血,怀疑凝血因子水平、纤维蛋白原水平较低,或INR>$1.5\sim2$时,大多数中心考虑输注新鲜的冰冻血浆,但应注意其中的凝血因子XIII可能引起或促进凝血的进一步激活,应谨慎使用。有研究称,ECMO期间因子XIII水平下降。当因子XIII水平低于30%,可能增加未抗凝治疗患者的出血风险。有学者建议,对于因子XIII水平持续降低的出血患者或因子XIII水平低于70%的患者,建议补充因子XIII制剂。

四、抗凝疗效评估及监测手段

影响ECMO患者凝血功能的因素众多且复杂。一项ECMO患者的尸检报告显示,即便在全身抗凝的条件下,全身血栓的发生率仍接近50%,且与ECMO持续时间呈正相关,说明凝血和抗凝的平衡极难把握。为了量化抗凝效果及对出血/血栓风险分层预估,对选用的抗凝药物及其抗凝效果,患者出血/血栓相关情况的监测尤为重要。用于(肝素/抗凝药物)抗凝评估的指标包括APTT、ACT、抗Xa因子活性、血栓弹力图等。但迄今为止,对肝素抗凝的最佳监测策略的选择和(或)最佳安全性/有效性剂量无统一标准。实际上,ELSO建议每个中心使用"对个体中心患者最有效"的抗凝方案,鉴于这个模糊的建议,肝素抗凝的管理是ECMO治疗过程中面临的主要挑战之一。以下对各个策略进行简述,以帮助临床医生获取较优的选择建议。

(一)APTT、ACT

ACT是最早用于监测和指导体外循环期间抗凝的指标,是将全血与纤维蛋白激活物(如高岭土、硅藻土)混合后,获得的纤维蛋白凝块形成时间,能全面地反映全血中各个凝血因子及血小板凝血状态的综合程度。ECMO维持期间,推荐ACT维持在180～220s(Hemochrono分析仪)或160～180s(ISTATO与高岭土分析仪),通常在肝素输注速度为20～50U/(kg·h)的情况下实现。然而,ACT监测对象为全血,易受到血液稀释、低体温、血小板减少、纤维蛋白原下降、凝血因子缺乏等影响,导致更大剂量的肝素需求和上升的出血风险,尤其是肝素剂量较低时,ACT的可信度明显下降。因此,很多情况下,单纯的ACT监测具有局限性。大多数中心选择同时监测APTT。将APTT试剂(接触因子激活剂和部分磷脂)和钙离子加入没有细胞成分的新鲜血浆中,以秒为单位计算纤维蛋白凝块形成的时间。由于APTT不受潜在的凝血病影响,当使用低剂量肝素(0.1～1.0U/mL),或输注血液制品、连续性肾脏替代治疗(continuous renal replacement therapy,CRRT)时,监测APTT是肝素滴定的最佳选择。值得注意的是,APTT与肝素剂量的相关性随着患者年龄的增长而改善,故更多地被用于成人体外生命支持的抗凝监测。建议ECMO患者的APTT维持在40～80s(或基线的1.5～2倍)。当ACT与APTT缺乏一致性时,更多中心倾向于APTT的监测结果。

对于直接凝血酶抑制剂,主要监测指标为APTT。由于ACT不受直接凝血酶抑制剂的直接影响,且两者存在非线性关系,因此通过监测ACT进行直接凝血酶抑制剂剂量调整时可能出现偏差。将阿加曲班用于ECMO患者时,建议剂量从0.5～1mg/(kg·min)开始,调整速率不超过0～0.6mg/(kg·h),每隔2～4h复查一次APTT,直到3次APTT达到基线值的1.5～2倍或APTT为150～200s。而随着剂量的增加,比伐卢定的抗凝作用呈线性增长,建议给予0.08～0.2mg/(kg·h)的初始剂量,调整速率不超过0～0.3mg/(kg·h),

每隔2~4h复查一次APTT,目标为APTT达到基线值的1.5~2倍或ACT>2.5倍基线。

(二)抗Ⅹa因子活性

抗Ⅹa因子活性检测原理:血浆中的肝素可催化ATⅢ对Ⅹa的抑制作用,通过肝素-AT复合物对Ⅹa的抑制程度来判断肝素的抗凝效果,可直接代表肝素的内在抗凝活性。2014年,ELSO提出将0.3~0.7U/mL作为抗Ⅹa因子活性的目标范围。随着对抗Ⅹa因子活性的深入认识,越来越多的研究认为,相比于ACT或APTT,抗Ⅹa因子活性可能与肝素剂量有更强的相关性,尤其是基于体重给予的肝素剂量;并且,采用抗Ⅹa活性指导肝素抗凝可显著减少血栓事件的发生。有文献指出,抗Ⅹa因子活性水平每降低0.01U/mL,管路更换的风险就上升5%,抗Ⅹa因子活性与深静脉血栓形成的发生率呈负相关;但相对于出血事件,抗Ⅹa因子活性监测与其相关性不如APTT,尤其当APTT>75s时,应特别注意出血的发生。

ECMO患者凝血障碍的因素复杂,抗Ⅹa因子活性与APTT及ACT的监测缺乏一致性,导致在实际临床工作中存在矛盾性和不确定性。有学者建议,当抗Ⅹa因子活性与APTT缺乏一致时,应考虑减少肝素剂量或寻找干扰凝血或止血的因素。

抗Ⅹa因子活性是一项相对较新的抗凝指标。在实际应用中,虽抗Ⅹa因子活性在指导肝素抗凝中占据越来越重要的地位,但是能否代替APTT及ACT仍需要更多的研究支持。目前,推荐抗Ⅹa因子活性作为补充APTT及ACT监测的辅助手段。

(三)黏弹性凝血监测

常用的黏弹性凝血监测(viscoelastic hemostatic assays,VHA)装置包括血栓弹力图(thromboelastography,TEG)、旋转式血栓弹力计(thromboelastometry,ROTEM)。ROTEM和TEG已被广泛应用于临床,以快速识别潜在的凝血异常,尤其是在紧急情况下(如心脏手术、创伤时)凝血异常的管理,可提供迅速有效的信息,减少输血需求。与传统凝血监测相比,VHA具有以下优势:①检测底物是枸橼酸全血样本,无需血浆分离,可在床旁检测,所需时间较短(约5min);②由于黏弹性凝血监测动态描记由凝血启动到凝血块溶解的全部过程,包括纤维蛋白原的形成时间、凝血块的强度和稳定性及凝血块的纤维蛋白溶解时间,因此可通过不同的活化剂,以图形的形式直观地显示不同阶段的凝血信息,可作为鉴别高凝或出血原因的良好指标;③TEG/ROTEM的终点是纤维蛋白溶解,因此被认为是检测纤溶亢进的"金标准",有助于区分早期DIC(纤维蛋白形成时间短,溶栓率增加时凝块强度增加)和原发性高纤溶(溶栓率增加时凝块强度降低）；④TEG/ROTEM通过检测含肝素酶和不含肝素酶的样本的R值差异，反映实际的凝血功能，即判断肝素或类肝素的抗凝效果，以及是否存在肝素抵抗和肝素中和后残留的效应，以排除肝素所致的凝血异常。

基于ECMO患者凝血异常原因复杂，近年来，TEG/ROTEM已越来越多地被用于监测ECMO患者的凝血异常。据统计，已有43%的ELSO中心应用TEG评估ECMO患者的抗凝状态。相关研究表明，TEG/ROTEM检测能更好地指导成分输血，减少出血，节约医疗成本。有学者建议，应在机械循环支持中反复进行TEG/ROTEM检测，有助于动态监测凝血状态的变化。也有研究表明，TEG的R值为16~24min时，较APTT组，可不提高血栓发生风险的同时，允许使用更低剂量肝素，从而降低出血事件的发生率。但目前为止，在ECMO患者中应用ROTEM和TEG检测的研究较为局限，算法尚缺乏标准，且无法检测出止血缺陷疾病，因此，VHA仅被认为是常规凝血检查的有效补充。需建立一套基于ECMO的标准算法，以进一步评估VHA的监测效率。

抗凝监测的目的在于降低血栓发生率的同时，防止出血事件的发生。如何进行抗凝管理是ECMO支持期间主要面临的一大挑战。由于所有用来监测抗凝治疗的策略均存在优劣性，且相关性很差，没有高质量的证据表明任何单一的检测方法是最优的，目前还没有一种理想的ECMO抗凝监测措施。根据现有研究，使用辅助抗凝（如抗Ⅹa因子或TEG/ROTEM）来补充ACT或APTT的强化抗凝监测方案可能会获得更好的结局。

（李沂玮　陈焕）

参考文献

[1]陈扬,陆铸今,吴王月.体外膜肺中的止血与凝血功能异常及其干预措施.国外医学：儿科学分册,2005,32(4):193-196.

[2]Meurs KV. ECMO:危重病体外心肺支持.3版.李欣,王伟,译.北京:中国环境科学出版社,2010.

[3]王瑜亮,王琦,张杨杨.体外膜肺氧合中血液异物界面作用对凝血的影响与对策.外科研究与新技术,2017,17(2):113-117.

[4]Annich G M,Zaulan O,Neufeld M,et al. Thromboprophylaxis in extracorporeal circuits：Current pharmacological strategies and future directions. Am J Cardiovasc Drugs,2017,

17：425-439.

［5］Coughlin M A，Bartlett R H. Anticoagulation for extracorporeal life support：Direct thrombin inhibitors and heparin. ASAIO J，2015，61：652-655.

［6］Doyle A J，Hunt B J. Current understanding of how extracorporeal membrane oxygenators activate haemostasis and other blood components. Front Med（Lausanne），2018，5：352.

［7］Eytan D，Bitterman Y，Annich G M. VV extracorporeal life support for the Third Millennium：Will we need anticoagulation？ J Thorac Dis，2018，10：S698-S706.

［8］Frenkel E P，Shen Y M，Haley B B. The direct thrombin inhibitors：Their role and use for rational anticoagulation. Hematol Oncol Clin North Am，2005，19：119-145.

［9］Fuchs G，Berg N，Broman L M，et al. Flow-induced platelet activation in components of the extracorporeal membrane oxygenation circuit. Sci Rep，2018，8（1）：13985.

［10］Hastings S M，Ku D N，Wagoner S，et al. Sources of circuit thrombosis in pediatric extracorporeal membrane oxygenation. ASAIO J，2017，63（1）：86-92.

［11］Irwin C，Roberts W，Naseem K M. Nitric oxide inhibits platelet adhesion to collagen through cGMP-dependent and independent mechanisms：The potential role for S-nitrosylation. Platelets，2009，20：478-486.

［12］Koster A，Spiess B，Chew D P，et al. Effectiveness of bivalirudin as a replacement for heparin during cardiopulmonary bypass in patients undergoing coronary artery bypass grafting. Am J Cardiol，2004，93：356-359.

［13］Leligdowicz A，Fan E. Extracorporeal life support for severe acute respiratory distress syndrome. Curr Opin Crit Care，2015，21：13-19

［14］Lequier L，Annich G，Al-Ibrahim O，et al. ELSO Anticoagulation Guideline，2014：1-17.

［15］Maul T M，Wolff E L，Kuch B A，et al. Activated partial thromboplastin time is a better trending tool in pediatric extracorporeal membrane oxygenation. Pediatr Crit Care Med，2012，13：e363-371.

［16］Meara L C，Alten J A，Goldberg K G，et al. Anti-Xa directed protocol for anticoagulation management in children supported with extracorporeal membrane oxygenation. ASAIO J，2015，61：339-344.

［17］Ontaneda A，Annich G M. Novel surfaces in extracorporeal membrane oxygenation circuits. Front Med（Lausanne），2018，5：321.

［18］Raffini L. Anticoagulation with VADs and ECMO：Walking the tightrope. Hematology

Am Soc Hematol Educ Program, 2017, 2017(1):674-680.

[19] Raiten J M, Wong Z Z, Spelde A, et al. Anticoagulation and transfusion therapy in patients requiring extracorporeal membrane oxygenation. J Cardiothorac Vasc Anesth, 2017, 31:1051-1059.

[20] Saini A, Hartman M E, Gage B F, et al. Incidence of platelet dysfunction by thromboelastography-platelet mapping in children supported with ECMO: A pilot retrospective study. Front Pediatr, 2015, 3:116

[21] Sanfilippo F, Asmussen S, Maybauer D M, et al. Bivalirudin for alternative anticoagulation in extracorporeal membrane oxygenation: A systematic review. J Intensive Care Med, 2017, 32:312-319.

[22] Sieg A, Pandya K, Winstead R, et al. Overview of pharmacological considerations in extracorporeal membrane oxygenation. Crit Care Nurse, 2019, 39:29-43.

[23] Winkler A M. Managing the precarious hemostatic balance during extracorporeal life support: Implications for coagulation laboratories. Semin Thromb Hemost, 2017, 43(3):291-299.

第五章 | ECMO 监测与意义

ECMO 提供循环、氧合和通气支持,从而改善终末器官灌注。ECMO 设备复杂,需要精确的、全面的和持续的监测与管理。ECMO 运行过程中相关监测及监测指标变化具有重要的临床意义。ECMO 患者的监测除了常规的 ICU 监测外,还包括 ECMO 流量监测、ECMO 压力监测、动静脉血气分析监测及漏血监测。

第一节 流量监测

ECMO 流量监测主要对象为离心泵运转产生的血流量、空氧混合器输送空气的空气流量和输送氧气的浓度。

一、ECMO 流量设置

ECMO 流量(flow)是指 ECMO 回路每分钟所产生的血流量,单位为 L/min;ECMO 转速(revolutions per minute,RPM)为离心泵转速,改变 RPM 对流量有影响。ECMO 流量设置主要取决于如下几个参数。

前负荷:由血管容量,静脉张力,引流管位置、大小和管路长度决定。

后负荷:由血管阻力(压力),回流管的位置、大小和管路长度,以及离心泵与氧合器之间的管路长度决定。

管路尺寸:一般情况下回流管尺寸为 17~19Fr,引流管尺寸为 21~23Fr,下肢灌注管尺寸为 6~8Fr。

对于成年患者,为满足全身灌注的需要,ECMO 流量一般设置为 50~70mL/(kg·min)(4~6L/min)。

二、ECMO 流量变化及意义

ECMO 运行期间,要持续监测 ECMO 流量变化,对于非常依赖 ECMO 的患者(包括

VA-ECMO 和 VV-ECMO），流量的突然变化（主要是流量下降），可能会导致严重的后果。流量是由离心泵设定的 RPM 所控制的。一般来说，RPM 越高，流量越大。根据经验，ECMO 流量值（mL/min）大约在离心泵 RPM 值（r/min）的 500 标准差范围内。例如，如果离心泵转速为 4000r/min，那么 ECMO 流量应该在 3500～4500mL/min。如果流量低于给定离心泵转速的预期，则可能存在回流阻力增高或引流不畅等问题。而离心泵转速在 4500r/min 以上与高溶血率有关。

1. ECMO 流量调节

ECMO 流量应根据患者病情来调节。一般来说，对于 VA-ECMO，如果评估患者心功能恢复，主要以减流量为主。而对 VV-ECMO 患者，不要改变 ECMO 流量，在肺功能恢复的情况下，主要降低空氧混合器的氧浓度和氧流量。

（1）应增加 ECMO 流量的情况：①有低氧血症的迹象，如血氧饱和度降低、PaO_2 降低；②有组织灌注变差的迹象，如乳酸升高、尿量减少（VA-ECMO）。

（2）应降低 ECMO 流量的情况：①患者自主心功能恢复（VA-ECMO）；②患者出现明显的溶血，RPM 在 4500r/min 以上；③引流管有明显的抖动和流量不稳定，可能意味着离心泵转速太高，导致引流管引血不畅。

2. ECMO 流量下降

ECMO 流量下降在 ECMO 运行期间很常见，寻找流量下降的原因并及时处理十分关键。ECMO 流量下降除了仪器提示外，还会表现为引流管抖动，主要由引流管与血管壁之间的物理因素造成。ECMO 运行过程中流量不应降低到 1L/min 以下。因为在低流量时，血栓形成的风险变得非常高。同时，对于非常依赖 ECMO 的患者，这可能会产生严重的后果，平均动脉压可能下降到 45mmHg 和（或）血氧饱和度下降到 75%。在评估病因和采取适当的治疗措施之前，应降低 RPM，直到血流稳定。

ECMO 流量与离心泵的转速相关，有前负荷依赖和后负荷敏感的特点。下降的主要原因包括：前负荷降低（容量不足和机械因素造成，如张力性气胸、心脏压塞及腹腔间隔室综合征，这些通常还会表现为中心静脉压升高），后负荷增加（较高的外周血管阻力/平均动脉压、自主心功能恢复）。对于无明显出入量负平衡的患者要警惕出血的可能，主要包括置管部位的出血、胸腹腔和消化道出血，可以通过监测血细胞比容，或通过超声按照创伤的超声重点评估（focused assessment with sonography for trauma，FAST）流程评估胸腹腔情况。此外，氧合器凝血、管路体外弯折及引流管位置不当（过深、过浅或引流管贴壁）等机械因素也会导致 ECMO 流量下降。管路的长度及型号大小也与血流阻力相关，在患者血管条件的基础上，应尽量选择型号较大管路，可以确保流量稳定，特别是引流管。

3. ECMO流量上升

在无干预的条件下，ECMO流量的突然上升在患者中并不常见，主要见于VA-ECMO患者。患者心肌收缩力变差（如恶性心律失常或受药物因素影响），会表现为ECMO流量上升，主要原因是患者的自主心搏变差，ECMO回流管的后负荷降低。

三、空氧混合器

气体交换主要发生在膜肺。通过调整吸入气氧浓度（FiO_2）可以控制回流管路中血液氧合情况，调整空气流量可以调控CO_2的清除速率。

1. 氧气浓度

氧合作用受氧输送（DO_2）和血流量的影响。空氧混合器可调整DO_2范围（0～100%）。DO_2的增加会使回流血液中动脉血氧分压（PaO_2）增强。此外，血流量的增加使更多的血液暴露在半透膜的表面，导致氧合增加。氧合作用与空气流量无关。一般情况下，ECMO刚运行时，将DO_2调整为100%，用来偿还机体的氧债。后期通过血气分析监测PaO_2，并根据氧分压调整DO_2。

2. 空气流量

与氧合作用不同，CO_2的消除依赖于空气流量，而与血流量无关。通过调整空氧混合器中空气流量（0～10L/min）可调节血液中二氧化碳分压（partial pressure of carbon dioxide，PCO_2）。增加空气流量，会导致CO_2的浓度下降。其原因是弥散梯度增加，促进更多CO_2消除，并导致动脉血二氧化碳分压（$PaCO_2$）降低。CO_2比O_2弥散得快，因为它在血液中溶解度更高。

通过监测膜肺前后血液样本中PaO_2和$PaCO_2$可评估膜肺功能。正常情况下，应用膜肺后，应出现PaO_2增加和$PaCO_2$减少。如果没有看到这种变化，应怀疑存在膜肺功能障碍。

3. 调整策略

（1）患者出现相对高碳酸血症：增加空气流量。

（2）患者出现相对低碳酸血症：减少空气流量。

（3）患者出现低氧血症：增加氧输送（DO_2）。

（4）患者氧分压明显增高：降低氧输送（DO_2）。

（刁孟元　尚秀玲）

第二节　压力监测

压力监测主要包括ECMO相关压力监测(动脉压力、静脉压力及跨膜氧合器压力)及患者自主压力监测(动脉压、静脉压等)。ECMO相关压力监测并不是必需的,但它是一种可帮助团队检测ECMO潜在和(或)即时功能障碍的附加工具。ECMO相关压力监测没有确切的目标数字可以参考。压力大小的影响因素很多,主要取决于管路的大小、ECMO的流量、患者的容量状态等。

一、ECMO相关压力监测

1. 静脉压力(P_{vein})

静脉压力是膜前压,它测量的是引流管压力,是一个负压。正常情况下,应维持静脉压力不低于-100mmHg。负压过高,存在溶血风险,可出现血浆游离血红蛋白水平的升高及乳酸脱氢酶(lactate dehydrogenase,LDH)水平的升高。

静脉压力迅速而显著的升高意味着ECMO难以将患者的血液引出体外,主要因素包括低血容量、引流管扭曲和(或)闭塞等。可结合中心静脉压和静脉管路是否抖动及抖动幅度进行判断,同时结合剑突下切面超声评估下腔静脉宽度及变异度,以及引流管位置。如经剑突下切面成像不清楚,也可通过右侧肋下经肝切面超声评估。

2. 动脉压力(P_{art})

动脉压力是膜后压,它测量回流管内的压力,是一个正压。正常情况下,动脉压力不应超出200～250mmHg范围。

动脉压力迅速而明显升高,可能是由于患者的后负荷增加(自主心功能的恢复)、回流管扭结和(或)闭塞。

3. 跨膜氧合器压力(ΔP)

跨膜氧合器压力是膜肺前后压力差,反映氧合器内血栓情况。正常$\Delta P < 20$mmHg。相对较高的ECMO流量及良好的抗凝策略可维持ΔP在正常范围内。

如出现ΔP明显增高,可能氧合器内有凝血迹象;当ΔP超过100mmHg时,这可能会演变成氧合器故障。

压力数字本身并不是氧合器故障的提示,它只是一个工具,可以帮助团队管理和评估ECMO的运行。例如,ΔP短时间内迅速上升,提示氧合器内凝血,但并不能证明更换氧合器是合理的，还必须结合膜前后血气分析，以评估氧合器是否能有效地进行气体交换。

二、患者压力监测

1. 动脉压监测

一般推荐ECMO患者有创血压监测，可实时监测患者血压变化及便于监测动脉血气分析。对于VA-ECMO患者，建议监测右侧桡动脉血压，便于观察心功能恢复及心脏自主泵血情况。对于VV-ECMO患者，动脉血压的监测部位没有特殊要求。

与任何ICU患者一样，MAP应维持在足够高的水平，以保证足够的器官灌注。充分的MAP对于维持终末器官灌注是必不可少的。MAP决定因素有两个：总心排血量和体循环血管阻力（systemic vascular resistance，SVR）。在VA-ECMO患者中，总心排血量由ECMO流量和自主心排血量组成，增加ECMO流量和自主心排血量可以增加MAP。此外，MAP的增加可以通过使用血管活性药物增加自主心排血量或SVR来实现。虽然没有足够的证据推荐最佳的MAP目标，但最初的MAP＞60mmHg可能是合理的，并应根据个体情况进行调整。常规的评估包括意识情况、皮肤色泽、乳酸及尿量，还可通过超声评估重要脏器（脑和肾）血流情况。由于MAP的增加与后负荷的增加有关，因此应权衡后负荷增加的影响与足够的组织灌注之间的平衡。

2. 中心静脉压监测

中心静脉压（CVP）是指右心房或上下腔静脉压力，用于评估血容量、前负荷和右心功能。由于ECMO患者引流管位于下腔静脉右心房开口，甚至放置于右心房内，ECMO引血的抽吸作用可能会对中心静脉压监测数值的准确性造成干扰。可结合超声评估下腔静脉宽度和变异度，评估容量状态。

3. 肺动脉压监测

肺动脉漂浮导管（pulmonary artery catheter，PAC）提供心排血量测量、左心室充盈压力［肺动脉楔压（pulmonary artery wedge pressure，PAWP）］、右心室充盈压力（右心房压），右心室后负荷（肺动脉压）和混合静脉血氧饱和度（SvO_2）。PAC在VV-ECMO期间测量的心排血量可反映机体全身心排血量。虽然PAC在VA-ECMO期间测量的心排血量有局限性，但它仍然提供了有价值的血流动力学信息，如作为左心室扩张的指标之一的PAWP。右心房压除反映右心室充盈压力外，还可用于评估容量状态和心脏前负荷。正常情况下，VV-ECMO患者右心房压力水平取决于引流管和回流管之间位置关系；由于VA-ECMO持续静脉引流，患者表现为右心房压力水平偏低。需要注意的是,右心房压受心功能、机械通气、中心导管尖端位置和血管活性药物等因素的影响。

(刁孟元　尚秀玲)

第三节　血气分析监测

ECMO运行期间应密切关注患者血气分析参数的变化,对于不同的ECMO运行模式,关注重点有所不同(表5-3-1)。

表5-3-1　VV-ECMO 和 VA-ECMO 血气监测参数及其主要决定因素

监测参数	主要决定因素	
	VV-ECMO	VA-ECMO
PaO_2	ECMO 流量/心排血量,肺功能	膜后 PO_2,主动脉摄氧量,升主动脉 PaO_2(取决于患者肺功能和左心室每搏量)
$PaCO_2$	ECMO 气流量,呼吸机每分通气量	
$ScvO_2$	上腔静脉有灌注管,不准确	真正的 $ScvO_2$;表示 DO_2/VO_2、O_2 摄取量
SvO_2	混合 ECMO 回流血+静脉回血。不代表 DO_2/VO_2 和 O_2 摄取量	真正的 $ScvO_2$;表示 DO_2/VO_2、O_2 摄取量
膜前 PO_2	存在再循环;如无再循环,则代表 DO_2/VO_2 和 O_2 摄取量	真正的静脉血氧分压;表示 DO_2/VO_2、O_2 摄取量
膜后 PO_2	膜肺功能	

注:$ScvO_2$ 为中心静脉血氧饱和度(systemic central venous oxygen saturation)。

一、VV-ECMO

1. 动脉血气

VV-ECMO 的血流是按照正常生理途径流动的,因此对 VV-ECMO 患者的血气分析的监测与其他危重症患者没有区别,可以从任何一处动脉抽取。PaO_2 由 SvO_2 和肺内分流决定。因此,在肺功能几乎不存在的早期(分流率等于100%),SaO_2 非常接近 SvO_2。只要氧输送充足,SaO_2 在85%以上是可以接受的。氧输送/氧消耗比(DO_2/VO_2)应维持在3以上,以避免组织缺氧。一些中心认为患者可以承受更低的饱和度水平,但需要匹配更高的血红蛋白水平来优化氧输送。但也有中心反对较高血红蛋白阈值,因为输血在重症监护人群中已被证明会恶化预后。此外,血液制品中较低水平的 2,3-二磷酸甘油酸和随后的血红蛋白对氧亲和力的增加可能限制氧的解离。目标是血红蛋白水平高于 8g/dL。

2. 静脉血气

在正常情况下，通过测量 $ScvO_2$ 或 SvO_2，可以评估氧输送（DO_2）与氧消耗（VO_2）之间的关系。然而，VV-ECMO 测量的右心房或肺动脉的 SvO_2 并不代表真正的静脉血氧饱和度。事实上，SvO_2 代表了来自全身静脉回流和 ECMO 回流的混合血液。我们可以通过综合全身静脉血氧含量、ECMO 回流氧含量，以及全身静脉回流与 ECMO 回流血液的比例来估计 SvO_2。一些中心使用 ECMO 引流管（膜前血气）替代混合静脉血氧饱和度。在没有再循环的情况下，膜前血气可以很好地反映 $ScvO_2/SvO_2$。$ScvO_2$ 超过 75%，表明氧输送/氧消耗是充足的。一些中心使用持续监测混合静脉血氧饱和度来计算全身 DO_2 和 VO_2，以及 ECMO 的 VO_2。另一些中心则通过 ECMO 持续监测膜前和膜后血氧饱和度来计算 DO_2 和 VO_2。

然而，VV-ECMO 不可避免地存在再循环。再循环是指血液经膜肺氧合后回流至右心房，又被立即引流。这部分循环血液不能用于全身氧合，可能导致 ECMO 治疗无效和低氧血症。当引流管与回流管距离太近、ECMO 引流管吸力过高（流量过高）或心排血量极低时，易发生再循环。解决方式为降低 ECMO 流量及增加自身心排血量。有研究发现双腔导管的再循环率较低。

3. 膜肺前及膜肺后血气

随着血栓的逐步形成，纤维蛋白会在膜上沉积，膜肺也会发生分流和无效腔样通气，并随着运行时间的推移而加重。正常膜肺功能通常表现为膜后氧分压 > 300mmHg。应定期监测膜后氧分压，因为膜性能的显著恶化可能导致低氧血症，并需要更换膜。CO_2 清除通常不受影响，但表现为气流量需求较高。

二、VA-ECMO

1. 动脉血气

氧合监测在 VA-ECMO 的管理过程中至关重要，同时监测部位应尽可能远离回流管部位。理想情况下应该在患者右上肢留置动脉，可以评估心功能恢复情况及是否存在南北综合征。左侧或甚至股动脉的动脉血气会与冠状动脉、无名动脉和左侧颈总动脉的氧合不一致。当因各种原因无法在右上肢留置动脉时，至少应该在右上肢放置指脉氧仪。

在患者出现南北综合征后，可以通过调整 FiO_2 来纠正或使用呼气末正压来增加自主心搏中的氧含量。如果呼吸机的设置不能改善这种症状,将ECMO模式调整为V-A-V也是一种办法,增加的一条静脉插管一般放置于右颈静脉,来自回流管氧合的血液经右颈内静脉转至右心,从而使流经肺循环和左心室的血液充分氧合,为冠状动脉和大脑循环提供更好的氧气输送。

2. 静脉血气

与VV-ECMO不同,VA-ECMO测量的SvO_2是静脉血氧含量的真实反映。因此,无论从中心静脉或膜前测得的SvO_2都是非常有价值的,可确保DO_2和VO_2之间的匹配。持续监测SvO_2可以帮助指导管理,允许根据变化及时调整治疗。对于任何危重症患者,都应注意低SvO_2。在伴有高乳酸血症和终末器官灌注不足的情况下,第一步通常应增加ECMO流量以优化氧输送。如果持续低SvO_2,优化容量状态和输血可能是必要的。低SvO_2也可能是由氧消耗的增加引起的。因此,降低VO_2的干预(解热、降温、控制抽搐、镇痛镇静等)也可以同时进行。

三、乳　酸

乳酸是无氧糖酵解的代谢副产物,是氧输送不足的指标。人们普遍认为,危重症患者血清乳酸水平的升高,主要由循环衰竭引起的缺氧所致。休克初期的高乳酸血症可能反映了组织灌注不足,并与病死率升高有关。ECMO早期血清乳酸水平的升高与病死率的增加有关。此外,乳酸清除率也有助于监测治疗反应。越来越多的证据表明,ECMO运行后乳酸水平的改变是重要的预后因素。然而,需要注意的是,氧输送不足或低灌注不是造成高乳酸血症的唯一原因。外源性儿茶酚胺、应激或肝功能受损也会影响乳酸水平。此外,缓慢的乳酸清除率往往表明严重的微血管功能障碍。

(刁孟元　尚秀玲)

第四节　漏血监测

在大多数情况下,游离血红蛋白应小于10mg/dL。如果游离血红蛋白超过50mg/dL,考虑存在溶血可能。ECMO离心泵涡流会造成血细胞旋转和损伤,从而导致血细胞破裂和出血。溶血可能原因:膜肺失功(导致纤维蛋白和血栓形成),离心泵造成高度湍流,引流时负压过大(低血容量)。

溶血患者在出现临床症状之前,游离血红蛋白升高到50mg/dL以上,并伴有血小板和红细胞计数下降。临床上，尿袋可见典型茶色尿；如患者在进行CRRT，废液袋表现为典型的血色废液。在未受控制的病例中，可能发生其他的外部或内部出血。最终，如果没有适当的治疗，患者将发展为弥散性血管内凝血（DIC）。

　　针对溶血，治疗方法有两种。①对症治疗：输注红细胞、血小板和血浆。②根治性疗法：更换ECMO膜肺及管路。

（刁孟元　尚秀玲）

参考文献

[1] Abrams D，Bacchetta M，Brodie D. Recirculation in venovenous extracorporeal membrane oxygenation. ASAIO J，2015，61（2）：115-121.

[2] Bonizzoli M，Lazzeri C，Cianchi G，et al. Serial lactate measurements as a prognostic tool in venovenous extracorporeal membrane oxygenation support. Ann Thorac Surg，2017，103（3）：812-818.

[3] ELSO Guidelines for Cardiopulmonary Extracorporeal Life Support Extracorporeal Life Support Organization，Version 1.4，2017，

[4] Garcia-Alvarez M，Marik P，Bellomo R. Sepsis-associated hyperlactatemia. Crit Care，2014，18（5）：503.

[5] Gregory A S. Extracorporeal Life Support for Adults. New York：Humana Press，2016.

[6] Guglin M，Zucker M J，Bazan V M，et al. Venoarterial ECMO for adults：JACC scientific expert panel. J Am Coll Cardiol，2019，73（6）：698-716.

[7] Slottosch I，Liakopoulos O，Kuhn E，et al. Lactate and lactate clearance as valuable tool to evaluate ECMO therapy in cardiogenic shock. J Crit Care，2017，42：35-41.

[8] Su Y，Liu K，Zheng J L，et al. Hemodynamic monitoring in patients with venoarterial extracorporeal membrane oxygenation. Ann Transl Med，2020，8（12）：792.

第六章｜ECMO并发症的监测与处理

ECMO用于支持心肺衰竭已有40多年的历史,尽管其工艺技术及管理策略在不断进步,但ECMO运行期间患者仍可能出现严重的并发症甚至危及生命。研究显示,ECMO支持时间越长,并发症越多。据统计,ECMO相关的常见并发症包括:出血(40.8%)、肾功能衰竭需要连续性血液净化(52%)、严重感染(30.4%)、膜肺功能障碍需要更换(29%)、溶血(18%)、肝功能不全(16%)、肢体缺血(10%)、静脉血栓形成(10%)、中枢神经系统并发症(13%)、弥散性血管内凝血(5%)。ECMO的血管并发症是决定治疗结果的最重要因素,主要与血管损伤、出血和感染有关。在床旁超声监测下,早期发现ECMO并发症并积极处理对改善患者的预后具有重要意义。

第一节　插管相关并发症

一、血管损伤

血管损伤可导致动脉夹层、假性动脉瘤和腹膜后出血。对于ECMO支持患者,血管损伤可发生在动脉插管放置、维持或撤离阶段。除了缺血外,这些并发症通常发生在插管时。当插管困难时,并发症的发生风险会增加。研究报道,7%~14%血管损伤的ECMO患者会伴有凝血功能异常。超声是首选的检查方法,CT动脉造影是评估这些并发症的"金标准"。

动脉夹层的临床表现不一,从无症状到ECMO启动后流量下降。超声可显示动脉管腔被分为真腔和假腔两部分,假腔内径一般大于真腔(图6-1-1a)。彩色及脉冲多普勒超声可显示真、假腔内不同类型的血流。真腔内血流快,方向与正常动脉相似;假腔内血流慢而不规则(图6-1-1b)。当夹层引起动脉闭塞时,需要将其与血栓栓塞相关的阻塞进行区分。

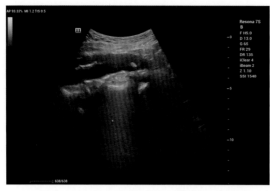 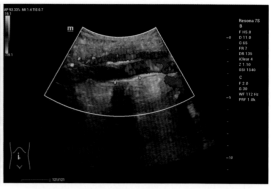

a. 超声可见腹主动脉增宽,管腔内可见撕裂的内膜回声,将管腔分为真腔和假腔

b. 彩色多普勒超声显示真腔内颜色较亮(血流速度快),假腔内颜色较暗(血流速度慢)

图6-1-1　腹主动脉夹层

　　假性动脉瘤的临床表现因其大小和位置不同而异,包括因局部肿胀或神经受压导致的疼痛,伴有血管杂音或震颤的搏动性肿块,以及腹股沟膨出或血管杂音。超声可见在动脉周围形成的搏动性囊状肿块,形态多不规则,缺乏动脉壁回声。若囊内无血栓,则表现为无回声;若囊内存在血栓,其回声因形成时长而定;若囊内充满血栓,则与血肿较难鉴别。彩色多普勒超声可见在瘤体与动脉相通的狭小通道内呈五彩镶嵌的血流,从动脉流向瘤体内,并在瘤体内形成红蓝各半的涡流或稀疏血流(图6-1-2)。脉冲多普勒超声可在通道口处探及典型的“离开和回来”的双向血流频谱,此为假性动脉瘤的特征性表现。

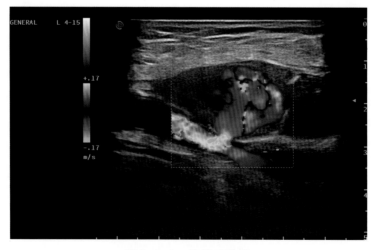

图6-1-2　腹总动脉瘤

　　腹膜后出血可能表现为侧腹部疼痛和血红蛋白下降,通常可能会伴有少尿及其他的出血迹象。由于全身抗凝,这些出血容易发展为大的血肿(图6-1-3)。当患者有血

流动力学改变或血细胞比容降低时应警惕腹膜后出血,可经动脉造影证实,CT敏感性更高。可通过床旁超声进行筛查。超声可见腹膜后间隙局限性无回声或低回声包块。出血量较小时,血肿大多范围局限,呈上下径大于前后径的扁椭圆形;出血量较大时,可见腹膜后大面积分离,甚至可延伸至侧腹壁,常将腹膜后器官(如肾脏、胰腺、十二指肠等)推移。血肿的大小、形态及内部回声可随病程出现相应变化。

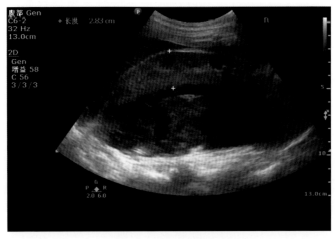

图6-1-3　肾包膜血肿

如能在超声引导下放置套管,血管损伤相关并发症(假性动脉瘤、动脉夹层和腹膜后出血)发生的可能性可被最小化。一旦诊断假性动脉瘤、动脉夹层或腹膜后出血,需决定选择保守治疗或手术干预。大的假性动脉瘤、颈部较宽的动脉瘤或与动静脉交通相关的动脉瘤都需要手术治疗,对

血管损伤

颈部狭窄的假性动脉瘤可在超声引导下进行注射凝血酶治疗。对动脉夹层可以保守观察,也可以局部放置支架以改善缺血情况。如患者有动脉夹层并且仍然需要VA-ECMO支持,则可以将新的动脉套管放置在对侧股动脉中。对于腹膜后出血患者,如果出血量少,血流动力学稳定,可以通过保守治疗,进行抗凝调整和输血救治。如果保守措施无效,则需要血管内栓塞。对腹膜后出血,一般很少需要开放的外科治疗。

二、肢体缺血

肢体缺血的主要机制是血流量减少和相关的氧供应减少,这是由动脉向远端组织的绝对或相对血流不足引起的。外周静脉-动脉ECMO(peripheral veno-arterial extracorporeal membrane oxygenation,PVA-ECMO)相关的肢体缺血发生率在不同研究人群中高度变异(10%~70%不等)。动脉插管引起的肢体缺血临床表现为皮肤苍

白、发绀、皮温明显降低、足背动脉搏动消失,清醒者可主诉麻木、疼痛,严重时可出现远端肢体坏死。静脉置管的下肢远端因回流阻力增大可发生淤血性病变,甚至深静脉血栓形成,严重者可发生骨筋膜室综合征。肢体缺血可发生在ECMO的任何阶段,包括置管时、维持期、拔管时或拔管后阶段。这些并发症常常与血管本身病变(如狭窄、粥样硬化)、周围血管疾病、血管内径较男性窄的女性患者等相关,也与ECMO插管尺寸选择不当[如使用较大的套管(>20Fr)]或全身抗凝不当导致局部血栓形成等因素有关。

多普勒超声是无创性评估血管的重要工具之一。肢体缺血患者多普勒超声可表现为股浅动脉及其分支(包括腘动脉、胫前动脉、胫后动脉、足背动脉)内血流信号明显减弱或消失。此外,多普勒超声可用于监测胫后或足背等远端动脉的收缩期峰值速度(peak systolic velocity,PSV)。VA-ECMO过程中如果患者已发生了肢体缺血,治疗的关键是区分受缺血威胁的肢体和不能存活的肢体,但判断缺血是否可逆是相当主观的,主要基于软组织的外观和坏死组织的数量。无创多普勒超声检查对肢体缺血的评估可指导进一步的治疗。根据血管外科学会的标准,多普勒动脉血流信号的消失表示肢体受到缺血威胁(Ⅱ期)。如动脉和静脉多普勒血流信号均消失,则肢体可能已受到不可逆转的损害(Ⅲ期)。当肢体缺血持续时,应经常进行充分的评估。严格的早期监测和及时的介入治疗策略,对保证足够的周边血流重建是必须的,可以降低肢体缺血发生率并改善患者预后和结局。

另外,超声的应用可最大程度地预防肢体缺血的发生。建议采用超声引导血管通路的建立,包括选择最佳的插管部位,避免动脉粥样硬化部位,保留股深动脉起源及其侧支流至远端肢体。同时,超声评估可提供有关血管大小以选择最佳引流管管径。ECMO流量的主要决定因素是引流套管的容量(取决于引流管的大小、侧孔数目和位置),动脉管径大小的选择应建立在目标流量和解剖学之间平衡的基础上。某些ECMO中心会常规在股浅动脉近端放置远端灌注插管(distal perfusion cannula,DPC)来预防肢体缺血。

三、ECMO导管移位

常见的ECMO导管移位包括静脉引血管过深、过浅(图6-1-4)甚至错位(致引流不畅、血流不稳定)、引血管和回血管太过靠近甚至重叠(增加再循环)、单管双腔插管回血口位置不佳(影响氧输送,甚至可

引血管过深　　引血管和回血管重叠

造成心肌梗死）。置管过程中,超声引导下穿刺置入目标血管,确认导丝及随后置入导管进入目标血管;置管后,通过超声评估导管位置,确定引血管与回血管之间的距离,必要时超声引导下进行导管位置调整。超声或X线下对ECMO引血管和回血管的定位,尤其是确定导管尖端位置是否恰当,对保证ECMO引血顺畅和减少再循环至关重要。Hirose等报道,一例病毒性肺炎患者行VV-ECMO治疗,Avalon双腔插管致右心室破裂伴心脏压塞。在Avalon导管置入时,经食管超声心动图检查(transesophageal echocardiography,TEE)下未见导丝尖端,患者同时出现频发室性早搏、新发大量心包积液并很快出现心脏压塞。急诊行剑突下心包穿刺引流,夹闭Avalon导管并将患者迅速运送到手术室进行手术探查。术中发现,Avalon导管在右心室心尖部穿破室壁。进行室壁修复手术,并通过TEE引导将Avalon导管定位到下腔静脉,启动VV-ECMO,最终患者康复出院。这种并发症虽然少见,但若发现或处理不及时常可致命,因此,超声全程可视化引导置管十分重要。

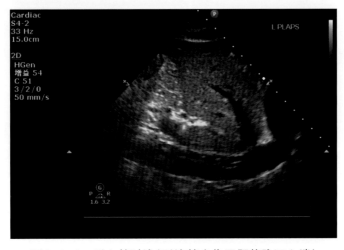

图6-1-4　引血管过浅(引流管尖位于肝静脉远心端)

（蔡学英　朱　英）

第二节　抗凝治疗相关并发症

虽然ECMO的设备工艺及管理经验不断成熟改进,但在ECMO患者中达到最佳抗凝血平衡以防止出血和血栓形成是极其复杂的。再加上接受ECMO治疗的患者原发病严重且存在多种病理生理紊乱的情况,因而出血和凝血事件仍时有发生。出血和血栓形成仍是ECMO期间常见的并发症。

一、出 血

出血是ECMO期间最常见的并发症。出血部位可包括插管部位、近期手术切口、血管通路部位、肺、胃肠道、口、鼻、胸腔、腹腔和脑。浅表的出血易于被发现，但是深部的出血往往比较隐匿，加上ECMO运转期间各种病因导致的血细胞破坏、外出检查受限等因素，使得深部出血不能第一时间被发现。颅内的大量出血是最可怕的出血并发症，因为它发生在一个坚硬的封闭空间，很难引流，而且不能通过直接压迫出血部位而止血。其他脏器出血亦可导致不可逆的损伤。因此，每日床旁超声筛查十分重要，超声对于胸腹腔出血、心包积血（图6-2-1）、腹腔脏器出血（图6-2-2）具有较高的灵敏度。出血的处理往往需要权衡调整全身抗凝目标、输注血液制品甚至需要介入或外科手术干预。

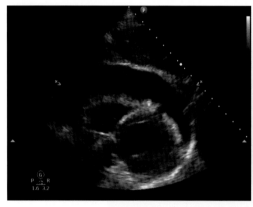
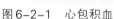
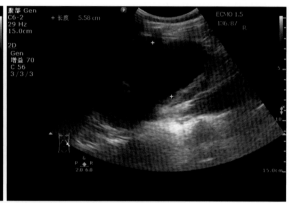

图6-2-1 心包积血　　　　　　　图6-2-2 肾实质出血形成血肿

出血性卒中：与ECMO相关的出血性卒中（intracerebral hemorrhage，ICH）发生率在1.8%~21.0%，病死率在32%~100%。ICH风险增加与ECMO持续时间、抗凝治疗、内在凝血改变、肾功能衰竭、血液制品需求、ECMO启动时高碳酸血症等有关。也有研究显示，女性、血小板计数低于50000/mm³、低血清纤维蛋白原、机械通气和ECMO持续时间是可靠的ICH预测因子，ECMO患者神经评估困难与出血和死亡的高风险有关。非侵入性神经监测可以帮助这些患者在早期发现ICH。这包括但不限于脑损伤蛋白生物标志物、脑近红外光谱（near infrared spectrometry，NIRS）和经颅多普勒超声（transcranial Doppler sonography，TCD）评估脑血流动力学和颅内压（intracranial pressure，ICP）。在一项儿科ECMO研究中，TCD在ICH发生前几天检测到异常高的血流速度。然而目前还没有TCD在成年ECMO患者中检测ICH的评估研究，未来研究应旨在探讨无创监测（包括TCD）在早期发现ECMO相关ICH中的有效性和可行性。

二、血栓形成

　　ECMO建立和运行期间建议应用全身抗凝,但患者仍有血栓形成风险,这和凝血级联反应被激活、抗凝不充分、血管内皮损伤、血流缓慢、原有器官病变等因素有关。常见血栓形成部位有腔静脉、下肢深静脉、心脏内、颅内、ECMO动脉回流管口和膜肺。

　　上腔静脉血栓发生率并不低。Zreik等研究显示,使用经胸超声心动图(transthoracic echocardiography,TTE)在60名ECMO患儿中检出7例上腔静脉血栓(其中3名有明显的上腔静脉综合征临床表现),与无血栓形成患者比较,ECMO的类型、插管大小、抗凝方案、ECMO持续时间没有差异。鉴于无法预测哪些患者会发生上腔静脉血栓,推荐使用TTE对ECMO患儿进行常规筛查。下肢深静脉血栓形成后下肢可表现为肿胀、疼痛,严重者可发展为骨筋膜室综合征,超声可见静脉内血流缓慢甚至彩色多普勒信号消失、血管内充盈缺损或管腔内见高回声团块(图6-2-3)。ECMO环路(如腔静脉、动脉回流管口或膜肺)中发生血栓常常会伴有环路压力和血流量的变化,如引流端负压增加、膜肺前后压力升高、血流量下降。通过超声直接查看动静脉端可发现血栓表现或彩色血流信号变化。当发现体内血栓形成时,常提示抗凝不足,需要将目标ACT或APTT提高,尤其是在ECMO撤离过程中,随着ECMO流量下降、血流缓慢,血栓形成风险大大增加,需提高抗凝水平。

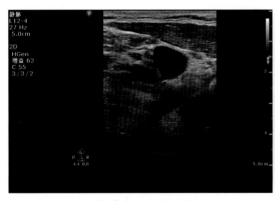
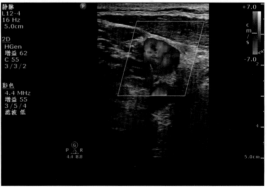

　　a.静脉内回声增强影　　　　　　　　　　b.彩色多普勒示局部充盈缺损

图6-2-3　深静脉血栓形成

　　与VA-ECMO相关的心内血栓罕见,一旦发生则并发脑、肾、肠系膜栓塞的风险增大,病死率极高。迄今为止,心内血栓的大部分信息来源于病例报告,其发生率约3.91%。行VA-ECMO治疗的患者由于心肌收缩力差、左心室后负荷明显增加,常会发生主动脉瓣开放受限、心腔内血流缓慢甚至淤滞,若抗凝不足,则很容易形成血栓。最常见的心内血栓部位为左心室内，也可能位于血流缓慢的主动脉根部。通过床旁超声心动图，可早期发现这一并发症，经食管超声可获取更清晰的影像。超声下可见心腔内红细胞自显影现象，提示血流缓慢甚至淤滞不动，血栓形成后可见边缘不规则低回声或内部回声不均团块，与室壁附着或游离于心腔内；彩色多普勒超声见心腔内充盈缺损区。一旦心内血栓形成，患者病死率极高，因而心内血栓重在预防。建议在ECMO运行期间应用超声心动图进行动态监测，早期发现主动脉瓣开放不良、心内血流缓慢、左心室扩张等表现，及时予以左心减负、强心治疗、抗凝方案调整等措施，以减少心内血栓形成。

急性缺血性脑卒中（acute ischemia stroke，AIS）是第二常见的神经系统并发症，病死率≥50%。除了疾病相关因素（包括凝血病、心房颤动引起的心源性栓塞、动脉血栓栓塞及低心排血量）导致的脑灌注减少之外，ECMO本身可能直接引起AIS。较轻的脑卒中患者可主诉头痛，伴呕吐、视盘水肿、感觉和运动障碍；镇静或昏迷患者出现意识障碍加深、瞳孔散大，伴心率、血压和呼吸波动。在排除药物和代谢因素所致新发的意识障碍，结合深浅反射、病理反射变化、怀疑脑卒中时，需行头颅CT或磁共振成像（MRI）确诊。

经颅多普勒超声（TCD）可以通过测量视神经鞘宽度、脑血流频谱变化、脑实质回声改变、脑中线结构移位等来间接判断颅内病变，是脑卒中早期筛查和动态监测评估治疗效果的有用工具（具体可见本书第十五章"脑功能监测"）。缺血性脑卒中也可能是由回路或套管内血栓形成而引起的固体或气态微栓塞。有研究报道，经颅多普勒超声可实时检测ECMO患者的脑血流微栓子信号（microembolic signal，MES），该研究对42例VV-ECMO和11例VA-ECMO患者进行了248次TCD监测，结果显示，在26.2%的VV-ECMO患者和81.8%的VA-ECMO患者中检测到MES（$P<0.001$）。最新研究认为，经颅多普勒是评估不同模式外周ECMO时脑血流的有效方法，未来研究可能将TCD纳入调节ECMO流量以实现生理脑血流量（cerebral blood flow，CBF）。

（蔡学英　朱　英）

第三节　ECMO特殊血流动力学相关并发症

一、左心室扩张

PVA-ECMO时，氧合的血液由髂动脉或腹主动脉回输，与心脏自身血流方向相反，因而会增加左心室后负荷,在左心功能低下时这种后负荷的增加效应尤其显著。患者室壁应力上升,左心室扩张,进一步可能影响瓣膜的开闭或引起反流,左心室腔内血流减慢并形成涡流及附壁血栓,同时可导致左心室舒张末压升高,左心室、左心房和肺静脉高压,肺血管静水压升高,肺水肿。因此,每日床旁超声监测VA-ECMO血流动力学是防治左心室扩张的首选手段。应经超声确定静脉置管的头端位于下腔静脉开口以起到最佳引流效果,减轻左心室前负荷。每天监测左心室大小,监测心肌收缩和瓣膜情况,了解左心室腔内是否存在血流静止、涡流、血栓,以及各瓣膜是否存在反流。通过监测左心室流出道(left ventricular outflow tract,LVOT)速度时间积分(velocity-time integral,VTI),在排除主动脉瓣膜病变的情况下,可调节离心泵的流量。

一旦发现有左心室扩张迹象,需要积极行左心室减压处理,如控制容量负荷、使用或增加正性肌力药物、调整ECMO流量、优化MAP、联合IABP、介入或手术放置左心减压管、更换为中心插管模式等。应用超声来优化VA-ECMO的日常管理,可以明显减少甚至避免左心室扩张的发生。

（具体参见第十三章第六节"VA-ECMO左心室扩张的表现与处理"）

二、心源性肺水肿

行VA-ECMO治疗的患者大部分存在顽固性心源性休克,心功能尤其是左心功能差,左心室充盈压高,因而常存在不同程度的心源性肺水肿。严重时患者常表现为呼吸急促伴血氧饱和度下降,气道内咳出大量粉红色泡沫痰或吸出大量淡血性渗血,双肺布满对称性湿啰音,胸部X线检查(胸片)显示两肺透亮度下降,甚至可见沿肺门呈蝶形分布的密度增高影,但敏感性较低。脉波指示连续心排血量(pulse-indicator continuous cardiac output,PiCCO)可通过热稀释法测量计算血管外肺水指数(extravascular lung water index,ELWI),是迄今为止评估肺水肿较好的定量指标,但在VA-ECMO时由于腔静脉引流、变温水箱等血流和温度的影响,ELWI值的准确度受到质疑。因而,对VA-ECMO患者来说,超声是床边诊断肺水肿的最佳工具,同时结合心脏超声有助于辨别肺水肿的病因并指导下一步治疗。

肺水肿在肺部超声表现为双侧对称性B线,在低垂部位如P点、膈肌点和后蓝点更为明显,具有一定重力依赖性,严重者可见两肺弥漫性B线表现、碎片征甚至大片肺实变和胸腔积液。肺水肿可通过控制液体量、增加呼吸机正压和左心减压等措施来改善,这个过程中可通过超声动态监测来判断治疗效果。还可以在肺部超声直视下进行肺复张,有助于选择最佳的复张压力和时间,增加肺复张的有效性和安全性。

（蔡学英　朱　英）

第四节　其他并发症

一、心脏压塞

　　ECMO治疗的严重呼吸循环衰竭患者，由于炎症渗漏、出血、低蛋白血症、静脉回流阻力增高等因素，心包积液十分常见。但大量心包积液不等于心脏压塞。心脏压塞的临床表现为心率增快、脉压减小甚至血压下降、听诊心音遥远等。是否发生心脏压塞，取决于心包积液量、产生速度和部位，在超声上表现为心包腔内出现液性暗区或者血凝块，造成心脏受压，尤其是舒张期右心房和右心室塌陷，同时可有下腔静脉增宽（＞21mm）伴吸气变化率小于50%，或者肝静脉增宽、室间隔随呼吸摆动、心脏摆动征、左心室内径减小等表现。所以ECMO治疗期间，需超声动态观察积液量的变化和心脏受压情况，结合临床表现早期鉴别心脏压塞并引导引流减压，以改善循环和促进心功能恢复。然而，VA-ECMO期间患者血压主要依靠体外循环维持，当左心室收缩功能极度低下时脉压可能非常低甚至为平流状态，因而使用传统指标来判断这类患者的心脏压塞存在一定困难。此时，是否引流也应结合临床情况决定，如是否需要减轻心脏压迫，或者需要明确是否存在出血等。对于处于ECMO撤离阶段的患者来说，大量心包积液常需要处理，因为它可能影响心功能恢复，对ECMO撤离后患者的血流动力学产生显著的不良影响。

心脏压塞

心包引流后

二、急性肾损伤

　　严重感染、低灌注、心力衰竭是急性肾损伤（acute kidney injury，AKI）的常见病因，患者往往在接受ECMO治疗之前就已经罹患AKI。随着ECMO治疗对于肾脏灌注的保证，患者右心压力减轻，肾脏回流阻力下降，加之感染的逐渐控制，很大一部分AKI患者肾功能可能逆转。ECMO运行期间每日使用超声监测患者肾脏形态和大小、肾脏血流灌注、肾血管阻力指数，结合肾脏生物标记［如中性粒细胞明胶酶相关载脂蛋白（neutrophil gelatinase-associated lipocalin，NGAL）等］，有助于预测AKI的可恢复性。ECMO运行初期灌注流量大、左心功能极度低下会导致脉压极小甚至为平流血流，肾脏的组织灌注也将受到影响，表现为血流灌注良好但阻力指数很低。有研究认为，

IABP产生的搏动性血流对于肾血管内皮细胞的损伤小于平流血流,利于AKI的恢复,这一结论有待于更多研究来证实。此外,ECMO运行过程中的血液破坏和溶血也会加重肾脏的负担,甚至损伤肾脏功能。

(可参考第十六章"肾功能监测")

三、心脏穿孔

心脏穿孔(包括梗死后室间隔穿孔和心脏破裂等)是急性心肌梗死罕见但可致命的并发症,内科无法进行有效治疗,一旦发现常需紧急手术治疗。心脏穿孔可发生在VA-ECMO建立之前,也可能在ECMO运行过程中。心脏穿孔的传统诊断方法包括心肌梗死患者突发心率加快、血压下降、听诊胸骨左缘收缩期杂音(可传导到腋部)或伴震颤。心脏穿孔的确诊有赖于超声心动图、心室造影或心脏磁共振(MR)。超声心动图无创、床边即刻获得、灵敏度和特异度高,是其首选的诊断方法。心脏穿孔超声表现为室间隔或心室壁连续性中断,中断处可见异常血流通过,根据左右心室内压力不同可表现为左向右分流、双向分流或右向左分流,破入心包者可见心包液性暗区、心脏受压。患者往往有急剧的血流动力学波动,结合病史诊断不难。

四、感　染

ECMO患者感染常见原因有血管置管、大量非生物材料表面引起的免疫应激、血液循环与外界频繁接触、长期使用呼吸机、肠源性感染、机体免疫力下降等等。考虑到腹股沟为置管位置,浅表腹股沟或深部动脉感染可导致病情复杂。据报道,VA-ECMO人群的感染率为7%~20%,在肥胖或营养不良的情况下,感染风险可能增加。软组织腹股沟感染可表现为蜂窝织炎、硬结,或从套管周围流脓、流液。患者可能有全身症状,包括发烧、低血压、白细胞增多和菌血症。

ECMO置管过程中,严格遵循无菌操作规程和围手术期使用抗生素,可以预防VA-ECMO置管后的腹股沟感染。一旦发现感染,应及早启用抗生素,并确定是否需要手术治疗。

(详见第九章"ECMO相关院内感染防控")

(蔡学英　朱　英)

参考文献

［1］American Society of Anesthesiologists Task Force on Central Venous Access，Rupp S M，Apfelbaum J L，et al. Practice guidelines for central venous access：A report by the American Society of Anesthesiologists Task Force on central venous access. Anesthesiology，2012，116（3）：539-573.

［2］Babu A. Techniques for venoarterial extracorporeal membrane oxygenation support and conversion to temporary left ventricular assist device. Oper Tech Thorac Cardiovasc Surg，2014，19（3）：365-379.

［3］Bisdas T，Beutel G，Warnecke G，et al. Vascular complications in patients undergoing femoral cannulation for extracorporeal membrane oxygenation support. Ann Thorac Surg，2011，92（2）：626-631.

［4］Bonicolini E，Martucci G，Simons J，et al. Limb ischemia in peripheral veno-arterial extracorporeal membrane oxygenation：A narrative review of incidence，prevention，monitoring，and treatment. Crit Care，2019，23（1）：266.

［5］Breeding J，Hamp T，Grealy R，et al. Effects of extracorporeal membrane oxygenation pump flow，backflow cannulae，mean arterial blood pressure，and pulse pressure on Doppler-derived flow velocities of the lower limbs in patients on peripheral veno-arterial extracorporeal membrane oxygenation. Aust Crit Care，2019，32（3）：206-212.

［6］Creager M A，Kaufman J A，Conte M S. Clinical practice. Acute limb ischemia. N Engl J Med，2012，366（23）：2198-2206.

［7］Fletcher-Sandersjöö A，Thelin E P，Bartek J Jr，et al. Incidence，outcome，and predictors of intracranial hemorrhage in adult patients on extracorporeal membrane oxygenation：A systematic and narrative review. Front Neurol，2018，9：548.

［8］Fletcher-Sandersjöö A，Thelin E P，Bartek J，et al. Management of intracranial hemorrhage in adult patients on extracorporeal membrane oxygenation（ECMO）：An observational cohort study. PLoS One，2017，12（12）：e0190365.

［9］Foley P J，Morris R J，Woo E Y，et al. Limb ischemia during femoral cannulation for cardiopulmonary support. J Vasc Surg，2010，52（4）：850-853.

［10］Hirose H，Yamane K，Marhefka G，et al. Right ventricular rupture and tamponade caused by malposition of the Avalon cannula for venovenous extracorporeal membrane oxygenation. J Cardiothorac Surg, 2012, 7:36.

[11] Kazanci S Y, McElhinney D B, Thiagarajan R, et al. Obstruction of the superior vena cava after neonatal extracorporeal membrane oxygenation: Association with chylothorax and outcome of transcatheter treatment. Pediatr Crit Care Med, 2013, 14(1):37-43.

[12] Kim J, Cho Y H, Sung K, et al. Impact of cannula size on clinical outcomes in peripheral venoarterial extracorporeal membrane oxygenation. ASAIO J, 2019, 65(6): 573-579.

[13] Lamb K M, Hirose H. Vascular complications in extracoporeal membrane oxygenation. Crit Care Clin, 2017, 33(4):813-824.

[14] Lamperti M, Bodenham A R, Pittiruti M, et al. International evidence-based recommendations on ultrasound-guided vascular access. Intensive Care Med, 2012, 38 (7):1105-1117.

[15] Marinoni M, Migliaccio M L, Trapani S, et al. Cerebral microemboli detected by transcranial Doppler in patients treated with extracorporeal membrane oxygenation. Acta Anaesthesiol Scand, 2016, 60(7):934-944.

[16] Melmed K R, Schlick K H, Rinsky B, et al. Assessing cerebrovascular hemodynamics using transcranial Doppler in patients with mechanical circulatory support devices. J Neuroimaging, 2020, 30(3):297-302.

[17] Miranda D R, Abkenari L D, Nieman K, et al. Myocardial infarction due to mal-position of ECMO cannula. Intensive Care Med, 2012, 38(7):1233-1234.

[18] Mohite P N, Fatullayev J, Maunz O, et al. Distal limb perfusion: Achilles' heel in peripheral venoarterial extracorporeal membrane oxygenation. Artif Organs, 2014, 38 (11):940-944.

[19] O'Brien N F, Hall M W. Extracorporeal membrane oxygenation and cerebral blood flow velocity in children. Pediatr Crit Care Med, 2013, 14(3):e126-e134.

[20] Pillai A K, Bhatti Z, Bosserman A J, et al. Management of vascular complications of extra-corporeal membrane oxygenation. Cardiovasc Diagn Ther, 2018, 8(3):372-377.

[21] Robba C, Cardim D, Tajsic T, et al. Ultrasound non-invasive measurement of intracranial pressure in neurointensive care: A prospective observational study. PLoS Med, 2017, 14 (7):e1002356.

[22] Roussel A, Al-Attar N, Alkhoder S, et al. Outcomes of percutaneous femoral cannulation

for venoarterial extracorporeal membrane oxygenation support. Eur Heart J Acute Cardiovasc Care，2012，1（2）：111-114.

［23］Rozado J，Pascual I，Avanzas P，et al. Extracorporeal membrane oxygenation system as a bridge to reparative surgery in ventricular septal defect complicating acute inferoposterior myocardial infarction. J Thorac Dis，2017，9（9）：E827-E830.

［24］Salna M，Ikegami H，Willey J Z，et al. Transcranial Doppler is an effective method in assessing cerebral blood flow patterns during peripheral venoarterial extracorporeal membrane oxygenation. J Card Surg，2019，34（6）：447-452.

［25］Sangalli F，Greco G，Galbiati L，et al. Regional thrombolysis with tenecteplase during extracorporeal membrane oxygenation：A new approach for left ventricular thrombosis. J Card Surg，2015，30（6）：541-543.

［26］Thomas J，Kostousov V，Teruya J. Bleeding and thrombotic complications in the use of extracorporeal membrane oxygenation. Semin Thromb Hemost，2018，44（1）：20-29.

［27］Weber C，Deppe A C，Sabashnikov A，et al. Left ventricular thrombus formation in patients undergoing femoral veno-arterial extracorporeal membrane oxygenation. Perfusion，2018，33（4）：283-288.

［28］Williams B，Bernstein W. Review of venoarterial extracorporeal membrane oxygenation and development of intracardiac thrombosis in adult cardiothoracic patients. J Extra Corpor Technol，2016，48（4）：162-167.

［29］Zangrillo A，Landoni G，Biondi-Zoccai G，et al. A meta-analysis of complications and mortality of extracorporeal membrane oxygenation. Crit Care Resusc，2013，15（3）：172-178.

［30］Zimpfer D，Heinisch B，Czerny M，et al. Late vascular complications after extracorporeal membrane oxygenation support. Ann Thorac Surg，2006，81（3）：892-895.

［31］Zreik H，Bengur A R，Meliones J N，et al. Superior vena cava obstruction after extracorporeal membrane oxygenation. J Pediatr，1995，127（2）：314-316.

第七章 ECMO 的护理

一、ECMO 置管前护理配合

(一)环境及人员准备

1. 环境准备

确定启动 ECMO 治疗时,立即安排合适床位,要求环境清洁,空间开阔,并清空床单位周边无关用物,便于患者抢救及 ECMO 手术操作。对有隔离指征或免疫力低下患者需安排单间病房,确保隔离措施的落实,减少无关人员进出及走动,避免交叉感染。

2. 人员准备

立即启动 ECMO 护理团队,由护士长或高年资护士负责总体指挥。ECMO 护理团队成员:预充护士 1 名、外科洗手器械护士 1 名、巡回护士 1 名、给药护士 1 名、床位护士 1 名,以及配合抢救的机动人员 1 名。各岗位明确分工,各司其职,紧密配合,全力以赴。

(二)物品准备

由预充护士、巡回护士及机动人员负责完成相关仪器、器械、药品及耗材的准备,要求迅速到位、无遗漏。

(三)患者准备

1. 安置患者

妥善安置患者体位,调整电动床至合适高度,便于置管、抢救及各项操作的进行,做好清醒患者的沟通解释以减轻其焦虑、紧张情绪,取得患者配合。

2. 抢救配合

立即连接心电监护及各类监测,迅速建立静脉通路,确保用药及时、准确,协助医生实施抢救操作,如床边气管插管、呼吸机辅助通气、胸外按压、电除颤、电复律、体外起搏除颤大电极使用等;配合做好深静脉置管、动脉置管、留置胃管、留置导尿等;并快速完成 ECMO 上机前血标本采集、动静脉血气分析采集及 ACT 测定等。

3. 术前准备

对患者置管部位皮肤做好清洁、备皮，操作轻柔，避免损伤皮肤，并做好骨突处皮肤的保护；遵医嘱使用镇静镇痛及肌肉松弛药物，充分镇静镇痛，必要时做好备血。

二、ECMO置管中护理配合

（一）洗手器械护士配合

1. 放置并调整无影灯，检查各无菌包及无菌器械和材料的型号、有效期及完整性，规范外科洗手、穿无菌手术衣、戴无菌手套，铺无菌手术台，准备好手术器械、消毒液、生理盐水、无菌敷料等。

2. 协助医生常规消毒铺巾，并用肝素稀释液冲洗动静脉置管。

3. 准确传递术中所需器械、穿刺针、动静脉插管、导丝、缝合器、缝合针线等。

4. 协助医生连接预充完毕的ECMO引血管路。

5. 置管缝合完毕后配合医生妥善固定管道，覆盖无菌贴膜。

6. 严格无菌操作，严防利器伤。

7. 与巡回护士做好术前和术后的器械、缝线、纱布的清点及核对工作。

8. 术后清洗器械，做好消毒工作。

（二）给药护士配合

1. 密切观察患者的生命体征变化，严密监测心律、心率、血压、血氧饱和度、中心静脉压、平均动脉压，并将循环情况及时汇报医生，遵医嘱补充晶体、胶体、血液制品等，根据循环情况及时调整输液速度及血管活性药物速率，并关注患者尿量的变化。

2. 遵医嘱测定患者血液ACT值，并根据测定结果及时调整肝素用量。

3. 密切关注镇静镇痛效果及不良反应，及时调整或追加镇痛镇静药物，保证ECMO置管的顺利进行。

4. 遵医嘱抽取动脉血气分析，及时给予处理。

（三）巡回护士配合

1. 配合洗手护士，传递术中所需用物及药物，负责联系药房、手术室、供应室等其他相关部门，做好术中配合。

2. 负责肢体血运、皮温、动脉搏动的观察，及时发现肢体缺血情况。

3.与洗手器械护士做好术前和术后的器械、缝线、纱布的清点及核对工作。

(四)床位护士配合

1.做好患者病情观察,及时准确记录患者生命体征、置管部位、刻度、用药情况、化验指标及各项抢救措施等。

2.与给药护士、巡回护士加强沟通,确保患者用药及治疗与护理记录同步。

3.填写 ECMO 运行护理记录单,记录各参数变化,发现异常立即汇报。

三、ECMO 运行期间护理 ❱❱❱

(一)ECMO 管路、仪器管理

1.保持病室环境清洁,定时通风、空气消毒,每日用消毒湿巾对仪器及物表进行消毒擦拭。

2.做好高危管路的标识,每隔 4h 评估管路刻度或外露长度。妥善固定 ECMO 管路,要求 ECMO 管路与患者身体长轴平行,并用胶布以高举平台法进行无张力固定,避开膝盖及骨突处,防止管路扭曲、弯折、牵拉。更换体位时做好管路的保护,防止非计划拔管的发生。

3.确保管路衔接处、侧支连接处、膜肺固定架等的有效固定,动态关注管路有无管路抖动情况,若有须及时汇报和处理。

4.严格执行无菌技术操作规程,定期更换无菌敷料、输液管道、接头等,密切观察 ECMO 置管处渗液、渗血情况,配合医生及时更换置管处敷料。

5.合理放置 ECMO 仪器,保证电源、气源的有效连接,防止松脱,定时检查水箱温度及水量,确保处于正常状态。

6.密切监测 ECMO 转速、流量、气流量、氧浓度、水箱温度、静脉压、膜前压、膜后压、跨膜压、静脉血氧饱和度,并每小时做好记录。

7.定时查看膜肺及管路内有无凝块、血栓,膜肺有无气泡、血浆渗漏情况。若有,应及时向医生汇报,并给予相应处理。

(二)监测指标

1.密切监测患者意识、瞳孔变化,对昏迷患者进行格拉斯哥(Glasgow)昏迷评分,监测镇静镇痛效果,动态进行行为疼痛量表(behavioral pain scale,BPS)评分及

Richmond躁动-镇静量表（Richmond agitation-sedation scale，RASS）评分。

2.严密监测患者心率、心律、血压、血氧饱和度、平均动脉压、脉压、CVP、肺动脉压、心排血量等指标。

3.遵医嘱规范使用血管活性药物、抗凝药物等，各类药物标识清晰，正确记录泵入速率。

4.每日行心电图检查，必要时行十八导联心电图，监测有无心律失常发生，并及时汇报和处理。

5.观察患者呼吸频率、节律，监测机械通气参数，每隔1~4h抽取动静脉血气分析，监测氧代谢、电解质及酸碱平衡情况。

6.每隔1~2h监测患者ACT，维持ACT在160~220s，定时复查凝血功能、血常规、监测凝血酶原时间（prothrombin time，PT）、APTT、血小板计数等指标。

7.密切监测患者每小时尿量，准确计算4h出入量，根据医嘱维持液体平衡。

8.监测患者肢体血运情况，评估足背动脉搏动是否正常，关注置管侧下肢有无发绀、花斑、肿胀、麻木、僵硬、苍白情况，若有，应及时汇报和处理。

（三）基础护理

每日常规为患者进行翻身、擦身、口腔护理、会阴护理等，以提高患者舒适度，减少医源性感染的发生，避免压力性损伤及失禁性皮炎的发生。

（四）ECMO患者常见并发症的护理

1. 出 血

密切观察患者神志、瞳孔的变化，全身皮肤黏膜有无皮下瘀斑，动静脉穿刺置管处周围有无出血、血肿。当患者局部渗血较多时，应及时通知医生换药，并按压或加压包扎止血。注意观察痰液的性状，有无气道出血；观察胃液及大便颜色，有无消化道出血情况。吸痰、口腔护理等操作须轻柔，以能吸出痰液的最小压力为宜。尽量避免不必要的穿刺操作，出现出血倾向时及时针对处理，遵医嘱调节肝素用量，必要时输注血小板、冷沉淀凝血因子、血浆等。

2. 感 染

严格执行无菌技术操作规程，注意手卫生。为患者每天进行全身一次性湿巾擦浴，更换床单，检查皮肤完整性。加强插管处局部皮肤的护理，及时更换敷料、输液管道、传感器等连接装置。观察各穿刺点有无红肿、分泌物。专人护理，减少人员探视。

保持病房环境清洁,必要时增加清洁、消毒频次。做好气道护理,预防呼吸机相关性肺炎(ventilator-associated pneumonia,VAP)。加强基础护理,预防压力性损伤,加强营养支持。监测患者体温及炎性指标变化,合理使用抗生素,如出现感染征象,应及时进行血液细菌、真菌培养。

3. 溶　血

注意观察患者尿液的颜色,定期复查尿常规。若患者出现血红蛋白尿或肉眼血尿,则提示出现溶血,需静脉滴注 5% 碳酸氢钠注射液以碱化尿液,防止肾小管阻塞而引起肾衰竭。

4. 血　栓

定期使用高亮度光源检查 ECMO 管路、膜肺及侧支循环管路内血液分布,有无局部色泽过深或颜色不均一,及早发现可能的血栓形成。

5. 末端肢体缺血

密切观察患者置管侧肢体血运情况、足背动脉搏动情况,给予肢体保温措施(如暖风机等)。观察肢体有无肿胀、僵硬、冷白、发绀等异常。如出现相应迹象或症状,立即向医生汇报,并增加观察频次。监测腿围变化,记录异常情况范围、程度,与非置管侧肢体动态比较,必要时更换插管位置或切开减压。

(胡玲琳)

参考文献

[1]丁迎新.体外膜肺氧合技术的临床应用及护理进展.护理研究,2010,24(9):2445-2447.

[2]贺丽君,谢剑锋.体外膜肺氧合在危重患者中的应用进展.解放军护理杂志,2016,33(22):37-39.

[3]李旭,石丽,吴荣.成人体外膜肺氧合支持治疗中的护理.护士进修杂志,2011,26(4):344-345.

[4]龙村.ECMO手册.北京:人民卫生出版社,2007.

[5]王帆,刘林田,杜桂芳.心脏骤停患者应用体外膜肺氧合辅助心肺复苏的护理.国际护理学杂志,2016,35(21):2923-2925.

[6]袁勇.体外膜肺氧合ECMO临床实践.北京:化学工业出版社,2016.

[7]郑蔚,张丽.ECMO应用及管理.郑州:河南科学技术出版社,2017.

［8］Calhoun A. ECMO：Nursing care of adult patients on ECMO. Crit Care Nurs Q，2018，41（4）：394-398.

［9］Redaelli S，Zanella A，Milan M，et al. Daily nursing care on patients undergoing venous-venous extracorporeal membrane oxygenation：A challenging procedure! J Artif Organs，2016，19（4）：343-349.

第八章 ECMO机器报警与故障处理

　　ECMO主要用于循环或呼吸衰竭的患者,提供器官支持和器官保护,为原发病治疗赢得时间。ECMO提供支持的关键是提供合适而稳定的流量。熟悉ECMO机器及其报警的原因,并及时处理,在管理过程中至关重要。试以ROTA FLOW为例,阐述ECMO运行过程中常见的报警问题。

一、流量监测报警

　　ROTA FLOW用超声的办法监测ECMO流量。随着时间的延长,耦合剂(超声触面胶)会逐渐风干,导致探测不良。主机显示"SIG"并报警,需要停泵并更换耦合剂(图8-1-1)。

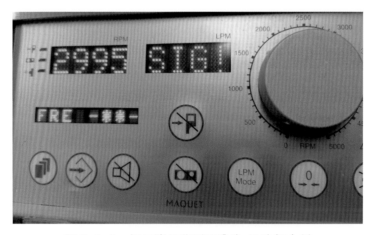

图8-1-1　提示流量监测不准确,重涂耦合剂

　　耦合剂更换操作:①调节血管活性药物和呼吸机参数,确保ECMO停泵期间患者不出现生命体征大幅度波动;②转速调整至1500r/min以下,用管道钳夹闭动静脉,阻断血流后将转速调至0;③取出离心泵均匀涂抹耦合剂;④安装离心泵头,调整转速至1500r/min后松开管道钳,逐渐调至之前的工作状态。

　　整个操作过程中需要操作熟练,双人配合,减少停泵的时间,避免患者生命体征大幅波动。

二、水箱报警

水箱为ECMO中的血流提供恒温，保证ECMO的正常运行。水箱内的实际水温高于设定温度1℃以上，水箱将会发出短暂"嘀"声报警。患者发热时血液温度增高，并通过膜肺传递到水循环中，导致循环水温度高于设定温度（图8-1-2）。

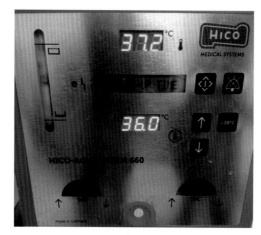

图8-1-2　实际水温高于设定水温1℃，触发水箱报警

处理：减少水箱里的高温水，加入低温水，降低水箱内水的实际温度。不要采取降低设定温度的办法。

三、驱动器运行不正常

驱动器运行不正常可能原因：①设备长期使用，连接驱动器及主机的电缆松动，数据传输出现问题。②在驱动器运行过程中，驱动器被撞击，造成泵头在驱动器内发生移位，驱动器振动并发出"咯咯咯"的声响。③在驱动器工作状态下（正在运行或存在转速）取下泵头，最常见于添加耦合剂的过程（图8-1-3）。

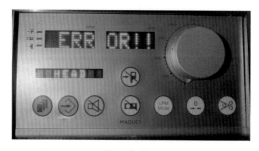

图8-1-3　错误报警，泵停止工作

处理:用管道钳阻断泵后,将转速调为0并关机取下泵头。将电缆从主机拔下,重新插入,正确放置泵头到驱动器内,重启设备。转速调零、流量调零、转速转到1500r/min后松开管道钳,将转速调整至原来转速。

四、电量报警

ECMO设备内置有蓄电池,可以保证外部电源断开一段时间内的设备运转。当设备完全依靠后备内置电池运转,电压低于20V时,机器将会发出"嘀"声报警。当后备电池低于19V时机器将会自动关机(图8-1-4)。

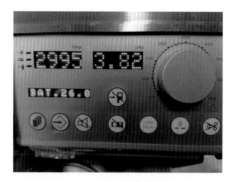

图8-1-4 外部电源断开后,电量报警,状态栏会提示剩余电量

当设备电池容量非完全充满且连接于市电时,蓄电池图标及市电图标会同时亮起并发出短暂"嘀"声,为设备自行充电状态,无需特殊处理。

处理:严格检查ECMO环路,密切注意电源连接情况,保证设备依赖市电运转。设备转运及外出检查前,观察后备内置电源是否处于充满状态。

五、低流量报警

ECMO机器均可以设定流量下限,当ECMO实际流量低于下限时就会发出短暂"嘀"声报警,流量降低会导致患者生命体征不平稳,须尽早发现流量下降的原因并及时处理(图8-1-5)。

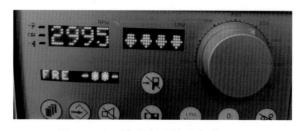

图8-1-5 流量低于流量报警下限

（一）引流问题

1. 管路位置

管路位置在ECMO引流中最为重要。引流管开口应放在肝静脉汇入下腔静脉入口处，此处结缔组织多且坚韧，腔静脉在引流过程中不易塌陷。临床实践过程中，由于患者体位变动等因素管路位置可能改变，如引流管开口可能退至肝静脉-下腔静脉汇合处以远，导致腔静脉受吸引塌陷，导管贴壁而引起引流不畅。因此，可以考虑把下腔引流管置入右心房入口处，但导管过深亦有可能导致再循环问题，需谨慎权衡利弊。

2. 患者因素

患者低血容量和自主呼吸过强可能导致下腔静脉变窄，从而导致导管贴壁而引流不畅。适度补充容量，适度加强镇静镇痛以抑制自主呼吸，可能会有助于改善ECMO的流量状态。当患者出现心脏充盈受限（如气胸、心包积液等）紧急状态时，需及时对症处理。当患者管路引流不畅导致ECMO流量下降时，往往会出现引流管明显抖动的现象。调大ECMO泵转速则管路抖动幅度加大，流量上升不明显甚至进一步下降。重症超声可以协助评估管路位置及相对低容量状态，从而在ECMO的管理过程中发挥不可或缺的作用。

（二）环路问题

1. 插 管

ECMO动脉端以及静脉端均有血栓形成风险，除充分必要的抗凝之外，稳定的流量也至关重要。监测泵前和膜后的压力可以协助判断。泵前负压上升提示静脉端引流压力过高，而膜后压力上升提示动脉段回血压力过高，需医师谨慎排查是否管路内/管路周边存在血栓问题，或管路位置发生移动而导致压力上升。

2. 管 路

管路弯折的问题是难以避免的，在俯卧位等需要改变体位的治疗过程中风险尤高，因此交接班的环路检查极为重要。需要自引血端开始沿管路排查，直至回血端为止，沿路检查管路及ECMO各功能组件。如有布料覆盖，则需打开布料后谨慎排查。

3. 泵 头

无论泵头进气抑或形成血栓，均有可能造成流量下降。此时，泵头会出现振动和异常的声音。

4. 膜　肺

膜肺血栓可以导致膜肺的阻力增加从而导致流量下降。监测膜前膜后的压力,计算跨膜压力差有助于鉴别。

总之,ECMO运行过程中,医护人员需要了解患者病情及设备的使用,报警后及时处理,从而获得合适而稳定的流量,保障治疗的有序进行,防止继发性损伤。

(马新华)

第九章 | ECMO 相关院内感染防控

第一节　ECMO 相关院内感染的流行病学

ECMO 作为心肺辅助治疗的桥梁,可以替代肺的气体交换和心脏的血泵功能,提供短期的呼吸循环支持,为患者心肺功能的康复提供机会。然而,由于部分患者术前基础疾病、营养不良、心肺功能不全,以及各种侵入性手术、镇静剂的使用,术后并发感染也很常见。感染是 ECMO 患者最常见的并发症之一,对临床结果有显著影响。目前,关于 ECMO 相关院内感染的研究仍然不多,未见高质量的研究。敷贴更换、消毒液使用、呼吸机相关性肺炎(VAP)和导管相关性血流感染(CRBSI)预防等院内感染预防措施尚无太多循证医学证据支持,主要是根据 ICU 常规的指南和 ELSO 建议实施。以下内容是在收集的资料的基础上,结合科室经验进行的总结。

一、ECMO 相关院内感染诊断

许多混杂因素使对 ECMO 患者感染的识别尤其具有挑战性:ECMO 支持期间体温变化因水箱控制而不明显;心肺复苏等应激反应导致的血象变化与感染难以区分;多器官功能衰竭导致的降钙素原、C 反应蛋白升高与脓毒症不易区分;容量不足和心源性休克掩盖感染性休克;普遍存在的心源性肺水肿可能被误诊为呼吸机相关性肺炎;对 ECMO 患者的检查手段有限而易导致漏诊。因此,常规的诊断标准很难直接用于 ECMO 相关院内感染,目前也缺乏专门的 ECMO 相关院内感染的诊断标准。对院内感染的早期诊断取决于临床医生对临床表现、生化指标的严谨鉴别,对患者病理生理变化的深刻理解,以及对传统院内感染标准的熟练掌握。目前,一般认为 ECMO 相关院内感染的定义为:在 ECMO 开始后 48h 以上和 ECMO 停止后 48~72h 内出现医院内血流感染(nosocomial bloodstream infection,BSI)、导管相关性尿路感染(catheter-associated urinary tract infection,CAUTI)和医院获得性肺炎(hospital-acquired pneumonia,HAP)。

二、ECMO相关院内感染发生率

根据Vogel等和Bizzarro等对ELSO登记处进行的两次审查,ECMO期间医院获得性感染(hospital-acquired infection,HAI;简称院内感染)的发病率为10%~12%。这数据主要反映新生儿和儿童的感染率,主要代表登记处的数据;而成人亚组的感染率更高,为21%。尽管ELSO的数据存在许多局限性,包括没有培养日期或来源,无法清楚地区分报告的耐药生物体的感染和定殖,但总结这些信息可以了解到:随着年龄的增长,感染的发生率升高;随着ECMO运行时间的延长,感染的发生率升高;ECMO运行超过两周时,感染的发生率会明显增高。ECMO相关院内感染导致患者死亡的概率增加。其他单中心研究(如Schmidt等的研究)中,ECMO患者感染的发生率较ELSO的数据高,总感染率为65%。其中,VAP最常见(占总感染病例的55%),其次BSI占18%,纵隔感染占11%,管路感染占10%,总感染率为75.5例/1000 ECMO天,VAP发生率为55.4例/1000 ECMO天,BSI发生率为16例/1000 ECMO天。杭州市第一人民医院重症医学科统计了77例ECMO患者,排除9例之前有细菌感染或48h内死亡患者,总共统计69例,30例(43.5%)患者出现43例次医院获得性感染。20.3%的患者(14例)出现医院获得性肺炎(HAP),27.5%的患者(19例)出现BSI,14.5%的患者(10例)出现尿路感染(urinary tract infection,UTI)。总院内感染的发生率为76.0例/1000 ECMO天,医院获得性肺炎的发生率为24.7/1000 ECMO天,BSI的发生率为33.6/1000 ECMO天。由于各中心的诊断标准、数据收集方法的差异,医院获得性感染监测内容不同(如部分中心监测内容包括尿路感染),疾病种类、环境条件的不同导致院内感染的发生率差异很大。表9-1-1列出部分文献的院内感染发生率,以供参考。

表9-1-1　成人ECMO患者HAI和BSI的发病率[a]和发生率[b]

研究	发表时间	病例数	HAI发病率(%)	HAI发生率(例/1000 ECMO天)	BSI发病率(%)	BSI发生率(例/1000 ECMO天)
Hsu等	2009	114	9	11.92	3	2.98
Sun等	2010	334	13	21.48	—	14.84
Pieri等	2013	46	39	—	17	31.06
Schmidt等	2012	220	65	75.46	18	15.98
Aubron等	2013	146	25	39.38	14	20.55
Haneke等	2016	88	43	—	—	—
Austin等	2017	98	21	28.8	8	8.8
Juthani等	2018	100	26	—	7	—

注:[a]表示感染患者的总数占ECMO患者的总数的比例。[b]表示ECMO病程总持续时间内的感染事件数。

三、ECMO相关院内感染的病原学

根据ELSO的数据，凝固酶阴性葡萄球菌、铜绿假单胞菌、金黄色葡萄球菌和白念珠菌感染在院内感染中占据主要的优势。但ELSO数据很多来自新生儿、儿童，成人ECMO的数据表现有所不同。表9-1-2为来自Schmidt等研究的数据，表9-1-3为杭州市第一人民医院的数据。

表9-1-2　2003—2009年142例综合性ICU ECMO支持的成人患者的院内感染病原菌情况
（引自Schmidt等研究）

呼吸机相关性肺炎病原菌（n=163）	n（%）	置管处感染病原菌（n=21）	n（%）
铜绿假单胞菌	43（26.38）	大肠杆菌	5（23.81）
多种微生物	19（11.66）	肠球菌属	4（19.05）
金黄色葡萄球菌	16（9.82）	表皮葡萄球菌	4（19.05）
肠杆菌属	16（9.82）	多种微生物	3（14.29）
大肠杆菌	14（8.59）	金黄色葡萄球菌	2（9.52）
流感嗜血杆菌	14（8.59）	铜绿假单胞菌	2（9.52）
克雷伯菌属	10（6.13）	奇异变形杆菌	1（4.76）
奈瑟菌属	5（3.07）		
奇异变形杆菌	5（3.07）		
链球菌属	4（2.45）		
蜂房哈夫尼菌	3（1.84）		
肠球菌属	3（1.84）		
黏质沙雷菌	3（1.84）		
柠檬酸杆菌属	2（1.23）		
念珠菌属	2（1.23）		
表皮葡萄球菌	1（0.61）		
曲霉菌	1（0.61）		
鲍曼不动杆菌	1（0.61）		
厌氧菌属	1（0.61）		
纵隔感染病原菌（n=23）	n（%）	血流感染病原菌（n=47）	n（%）
念珠菌属	8（34.78）	铜绿假单胞菌	10（21.28）
表皮葡萄球菌	7（30.43）	肠球菌属	7（14.89）
铜绿假单胞菌	2（8.70）	大肠杆菌	6（12.77）
金黄色葡萄球菌	2（8.70）	表皮葡萄球菌	5（10.64）

续表

纵隔感染病原菌(n=23)	n(%)	血流感染病原菌(n=47)	n(%)
大肠杆菌	2(8.70)	金黄色葡萄球菌	4(8.51)
肠球菌属	1(4.35)	链球菌属	3(6.38)
奈瑟菌属	1(4.35)	肠杆菌属	3(6.38)
		念珠菌属	3(6.38)
		厌氧菌属	3(6.38)
		柠檬酸杆菌属	1(2.13)
		奇异变形杆菌	1(2.13)
		多种微生物	1(2.13)

注:n表示病例数。

表9-1-3　2009—2019年69例综合性ICU ECMO支持的成人患者的院内感染病原菌情况（杭州市第一人民医院）

病原菌		RTI(n=14)	BSI(n=19)	UTI(n=9)
革兰氏阴性菌	肺炎克雷伯菌	5	6	1
	鲍曼不动杆菌	3	1	4
	洋葱伯克霍尔德菌	2	11	0
	铜绿假单胞菌	2	0	0
	大肠杆菌	1	1	1
	阴沟肠杆菌	1	1	0
	黏质沙雷菌	0	2	0
	产气肠杆菌	0	1	0
	嗜麦芽窄食单胞菌	0	—	0
革兰氏阳性菌	表皮葡萄球菌	0	2	0
	屎肠球菌	0	1	0
真菌	白念珠菌	0	1	4
	近平滑念珠菌	0	1	2
	光滑念珠菌	0	0	1
	热带念珠菌	0	0	1

注:RTI为呼吸道感染(respiratory tract infection)。

尽管ELSO数据表明ECMO相关院内感染最常见的分离菌为凝固酶阴性葡萄球菌和白念珠菌,但也有很多研究的数据表明ECMO期间VAP以革兰氏阴性菌为主,BSI的病原菌与VAP类似。笔者所在医院(杭州市第一人民医院)ECMO患者呼吸道和血源性感染的主要病原菌为革兰氏阴性菌。其中,血源性感染病原菌中占第一位的为肺炎克雷伯菌,呼吸道感染病原菌中占第一位、第二位的分别为肺炎克雷伯菌、鲍曼不动杆菌,泌尿系统感染病原菌中占第一位的为鲍曼不动杆菌。在以往ECMO相关院内感染报道中,革兰氏阳性菌和真菌感染率较低,与目前ICU分离菌的大数据趋势一致:即革兰氏阴性菌(特别是耐药菌)分离率逐步增加,革兰氏阳性菌的分离率逐年下降。原因可能与广泛使用联合抗生素(通常包含抗革兰氏阳性菌药物)预防有关。ELSO研究认为,没有证据表明临床上相当普遍的常规血液培养及其他监测培养(包括尿培养和痰培养)有任何益处。考虑到成本,ELSO感染工作组建议,只有在临床上对ECMO患者的血、尿和呼吸道感染存在重大怀疑时,才从ECMO患者处获取血、尿和呼吸道标本予以培养。考虑到各种类型ICU的差异以及国内外的差异,建议开展ECMO手术的部门设立院感小组,监测院内感染的流行情况,根据本科室的流行情况制定防控措施。

四、ECMO相关院内感染对预后的影响

ECMO的感染性并发症与病死率和发生率增加有关,尤其是脓毒症。院内感染使ECMO患者的病死率增加38%~63%。Steiner等进行的一项回顾性队列研究发现,在ECMO期间发生BSI的患者的死亡风险是正常对照组的3倍。Wang等研究表明,VAP患者的病死率是无VAP患者的2.6倍,但BSI患者和非BSI患者的病死率未见显著性差异。

五、ECMO相关院内感染危险因素

(一)病情严重程度和基础疾病

在成人中,较高的插管前序贯器官衰竭评估(sequential organ failure assessment, SOFA)评分不仅是总感染并发症的独立因素,也是BSI的独立危险因素。Wang等研究发现,VAP组和非VAP组的SOFA评分无明显差异,提示BSI和VAP的危险因素存在明显差别。

Sun等的一项回顾性队列研究表明,合并自身免疫病的患者感染风险增加,可能是慢性免疫抑制治疗导致的。

(二)ECMO模式和置管方法

Austin等研究发现,在新生儿中,与VV-ECMO相比,VA-ECMO患者感染性并发症的风险增加25%。来自其他研究的数据(包括成人、儿科和新生儿患者)大多与此结论一致。但Sun等研究认为,与VA-ECMO相比,VV-ECMO患者的感染风险更高,推测这

可能是 VV-ECMO 患者的基础条件更差引起的。与 Sun 等的研究相似,Wang 等认为除了基础条件差以外,这一结果也可能是 VV-ECMO 患者的术前呼吸机使用、住院时间较 VA-ECMO 患者更长导致的。

一般心源性休克患者需要 ECMO 支持,主要是 VA-ECMO。VA-ECMO 可导致较高的感染风险,尤其是在心脏手术后或通过敞开的胸部置管时患者纵隔感染的风险增加。然而,成人 ECMO 研究提示,呼吸衰竭指征较心脏指征患者的 VAP 感染风险更高,BSI 则无明显差异,可能是因为 ECMO 技术差异。

在成人中,双腔颈静脉插管被证明与较低的感染风险有关。合理的解释是:相对单用颈内静脉,通过股静脉置管可能导致导管相关的 BSI 风险更高。因此,更小的创伤和减少股静脉置管可能减少院内感染。

(三)ECMO 运行时间

几个横断面分析发现感染的发生与 ECMO 持续时间有关,尤其是感染的发生可能延迟 ECMO 的撤离,更长的 ECMO 疗程可能增加感染风险。Burket 等报道,较长 ECMO 运行时间(即 >20 天和 >30 天)的患者感染率较高。我们观察到,ECMO 支持治疗 11~20 天的患者中感染发生率为 27.2 例/1000 ECMO 天,21~30 天感染发生率为 64.5 例/1000 ECMO 天,31~40 天感染发生率为 90.9 例/1000 ECMO 天。该研究支持感染风险随 ECMO 持续时间增加的假设。

(四)呼吸机支持时间

Wang 等研究数据统计表明,在 ECMO 撤离前呼吸机支持时间是 ECMO 相关 VAP 的独立危险因素。其他文献报道,在 ECMO 支持早期撤离呼吸机,可减少院内感染。当然,在这方面还需要更多的研究来支持相关结论。

（王剑荣　何　伟）

第二节　ECMO 相关院内感染防控措施

ECMO 相关院内感染管理方面缺乏全球普遍的共识。首先,防控应该按照常规诊疗的指南;其次,遵循 ELSO 感染性疾病工作组(以下简称"工作组")2012 年制定的指导建议。

一、常规预防措施

常规的护理技术和操作很多可用于预防和避免患者院内感染的发展，ECMO支持下常规的防控措施可能受到一定的限制。因此，工作组提出的以下建议旨在帮助预防院内感染。

1.应严格遵守预防呼吸机相关性肺炎的标准指南，包括床头抬高、口腔护理、抗反流措施等。物理排痰、吸痰和应用支气管镜都已被证明可以安全进行。如果因担心患者肝素化出血而避免此类操作，很可能会增加VAP的风险。同样，对于可能长期应用ECMO的成人患者，应考虑早期进行气管切开，以改善肺部引流，降低胃肠道反流造成误吸的可能性，并降低镇静的要求，使患者更加清醒，利于气道廓清。

2.建议考虑在适当的时候使用口腔和胃肠道去污方案。

3.尽可能采用早期和完全的肠内营养，有助于维持肠黏膜，防止细菌易位，也有助于避免再使用全肠外营养（total parenteral nutrition，TPN）并减少相应的感染风险。如果不能进行肠内喂养，必须使用TPN，最好直接通过洁净的专用管路，而不是在ECMO循环管路中。如果患者中心静脉通道有限，TPN只能进入ECMO循环回路，那就使用一套专用管路，不要与其他输液混合，应严格消毒，每天更换。

4.建议在ECMO支持患者稳定后，移除所有不必要的输液管路、穿刺导管和附属装置，以将脓毒症的风险降至最低。如果要输药物和血液制品，应尽量使用外周静脉进行间歇给药。抗凝不是拔除中心静脉导管（central venous catheter，CVC）的禁忌。工作组强烈认为，感染的风险远远超过了拔除中心静脉导管导致的出血风险。另一方面，工作组认识到，对于可用外周通道有限的一些患者，如需要中央静脉导管，在更换和穿刺管路时应严格遵循无菌原则。对于可能需要特殊压力监测的患者（比如Swan-Ganz导管置管患者），当ECMO撤离时，建议把ECMO相关留置的所有管路一起移除，如果还有需要，在ECMO疗程结束或接近结束时置入新的管路。如果由技术熟练的医生操作，抗凝情况下置入这些管路的感染风险相当低。

5.由于存在血肿形成和随后感染的风险，不建议在ECMO期间长期留置静脉导管（带隧道或带袖带导管）。此外，如果怀疑管路可能受到污染，建议对这些管路保持零容忍，应移除这些导管。

二、ECMO管路的预防措施

除了全身预防，对管路进行适当的管理也是很重要的。工作组审查了许多常见做法,以减少管路污染,特别是在成人ECMO运转时间不断增加的情况下。根据已知的风险因素和一般感染控制原则,以及消毒液、静脉连接、中心静脉通路等的相关数据。工作组概述了以下基本准则。

1.一般情况下,建议将ECMO管路等同用于TPN的中心静脉导管一样进行维护,强烈反对不必要地"破坏"管路完整性。这样使ECMO管路受到污染的可能性大大降低。虽然按时根据ECMO管路抽取的血气分析进行调整是必要的,但强烈反对在患者其他位置(如桡动脉导管)可用时仍从ECMO管路中进行常规采样。

2.强烈建议对ECMO管路中所有连接和接入位置使用无针接头。从医护安全的角度来看,这些接头不仅更好,而且消毒的可靠性要比普通接头高。

3.首选氯己定溶液消毒,而非酒精或聚维酮碘。

4.建议只对ECMO管路进行连续输注,以尽量减少"破坏"ECMO管路的无菌性。应在不断开和重新连接管路的情况下调整药物剂量(包括肝素、血管加压药、强心药、麻醉剂和镇静剂等)。ECMO管路与输液管的初始连接和旧管路的更换应遵循最严格的无菌技术。采用氯己定消毒和使用无针接头。

5.在可能的情况下,应避免药物的持续微泵,以避免造成ECMO管路不必要的"中断"。

6.由于ECMO患者的血液污染风险增加,应避免将ECMO患者与其他具有高度耐药生物体或严重受污染伤口或严重感染的患者一同护理,或避免让此类患者床位与ECMO患者的床位相邻。

7.如同常规的院内感染预防原则,床边人员的洗手频率和洗手溶液可及性至关重要。

三、抗生素预防

在工作组调查的数据中,预防性抗生素的使用种类繁多,从整个ECMO运行期间均联合用药到只覆盖选择性革兰氏阳性菌,也有除了手术时预防之外不使用抗生素的。

如果没有感染的证据,对ECMO患者抗生素的使用仅限于短期预防。事实上,连续使用预防性抗生素的常规做法可能只会增加耐药菌株和潜在真菌的风险。当然,避免常规使用抗生素预防的建议不一定适用于经胸腔插管(开胸中心插管)的患者。置管过程中的预防性抗生素应用应遵循外科预防的标准原则,通过切开或经皮插管都可单剂量给药或者最多持续24h覆盖。超出该用法的额外剂量没有依据。由于ECMO

患者真菌感染发生率高和病死率增加,工作组建议对真菌感染高风险的患者(如多种抗生素治疗的长时间开胸患者,免疫功能严重受损的患者)适当积极地抗真菌预防。

　　ECMO相关院内感染发生率高,对预后有明显的不良影响,需要积极地展开调查和采取综合措施。尽管目前对ECMO相关院内感染的预防措施仍存在很多争议,但以往防治VAP和CRBSI的经验表明:对原发疾病的早期治疗、每日ECMO撤机评估、缩短ECMO支持持续时间和严格应用ECMO指征,或许是防止ECMO患者院内感染的有效方法。

(王剑荣　何　伟)

参考文献

[1] Aubron C, Cheng A C, Pilcher D, et al. Infections acquired by adults who receive extracorporeal membrane oxygenation: Risk factors and outcome. Infect Control Hosp Epidemiol, 2013, 34(1): 24-30.

[2] Austin D E, Kerr S J, Al-Soufi S, et al. Nosocomial infections acquired by patients treated with extracorporeal membrane oxygenation. Crit Care Resusc, 2017, 19(Suppl 1): 68-75.

[3] Bizzarro M J, Conrad S A, Kaufman D A, et al. Infections acquired during extracorporeal membrane oxygenation in neonates, children, and adults. Pediatr Crit Care Med, 2011, 12(3): 277-281.

[4] Brown K L, Ridout D A, Shaw M, et al. Healthcare-associated infection in pediatric patients on extracorporeal life support: The role of multidisciplinary surveillance. Pediatr Crit Care Med, 2006, 7(6): 546-550.

[5] Burket J S, Bartlett R H, Vander Hyde K, et al.. Nosocomial infections in adult patients undergoing extracorporeal membrane oxygenation. Clin Infect Dis, 1999, 28(4): 828-833.

[6] Coffin S E, Bell L M, Manning M, et al. Nosocomial infections in neonates receiving extracorporeal membrane oxygenation. Infect Control Hosp Epidemiol, 1997, 18(2): 93-96.

[7] Extracorporeal Life Support Organization (ELSO). ELSO Task Force on Infectious Disease on ECMO: Diagnosis, Treatment and Prevention. Ann Arbor: ELSO, 2012.

[8] Haneke F, Schildhauer T A, Schlebes A D, et al. Infections and Extracorporeal Membrane Oxygenation: Incidence, therapy, and outcome. ASAIO J, 2016, 62(1): 80-86.

［9］Hsu M S, Chiu K M, Huang Y T, et al. Risk factors for nosocomial infection during extracorporeal membrane oxygenation. J Hosp Infect,2009,73(3):210-216.

［10］Juthani B K, Macfarlan J, Wu J, et al. Incidence of nosocomial infections in adult patients undergoing extracorporeal membrane oxygenation. Heart Lung, 2018, 47(6): 626-630.

［11］Meyer D M, Jessen M E, Eberhart R C, et al. Neonatal extracorporeal membrane oxygenation complicated by sepsis. Ann Thorac Surg,1995,59(4):975-980.

［12］Montgomery V L, Strotman J M, Ross M P. Impact of multiple organ system dysfunction and nosocomial infections on survival of children treated with extracorporeal membrane oxygenation after heart surgery. Crit Care Med,2000,28(2):526-531.

［13］O'Grady N P, Alexander M, Burns L A, et al. Guidelines for the prevention of intravascular catheter-related infections. Clin Infect Dis,2011,52(9):e162-193.

［14］O'Neill J M, Schutze G E, Heulitt M J, et al. Nosocomial infections during extracorporeal membrane oxygenation. Intensive Care Med,2001,27(8):1247-1253.

［15］Pieri M, Agracheva N, Fumagalli L, et al. Infections occurring in adult patients receiving mechanical circulatory support:The two-year experience of an Italian National Referral Tertiary Care Center. Med Intensiva,2013,37(7):468-475.

［16］Schmidt M, Brechot N, Hariri S, et al. Nosocomial infections in adult cardiogenic shock patients supported by venoarterial extracorporeal membrane oxygenation. Clin Infect Dis,2012,55(12):1633-1641.

［17］Steiner C K, Stewart D L, Bond S J, et al. Predictors of acquiring a nosocomial bloodstream infection on extracorporeal membrane oxygenation. J Pediatr Surg,2001,36(3):487-492.

［18］Sun H Y, Ko W J, Tsai P R, et al. Infections occurring during extracorporeal membrane oxygenation use in adult patients. J Thorac Cardiovasc Surg,2010,140(5):1125-1132.

［19］Thiagarajan R R. No consensus, wide variability:State of infection management during extracorporeal membrane oxygenation. Pediatr Crit Care Med,2019,20(7):684-685.

［20］Vincent J L, Moreno R, Takala J, et al. The SOFA (sepsis-related organ failure assessment) score to describe organ dysfunction/failure. On behalf of the Working Group on Sepsis-Related Problems of the European Society of Intensive Care Medicine. Intensive Care Med,1996,22(7):707-710.

［21］Vogel A M, Lew D F, Kao L S, et al. Defining risk for infectious complications on extracorporeal life support. J Pediatr Surg,2011,46(12):2260-2264.

[22] Wang J R, Huang J Y, Hu W, et al. Risk factors and prognosis of nosocomial pneumonia in patients undergoing extracorporeal membrane oxygenation:A retrospective study. J Int Med Res,2020,48(10):300060520964701.

[23] Zangrillo A, Landoni G, Biondi-Zoccai G, et al. A meta-analysis of complications and mortality of extracorporeal membrane oxygenation. Crit Care Resusc,2013,15(3):172-178.

第十章 | 清醒ECMO的实施

近年来,随着技术的进步和临床证据的丰富,ECMO已经成为急性可逆性呼吸循环衰竭的有效支持手段,临床应用越来越广泛。ECMO患者由于急性呼吸循环衰竭,往往需要气管插管机械通气并进行深镇静,由此会带来一系列相关的不良反应甚至并发症。早在20世纪七八十年代ECMO进入临床应用时,就已经有清醒ECMO在动物试验中成功应用的报道。清醒ECMO是指患者在清醒状态下进行ECMO呼吸循环支持,在适当的镇痛或浅镇静下进行无创通气或者自主呼吸,以减少深镇静和有创机械通气带来的呼吸机相关感染、ICU获得性肌无力和胃肠功能损伤等不良反应,从而尽早进行康复锻炼等。因此,在严密监测下进行清醒ECMO临床应用具有重要的意义。

清醒ECMO患者处于不稳定状态时也存在较多风险和问题,VV-ECMO和VA-ECMO的应用指征和相关利弊问题有所不同,需要分别考虑。不同模式清醒ECMO的利弊见表10-1-1。

表10-1-1 不同模式清醒ECMO的利弊

模式	利	弊
VV-ECMO	·保留自主呼吸,改善通气血流比例失调; ·自主呼吸可有效维持功能残气量; ·维持膈肌收缩和避免控制性机械通气,防止VIDD; ·自主呼吸利于血液和淋巴回流; ·减少呼吸机/气管插管相关的肺部感染; ·减少谵妄; ·有利于尽早进行康复锻炼; ·利于患者交流和自主进食	·过强自主呼吸产生的过高跨肺压导致肺损伤、加重肺水肿; ·高呼吸做功导致氧耗增加; ·ECMO设备出现故障时可能需要行紧急气管插管机械通气; ·患者不适、疼痛和焦虑,甚至谵妄; ·呼吸道自洁能力不佳导致肺部感染加重; ·存在有创设备尤其ECMO意外拔管或脱管的风险
VA-ECMO	·防止VIDD; ·减少呼吸机/气管插管相关的肺部感染; ·减少谵妄; ·有利于尽早进行康复锻炼; ·利于患者交流和自主进食;	·过强自主呼吸产生的胸腔内负压导致肺水肿; ·自主呼吸使氧耗明显增加; ·患者不适、疼痛和焦虑,甚至谵妄; ·存在有创设备尤其ECMO意外拔管或脱管的风险; ·导管扭曲受压等导致血流动力学不稳定

注:VIDD为机械通气相关性膈肌功能障碍(ventilator-induced diaphragmatic dysfunction)。

需要注意的是，ECMO 是一种医疗资源密集型的器官功能支持技术，患者与 ECMO 之间的相互作用复杂、患者存在复杂的病理生理紊乱，ECMO 支持所造成的创伤大、并发症多，呼吸循环等相关监测及清醒 ECMO 管理存在困难，如何安全有效地实施清醒 ECMO，对医疗决策和医疗护理都有很高的要求。

一、清醒ECMO的实施要点

清醒 ECMO 首先需要选择合适的患者，进行精准的监测和管理，确保清醒 ECMO 安全有效地实施。清醒 ECMO 的实施要点包括合适的患者选择，精准的监测和高质量的患者管理几个方面。

由于 ECMO 支持呼吸和循环的患者病理生理改变不同，实施清醒 ECMO 时 VV-ECMO 和 VA-ECMO 的适应证不同。对于 VV-ECMO 患者，实施的要点是，在清醒 ECMO 下维持有效的气体交换，同时避免过强的自主呼吸，以免导致肺损伤加重或存在气道自洁能力不足的问题（必要时尽早气管切开）。早期清醒 VV-ECMO 实施的经验大多来自等待肺移植的患者，因其主要是单器官功能衰竭，在 ECMO 提供有效的气体交换支持后，患者的自主呼吸能够明显改善，可以进行正常的呼吸、饮食乃至自主活动锻炼。

近年来临床研究证实，对肺移植患者进行清醒 ECMO 支持，可以明显改善患者近期和远期预后。表 10-1-2 为近年来肺移植患者清醒 ECMO 相关研究数据。另外一类适宜清醒 ECMO 的患者是 COPD 急性发作需要 ECMO 辅助的患者，二氧化碳体外清除的模式可以让患者在 COPD 急性发作期间避免有创机械通气，减少相关并发症。表 10-1-3 为 COPD 患者清醒 ECMO 相关研究数据。免疫抑制患者出现呼吸衰竭后有创机械通气的病死率高，采用清醒 ECMO 支持是否能避免气管插管，改善患者预后尚未明确。但近期研究显示，ECMO 支持的免疫抑制患者的 6 个月生存率不高，仅为 30%，清醒 ECMO 是否能让此类患者获益尚不明确，需要更多临床研究进一步明确。由于肺容积明显减少、肺牵张反射、神经反射、炎症神经递质的作用等，即使在 ECMO 支持下部分 ARDS 患者仍有明显的呼吸窘迫和过强的自主呼吸，导致肺损伤的进一步加重。另外，ARDS 患者往往合并有其他器官功能障碍。因此，对于 ARDS 患者，临床上需要仔细进行病情和自主呼吸功能的评估，从而判断患者是否适合进行清醒 ECMO。

表10-1-2　肺移植患者清醒ECMO相关研究数据

文献	发表年份（年）	患者数（例）	BTT时间（天）	体外支持类型（n）	成功移植患者数（例）
Olsson等	2010	5	21	VA	4
Fuehner等	2012	26	9	VV,VA	—
Javidfar等	2012	6	—	VV,VA	
Hoopes等	2013	18	11	VV(10),VA(2) PA-LA(2),RA-Ao(4)	18
Crotti等	2013	10	28	VV(8),VA(1),AV(1)	8
Lang等	2014	5	21	AV(2),VV(2)	5
Mohite等	2015	7	89	VV,VA	—
Inci等	2015	6	—	—	6
Biscotti等	2017	40	12	VV(25),VA(14),VVA(1)	37
Hermens等	2017	14	5～31	VV	7

注：BTT为桥接肺移植（bridge to lung transplantation），PA-LA为肺动脉-左房（pulmonary artery-left atrium），RA-AO为右房-升主动脉（right atrium-ascending aorta）。n表示该体外支持类型的患者数。

表10-1-3　COPD患者清醒ECMO相关研究数据

文献	发表年份（年）	疾病	患者数（例）	支持类型	平均支持时间（天）	未接受有创机械通气患者数（例）
Kluge等	2012	COPD	14	PECLA	9	13
Burki等	2013	COPD	20	低流速ECCO$_2$R	4	9
Abrams等	2013	COPD	5	低流速ECCO$_2$R	8	—
Del Sorbo等	2015	COPD	25	低流速ECCO$_2$R	2	22
Hoeper等	2013	ARDS	6	VV-ECMO	10	3

注：PECLA为无泵的体外膜肺（pumpless extra-corporal lung assist）；ECCO$_2$R为体外二氧化碳清除（extra-corporeal CO$_2$ removal）。

总的来说，清醒ECMO实施需要患者清醒配合、无明显谵妄，血流动力学趋向稳定，去甲肾上腺素或等量剂量低于20μg/min，无心律失常，气道分泌物不多、具有气道保护能力，还需实时进行自主呼吸努力评估，并监测患者的循环功能。

在实施清醒VV-ECMO过程中，对自主呼吸驱动的监测与调节是影响成败的关键环节。对于有创机械通气的患者，可快速准确地监测呼吸频率、吸气流速、潮气量、每分通气量、膈肌电活动（EAdi）、气道闭合压（P0.1）等指标来评估呼吸驱动的强度；但对于没有人工气道的清醒患者，有创机械通气监测指标的获取受限。随着床旁重症超声的广泛应用，临床上可通过超声评估膈肌厚度变化率（图10-1-1和图10-1-2）、膈肌移动度（图10-1-3）间接评估患者呼吸驱动强度。正常人膈肌厚度变化为0.22～0.28cm，膈肌变化率为42%～78%；呼气末膈肌厚度小于0.2cm为膈肌萎缩，膈肌厚度变化小于20%为膈肌瘫痪（膈肌功能障碍）。膈肌移动度为基线至曲线最高点的垂直距离。在平静呼吸时，膈肌移动度一般为男性（1.8±0.3）cm/女性（1.6±0.3）cm；深呼吸的膈肌移动度标准为男性（7±0.6）cm/女性（5.7±1.0）cm；如果移动度小于1cm，则提示膈肌功能不良。

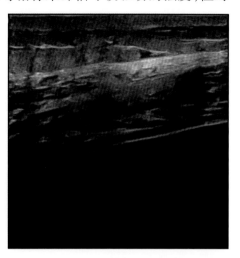

图10-1-1　膈肌厚度二维超声（可见三层平行组织，两条高回声的胸膜层和腹膜层及中间无回声的肌肉层。膈肌的厚度为胸膜层和腹膜层之间的距离）

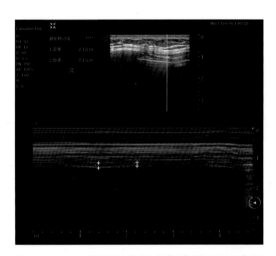

图10-1-2　膈肌厚度M型超声（膈肌厚度沿着测量线呈周期变化，可以在呼气末和吸气末测量膈肌厚度）

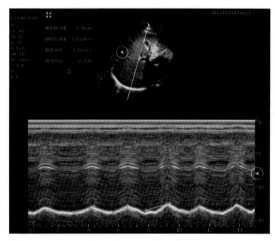

图10-1-3　膈肌移动度（M型超声可显示沿着测量线的膈肌运动轨迹。吸气时膈肌下移靠近探头，M超显示向上的轨迹；呼气时相反）

对于VA-ECMO患者，大多可以采用清醒ECMO放置和支持，等待恢复和进一步临床决策。对于气管插管的有创机械通气支持患者，如循环趋向好转，在偿还氧债、保证灌注、不增加心肺负荷的情况下，可考虑尽早撤离有创机械通气而行清醒ECMO。对于急性心肌梗死、暴发性心肌炎、急性肺栓塞和心脏手术后等各种原因导致的心源性休克患者,在VA-ECMO支持后符合机械通气脱机拔管条件时,应尽早撤离机械通气,有可能改善预后。

实施清醒ECMO的另一个关键是对患者呼吸循环影响的精准监测,尤其是心-肺-ECMO系统之间的相互影响。对于VV-ECMO患者,由于没有气管插管和有创机械通气,患者的潮气量和压力等力学监测受到限制,导致呼吸监测容易被忽略。患者自主呼吸过强所导致的过高的跨肺压和潮气量,是自主呼吸导致患者肺损伤的重要原因。对于清醒VV-ECMO患者,需要密切监测患者的自主呼吸频率和自主呼吸努力的强弱。必要时可采用食管测压法进行跨肺压监测,评估自主呼吸努力,指导临床呼吸管理。对于气道自洁能力有限或需要保留人工气道的患者,可以尽早采用气管切开等方式改善气道管理,以利于尽早过渡到清醒ECMO。对VA-ECMO患者的循环监测常常借助有创动脉血压、心脏超声检查等。在VA-ECMO患者循环改善后可以尽早进行呼吸评估,在成功撤离机械通气(拔除气管插管)后,采用无创通气、高流量氧疗辅助自主呼吸,进行清醒ECMO。对于合并呼吸衰竭的VA-ECMO患者,需要警惕半身缺氧的发生,实时动态密切监测患者右上肢的经皮血氧饱和度,评估患者氧供需情况。

采用清醒ECMO的患者需要系统的医疗护理协同管理。清醒ECMO患者的导管尽可能采用超声引导下Seldinger法进行置入,并牢固固定,避免出血和滑脱。对于VV-ECMO,如有条件应尽可能选择双腔导管颈内静脉置入,以减少下肢股静脉置管后患者活动受限,由于导管管径较粗,需要TEE引导以准确定位;对于VA-ECMO,可采用颈内血管和中心置管,避免下肢血管导管因活动带来的循环波动。除了常规的医疗护理管理外,护理上需要对清醒ECMO患者给予更多的人文关怀,患者的精神状态和心理状态往往会发生明显的改变,需要密切观察,并在患者进行有创操作或遭受打击时,给予心理辅导。

清醒ECMO安全实施的要点是精细规范化的管理和高效的团队合作。由于此类患者往往病情危重,在实施清醒ECMO过程中需要对其进行规范化、流程化管理,及时判断患者心肺功能和ECMO之间的作用,待心肺功能改善后尽早撤离ECMO。ECMO管理过程中须与其他专业密切配合,如康复等专业团队。在精细监测评估的基础上进行清醒ECMO的实施,在维持呼吸循环的基础上等待患者心肺功能的恢复,最终改善患者预后。

二、清醒ECMO的注意事项))) --------------------------------------

对于清醒ECMO患者，在实施和管理方面需要注意如下几个方面的问题，以避免相关风险和并发症。

首先，清醒ECMO的镇静镇痛采用镇痛为先、最小化镇静策略，以实现最大化人文关怀，并注意动态调整，在不同病程阶段制定合适的镇痛镇静目标。其次，清醒ECMO的实施需要对患者进行精准的呼吸循环监测，并选择合适的时机，避免加重肺损伤或延迟心肺功能恢复，导致患者ECMO撤离困难甚至不良预后。再次，由于清醒ECMO患者活动可能导致ECMO管路弯折、受压等而影响血流，或者导致置管部位出血等问题，所以采用超声引导下Seldinger法穿刺置管后须稳妥、牢固固定导管，加强护理，避免损伤和出血的发生。最后需要注意的是，撤离ECMO、挽救生命是终极目标，没有指征和监测的、缺乏敬畏心的清醒ECMO滥用值得担忧。

总之，清醒ECMO可以避免深镇静、气管插管等有创机械通气引起的诸多不良反应，有显著的临床意义。但ECMO患者呼吸循环监测的复杂性，以及清醒ECMO患者的管理是重症医疗护理人员的重大挑战。在充分理解清醒ECMO患者病理生理学基础上，精准评估和精细化管理可使清醒ECMO支持的患者获益，改善患者预后。

（刘松桥）

参考文献

［1］Abrams D，Combes A，Brodie D. Extracorporeal membrane oxygenation in cardiopulmonary disease in adults. Journal of the American College of Cardiology，2014，63（25）：2769-2778.

［2］Abrams D，Garan A R，Brodie D. Awake and fully mobile patients on cardiac extracorporeal life support. Ann Cardiothorac Surg，2019，8（1）：44-53.

［3］Alozie A，Kische S，Birken T，et al. Awake extracorporeal membrane oxygenation（ECMO）as bridge to recovery after left main coronary artery occlusion：A promising concept of haemodynamic support in cardiogenic shock. Heart Lung Circ，2014，23（10）：e217-e221.

［4］Brochard L，Slutsky A，Pesenti A. Mechanical ventilation to minimize progression of lung injury in acute respiratory failure. Am J Respir Crit Care Med，2017，195（4）：438-442.

［5］Chacko C J, Goyal S, Yusuff H. Awake extracorporeal membrane oxygenation patients expanding the horizons. J Thorac Dis, 2018, 10(Suppl 18): S2215-S2216.

［6］Chicotka S, Rosenzweig E B, Brodie D, et al. The "central sport model": Extracorporeal membrane oxygenation using the innominate artery for smaller patients as bridge to lung transplantation. ASAIO Journal, 2017, 63(4): e39-e44.

［7］Crotti S, Bottino N, Ruggeri G M, et al. Spontaneous breathing during extracorporeal membrane oxygenation in acute respiratory failure. Anesthesiology, 2017, 126(4): 678-687.

［8］Fuehner T, Kuehn C, Hadem J, et al. Extracorporeal membrane oxygenation in awake patients as bridge to lung transplantation. Am J Respir Crit Care Med, 2012, 185(7): 763-768.

［9］Haberl T, Aliabadi-Zuckermann A, Goliasch G, et al. Awake extracorporeal life support (ECLS) implantation in profound cardiogenic shock. Multimed Man Cardiothorac Surg, 2018. DOI: 10.1510/mmcts.2018.042.

［10］Hwang W W, Yamashiro S M, Sedlock D, et al. Ventilatory response to CO_2 and O_2 near eupnea in awake dogs. J Appl Physiol, 1988, 65(2): 788-796.

［11］Langer T, Santini A, Bottino N, et al. "Awake" extracorporeal membrane oxygenation (ECMO): Pathophysiology, technical considerations, and clinical pioneering. Crit Care, 2016, 20(1): 150.

［12］Rawlings C A, Bisgard G E, Dufek J H, et al. Prolonged perfusion with a membrane oxygenator in awake ponies. J Thorac Cardiovasc Surg, 1975, 69(4): 539-551.

［13］Schmidt M, Schellongowski P, Patroniti N, et al. Six-month outcome of immunocompromised severe ARDS patients rescued by ECMO. An international multicenter retrospective study. Am J Respir Crit Care Med, 2018, 197(10): 1297-1307.

［14］Shekar K, Abrams D, Schmidt M. Awake extracorporeal membrane oxygenation in immunosuppressed patients with severe respiratory failure-a stretch too far? J Thorac Dis, 2019, 11(7): 2656-2659.

［15］Sommer W, Marsch G, Kaufeld T, et al. Cardiac awake extracorporeal life support-bridge to decision? Artificial Organs, 2015, 39(5): 400-408.

［16］Spinelli E, Mauri T, Beitler J R, et al. Respiratory drive in the acute respiratory distress syndrome: Pathophysiology, monitoring, and therapeutic interventions. Intensive Care Med, 2020, 46(4): 606-618.

［17］Wohlfarth P, Beutel G, Lebiedz P, et al. Characteristics and outcome of patients after allogeneic hematopoietic stem cell transplantation treated with extracorporeal membrane oxygenation for acute respiratory distress syndrome. Crit Care Med, 2017, 45(5): e500-e507.

第十一章 | ECMO转运

ECMO患者病情危重、生命体征不平稳,为了更好地进行相关检查及治疗,通常需要进行院内甚至院外的转运,如手术室、导管室、急诊室、ICU之间的院内转运,或下级医院向上级医院ECMO治疗中心的跨区、市、省间的院外转运。ECMO患者转运相比于普通患者的转运,存在着更大的转运风险,需要提前做好各项评估及准备工作,以确保转运安全。

一、转运前的评估

1. 患者的评估

转运前主管医生应评估ECMO患者的意识、病情、生命体征、循环和呼吸支持情况,根据评估的结果以及转运的获益与风险,从而决定患者是否需要进行转运。明确转运后,责任护士需对患者的用药、导管及皮肤进行评估,落实相关的保障措施。

2. 家属的知情告知

ECMO患者的转运有很多不确定的风险因素及难点,主管医生需将转运的必要性和潜在的风险告知患者家属,获得其知情同意并签字后方可实施转运。

3. 转运人员评估

ECMO转运团队需配备1名医疗主管或转运负责人(对转运进行统筹安排)、1名主管医生(负责转运过程中患者突发状况的抢救处理)、1名体外循环师(负责ECMO管道的固定,以及保障ECMO的正常运行)、2名重症护理人员(负责转运过程中患者的病情观察及突发状况时配合医生完成抢救及记录)。转运团队成员需分工明确、各司其职。对ECMO转运团队成员的资质有一定的要求,医生要求由心胸外科、麻醉科、重症医学专业的医生组成,护士需要有至少3年以上的ICU工作经验,能级N3以上且获得国家或省级重症专科资质。国外有些大型医疗中心组建有专门的危重症患者转运团队,负责全医疗中心所有危重症患者的转运工作。

4. 转运设备评估

患者转运过程中所需设备包括ECMO仪器、转运呼吸机、转运心电监护、IABP、微泵等,所有的设备均应保证功能运行良好、电源储备充分。

保证转运过程中充足的氧源。为确保患者转运安全,转运途中呼吸机及ECMO所需的氧气储备应在充分满足转运需求的基础上增加30min时长的使用量,因此转运时应使用5L及以上的氧气钢瓶,并至少备用2个以上,以备途中更换。

5. 规划转运路线

ECMO转运需要携带的仪器设备多,转运前应规划转运路线,包括转运通道、医疗电梯、路线和方式等。在评估转运通道、医疗电梯时,需确保所有的仪器设备及转运人员能够顺利通过或容纳,以保证转运畅通,必要时可提前将患者转运电梯停止在转运所需楼层,减少不必要的等待时间,缩短转运时间,保障患者转运安全。提前制定周密的转运计划可很好地规避转运风险,提高转运的成功率。

二、ECMO患者院内转运

ECMO患者院内转运(图11-1-1)实施细节包括以下几方面。

1. 完成患者的病情评估

评估患者是否符合转运要求,再次检查并固定管道;评估用药,备足转运过程中所需的所有药品。

2. 确定转运人员

院内转运至少需要5位医护人员共同完成。转运前应根据患者转运风险评估的结果来确定团队成员,并明确各转运人员的具体分工。医疗主管职责:负责人员的统筹安排,做好转运全过程的指挥工作。主管医生职责:负责呼吸机的转运管理及转运过程中患者突发状况的抢救处理。体外循环师职责:负责转运前ECMO相关设备及管道的检查和固定,做好氧源及电源的准备工作,转运过程中负责床单位与ECMO之间的安全距离,观察ECMO的运行情况及突发状况的紧急处理。护理人员A职责:负责除ECMO设备以外的所有转运设备的检查及固定,关注转运过程中

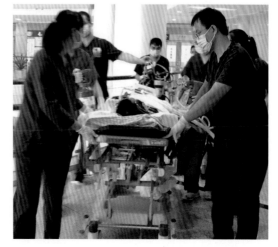

图11-1-1 ECMO患者院内转运

除 ECMO 以外设备的运行情况。护理人员 B 职责：协助医生进行患者转运前的风险评估，负责转运前的药物准备。

3. 转运设备管理

为减少患者搬动，推荐使用患者的床单位直接进行转运，床单位需配备转运监护系统、转运呼吸机、转运微泵、负压吸引装置、简易呼吸皮囊、急救箱等，考虑到电梯及通道的容纳情况，可将 ECMO 主机拆卸下来后置于床尾，配备手摇泵、氧气钢瓶及蓄电池等，若转运时间较短，患者循环稳定，可不携带水箱，但转运途中需注意患者的保暖。

4. 规划转运路线

选择路程短、通道宽敞的转运路线，做好转运电梯的联系及保障工作，并与相关科室做好有效沟通，尽可能缩短转运时间。

三、ECMO 患者院外转运

ECMO 患者院外转运（图 11-1-2）实施细节包括以下几方面。

1. 完成患者的病情评估

在 ECMO 患者院外转运前，不仅要评估患者是否符合转运条件，更要评估患者是否能够耐受长途转运。转运前应充分告知家属转运途中的风险，可能遇到的突发状况及应急预案等，征得家属的同意并签字。估算好转运所需时间，备足所需药品。

2. 确定转运人员

院外转运风险远远大于院内转运，因受转运交通工具空间的限制，转运小组人员需精简，但至少需 3 人组成。参与院外转运的人员需符合 ECMO 相关设备操作及管理能力强、危重症患者救治能力强、转运经验丰富、急救应变能力强等要求。医疗主管职责：负责人员统筹安排、转运工具的安排及转运全过程的指挥工作。主管医生职责：负责转运途中呼吸机的运行管理，患者病情监护及转运过程中患者突发状况的抢救处理。体外循环师职责：负责转运途中 ECMO 相关设备运行、管道安全的管理，氧源、电源及抢救药品的准备，协助医生进行突发状况的紧急处理。

3. 转运设备管理

（1）转运交通工具选择：可根据地面转运及空中转运情况进行选择。一般按如下定义分类：①距离小于 250km 或预计转运时间小于 4h，经地面转运，选择"120"进行院外转运；②距离大于 250km 或预计时间大于 4h，经空中直升机转运。国内现有专业的救护飞行机构，使用直升机申请空中转运的路线需保证医疗仪器不会干扰飞行的导航及控制系统，可成功实现患者的空中转运。

（2）ECMO相关设备：院外转运时间长、参与人员不足，转运空间狭小，非常不便于转运。为了节约转运工具的空间，可将ECMO主机拆卸下来后置于转运担架上，或放置于患者双脚中间；必须配备手摇泵；转运途中使用氧气钢瓶供氧，并须确保氧源的供应；转运途中必须将ECMO设备连接在供电装置上；由于体外循环会造成患者低体温，超过半小时的转运必须携带变温水箱以维持患者体温。

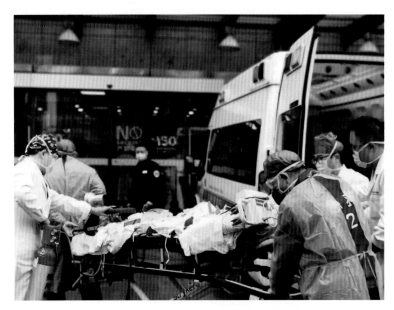

图11-1-2　ECMO患者院外转运

（3）转运设备功率计算：为了完成安全转运，每次所携带的转运设备有所不同，但都必须精确计算所有设备的总功率，以保证不超过转运交通工具用电的最大输出功率。

4. 转运路线规划

转运路线由"120"规划，尽量选择高速、快速路，以尽可能缩短转运时间。转运前需要提前规划突发状况的应急预案，在途中出现紧急情况时要能够及时获取中途医疗机构的支持。

5. ECMO的空中转运

国内现有专门从事危重症患者空中转运的医疗机构，一些大型医院也在高楼层顶部建设了小型直升机停机坪。理论上，ECMO患者经空中转运是可行的，但受限于天气状况、大量大型医疗设备应用产生的电磁干扰、医疗专业飞行员的短缺及空中管制，国内只有极少例数ECMO患者经空中转运的报道。美国联邦航空管理局规定，所有用于航空转运的设备都必须符合相关监管机构制定的适航标准，以确保这些设备不仅能够在飞行中安全运行,而且其电磁干扰不会影响飞行操作。在国外发达国家有较少例数的空中转运报道。欧洲ELSO还系统制定了ECMO患者空中转运的准则:距离不超过650km可使用直升机转运,固定翼飞机可以转运任何距离;在天气状况允许的情况下,为了缩短转运时间应首选直升机空中转运;必须确保有一个备用电源,能够在飞机发生电力故障时,维持转运关键设备的电力供应;还应该有足够的氧气供应、必要的药品和额外的医疗用品;血液制品由相关机构提供,应提前安排。最重要的是,在出发前应检查设备。ELSO指南建议完成检查清单,以确保所有关键项目都能正常运作。

ECMO转运是一项团队工作,需要每位参与者都各尽其职,并拟定周全的转运方案。为确保患者转运安全,实施转运时通过ECMO患者外出检查/转运记录单来落实转运前、中、后的评估,并建立ECMO相关不良事件记录单,对每一次发生的不良事件进行原因分析并整改,有针对性地提高ECMO转运安全与质量。

(徐燕平　朱明丽)

参考文献

[1]蔡丰林,叶卫国,朱明丽.体外膜肺氧合支持下危重患者院内转运管理.护理与康复,2019,18(12):75-78.

[2]樊毫军,李文莉,哈力旦·阿布都,等.体外膜肺氧合在院外急救救援现场和转运后送中的应用.中华灾害救援医学,2021,9(8):1157-1161.

[3]潘红,黄琴红,蔡英华,等.13例体外膜肺氧合治疗危重患者院内转运的护理.中华护理杂志,2017,52(5):561-563.

[4]叶卫国,胡炜,夏柳勤,等.体外膜肺氧合支持在危重患者院际转运中的应用体会.中国呼吸与危重监护杂志,2018,17(6):609-613.

[5]张玉侠,诸杜明,潘文彦,等.成人体外膜肺氧合患者院内转运护理专家共识.中国临床医学,2021,28(4):716-723.

[6]朱文亮,代荣钦,王海波,等.ECMO支持下在危重患者长途院际转运的案例报道及文献复习.河南医学研究,2017,26(22):4086-4089.

[7]Zakhary B M,Kam L M,Kaufman B S,et al. The utility of high-fidelity simulation for training critical care fellows in the management of extracorporeal membrane oxygenation emergencies: A randomized controlled trial. Crit Care Med,2017,45(8):1367-1373.

第三篇
ECMO 重症超声可视化管理

第十二章｜VV-ECMO可视化管理

第一节　肺部超声基础

一、肺部超声基本原理和正常征象

（一）基本原理

超声诊断的基本原理：超声波在不同声阻抗的介质界面间产生反射。由于肺部是含气组织，超声波在胸膜与含气肺泡的界面上产生全反射，无法进一步向前传播，因此在很长一段时间内，肺部被认为是超声检查的禁区。然而，随着经验的累积，医师们发现不同伪像可用于识别肺部病理征象。1989年，Fraçois Jardins团队将肺部超声应用于急诊医学；1991年以后，肺部超声作为床旁超声的一部分开始被广泛应用于危重症医学。目前，肺部超声已成为评估呼吸、循环的重要工具。

用超声探查其他脏器时需要消除或辨别各种伪像对诊断的干扰，而肺部超声则恰恰相反。它利用伪像来诊断肺部病理改变。所以在进行肺部超声检查时首先需要了解什么是伪像。所谓伪像是指超声声像图中回声信息增添、减少或失真，即超声显示的图像与其相应断面之间存在不相符的表现，可以是移位、变形、消失，或添加图像。伪像形成的原因与超声波物理特性、技术的局限、人体复杂性相关性较大。

1. 混响伪像

混响伪像发生在声阻抗差非常大的平整界面，如软组织-气体界面、水-气体界面、软组织-水界面，当超声波垂直入射平整界面时，在界面与探头之间来回反射，形成多次反射，表现为等距离多条高回声线（图12-1-1）。

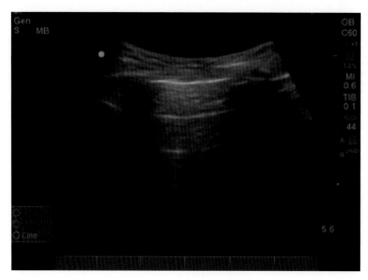

图 12-1-1　混响伪像

2. 振铃伪像

振铃伪像又叫彗尾征伪像，由于存在多个密切相邻的反射界面而产生多次混响，由此形成连续、密切相邻的回声（图 12-1-2）。由于组织衰减，每个回声的幅度都略微减小，形成与物体相邻的锥形带，类似于彗尾。

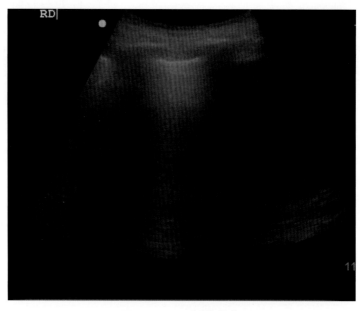

图 12-1-2　振铃伪像

3. 声　影

在强反射或声衰减很大的结构存在时，超声能量会在入射该结构时急剧减弱，导致该结构后方出现超声不能到达的区域,表现为强回声后方出现竖条状无回声区,即声影(图12-1-3)。声影是骨骼、结石或钙化灶的诊断依据。

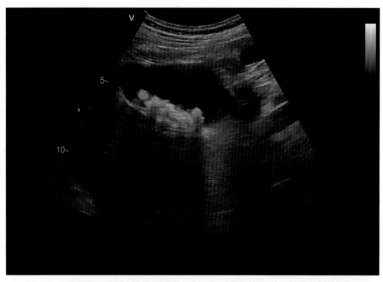

图12-1-3　声影

　　肺部超声是基于气-水比例来成像的。气体对超声波产生全反射,阻挡超声波的进一步传播;水则是超声波传导的良好介质。在正常充气或过度充气的肺组织中,超声仅能探查到胸膜(由脏层胸膜和壁层胸膜组成),表现为高回声水平线的,即胸膜线。由于呼吸时壁层胸膜和脏层胸膜的相对运动,胸膜线随呼吸同步运动,这种动态水平运动被称为肺滑动征(lung sliding)或胸膜滑动征。由于皮下软组织与肺泡气体之间声阻抗很大(即组织-气体界面),超声波在探头与胸膜处产生多次反射,产生混响伪像,由此形成的多条与胸膜线平行的等距离高回声线,在肺部超声上被命名为A线。当肺部气体比例降低,水比例相对增加,如有渗出、漏出、蛋白沉积或出血并累及胸膜时,这些病灶形成多个相邻的气体-水界面,在超声检查时会产生振铃伪像,形成彗尾征,呈高回声,这些高回声起源于胸膜线并垂直于胸膜线,在肺部超声上被命名为B线。当肺内气-水比例进一步降低,肺组织呈实变灶且累及胸膜时,此时软组织与肺组织声阻抗差异减少,肺部声窗开放,超声波可向前传播,形成类似肝或脾脏组织样偏低或等回声。而当液体积聚于胸膜腔时,肺部超声上可形成低回声的液性暗区。

(二)正常征象

1. 蝙蝠征

蝙蝠征(bat sign)是肺部超声二维模式时的重要正常征象之一。由于肋间隙的存在,肺部超声的探扫可以平行于肋间隙或垂直于肋间隙。常规肺部超声检查建议垂直于肋间隙。皮下软组织下方可见肋骨呈弧形高回声影(位于图像两端),伴后方声影,两肋骨相距约2cm。肋骨下方0.5cm处可见与肋骨线平行的高回声影,即为胸膜线。两端的肋骨线及后方声影与胸膜线勾勒后类似飞行的蝙蝠,因此被称为蝙蝠征(图12-1-4)。蝙蝠征是进行肺部超声检查的第一步,可帮助精确定位肺表面,有助于与浅表的筋膜高回声或深部多条高回声(A线或A'线)进行鉴别。

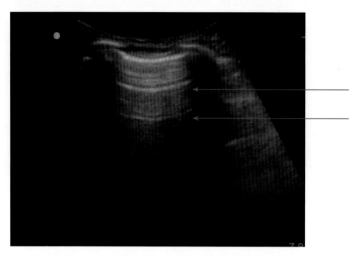

图12-1-4　蝙蝠征(箭头所指高回声线为A线)

如探头靠近胸骨探查,则纵切相邻的肋软骨,由于软骨未完全钙化,超声波可穿透肋软骨,超声上表现为高回声骨皮质内卵圆形低回声,后方伴声影。由此形成的蝙蝠征被称为"年轻蝙蝠征"。

2. A　线

由于软组织与肺在胸膜水平形成组织-气体界面,声阻抗非常大,易产生混响伪像,从而在胸膜线下方形成多条与胸膜线平行的高回声线,即A线(图12-1-4)。A线与胸膜线,A线与A线之间都是等距的,该距离等于皮肤与胸膜线之间的距离,回声强度随距离增加而逐渐衰减。需要注意的是,A线仅代表软组织下方是气体,可以是正常征象,也可以是病理征象,如气胸时也是A线,但会在2条线中间出现平行A线的高回声线,被命名为A'线,出现所谓的A线增强。有时候胸膜线下方探查不到A线,也不存在B线,即所谓的O线,临床意义与A线的意义相同:胸膜线下方仅仅存在气体。

3. 胸膜滑动征

胸膜线的存在提示皮肤软组织与肺表面-胸膜存在接触,即软组织与壁层胸膜之间无气体,不管有没有气胸存在。无气胸时,壁层胸膜和脏层胸膜是贴合的。由于呼吸时存在相对运动,胸膜线随呼吸同步运动,即胸膜滑动征或肺滑动征。气胸时,由于壁层胸膜与脏层胸膜分离,之间存在游离气体,二维模式下胸膜线、A线仍存在,但此时胸膜之间的相对运动消失,胸膜滑动征消失。胸膜滑动征的存在是除外气胸的有效征象。肺顺应性降低时,胸膜滑动征幅度减弱;而气胸、完全性肺不张、胸膜粘连等则可导致胸膜滑动征消失。

4. 海岸征

正常肺在二维模式时表现为蝙蝠征,在M模式时则表现为海岸征(seashore sign,也称为沙滩征)。海岸征分为两部分:浅表是固定软组织形成的多条高回声水平线,位于胸膜线上方;深层是壁层胸膜与脏层胸膜运动形成的沙滩样回声。浅层的水平高回声线类似海浪,与深层的沙滩共同组成海岸征(图12-1-5)。海岸征代表肺动态运动存在,是排除气胸的证据。

5. 肺搏动征

在二维模式下,由于心脏搏动带动,可以看到脏层胸膜向壁层前向、微小幅度的运动;在M模式下可看到间断、垂直伪像,连接心电导联,可看到其频率与心律同步(图12-1-5)。肺搏动征(lung pulse)在患者屏气或完全性阻塞性不张时更清晰。肺搏动征的存在,可排除气胸。

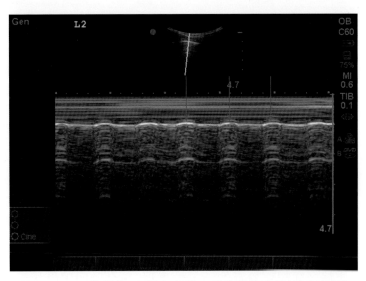

图12-1-5　海岸征,可见与心律一致的肺搏动征(箭头所指)

6. 窗帘征

窗帘征:含气肺组织随着呼吸运动而上下移动,吸气相下移时遮挡膈肌下的脏器(肝或脾),呼气相上移则显露。该征象在膈肌点可看到。

二、肺部超声异常征象

肺部超声的异常征象由肺部气体:水的比例失调导致。从一定意义上说，肺部超声是胸膜超声，如病变未累及胸膜（如中央型肺癌）则无法被探及，但几乎所有急性肺部的病变都会通过支气管累及胸膜，并可在肺部超声上表现为异常征象。肺部超声的异常征象主要包括以下几种。

（一）B　线

如前所述，当肺部气体比例降低，水比例相对增加时，会产生振铃伪像，出现B线（图12-1-6）。B线是彗尾征的一种，有如下特征:起源于胸膜线；高回声；激光样；延伸至屏幕远端无衰减；擦除A线；与胸膜滑动征同步。单根B线无临床意义，28%的正常人可在膈肌上方2个肋间隙（11与12）探查到局灶性B线，而胸片上18%的健康人中可发现Kerley B线。相较而言，肺部超声的敏感性更高。

图12-1-6　多条B线

B线是肺间质综合征超声检查的特征性表现，单个肋间隙纵切面见3条或以上B线称为"肺火箭征"（图12-1-6），少于3条的B线不能称为肺间质综合征。肺间质综合征可以是局灶性的（局部可见肺火箭征），也可以是弥漫性的（即前胸壁或侧胸壁多个肋间隙见肺火箭征）。根据胸膜下相互的间隔距离可分为B7线或B3线。B7线之间的间距为6～7mm，正好是胸膜下小叶间隔的距离，B7线的出现提示肺小叶间隔增厚。

当肺间质综合征进一步进展,B线数目明显增多,表现为间隔3mm的B3线,此时CT上表现为毛玻璃样改变。B7线和B3线又被称为B+线,它们的出现意味着肺内气:水比例下降,存在的液体是亚毫米厚度的,同时液体被气体包裹,这种混合状态似乎是超声影像B线产生所需的条件。

B线存在如下一些变异,需要识别。b线:两肋骨间隙(纵切面)存在单根的B线,与肺间质综合征或其他肺部疾病均无关联,可能是叶间裂的征象;弥漫性b线很罕见。bb线:肋间隙存在2个B线,不常见,也不是肺间质综合征的表现,目前仍无病理相关性。X线:B线的特征之一是擦除A线,即同一肋间隙的伪像要么是B线,要么是A线,两者是不能共存的,但在非常罕见的病例中可同时观察到A线与B线,这种征象被称为X线,病理意义不明,猜测是存在小叶间隔轻度增厚。Birolleau变异:整个肋间隙多量B线连续,彼此难以区分,呈均质高回声,目前认为Birolleau变异提示严重水肿。消失的B线:检查时,B线间断出现,与患者的血流动力学状态相关,一般出现在患者肺动脉楔压(pulmonary artery wedge pressure,PAWP)在18mmHg左右时。b线、bb线、B+线(B7线或B3线),以及Birolleau变异可简单提示每个肋间隙的B线数目,临床意义如下:b线和bb线,无病理意义,可提示不存在气胸;B+线,肺间质综合征;B7线,肺间质综合征(轻度),小叶间隔增厚;B3线,间质综合征,毛玻璃样改变,可能病情严重;Birolleau变体,毛玻璃样改变,重度水肿。

B线尚需与其他一些类似B线的伪像进行鉴别。Z线:也是一种起源于胸膜线的伪像,但它与B线有明显的区别;Z线不是高回声线,长度比较短(3~4cm),逐渐衰减并消失于远场,不擦除A线,且是静止的,与胸膜滑动征不同步。E线:也是一种彗尾征伪像,且可延伸至屏幕远端而不衰减,但与B线不同的是,它并非起源于胸膜线,而是起源于浅表软组织,此时蝙蝠征不存在;E线出现于皮下气肿时,检查者不应错漏。π线:B线的宽度一般在胸膜线长度的1/10,有时可看到宽度达到胸膜线长度1/3的粗大"B线"——π线,这种π线由一组A线与A'或A"线组成,往往提示气胸可能。子B线:起源于肺组织线,即胸腔积液下方,其他特征与B线相似。

(二)实　变

当肺组织内气体进一步减少,气体:水比例在0.2时,肺组织实变,成为超声波的良好介质,而98.5%的急性肺泡实变累及胸膜,可通过肺部超声检查病变。急性肺泡实变在肺部超声上有2种表现,即组织样征和碎片征。组织样征(图12-1-7):与肝组织类似的小梁结构样组织回声。在跨肺叶的大片实变时,深部边界是对侧的脏层胸膜,表现为规则的高回声线。碎片征(图12-1-8)：起自胸膜线的不规则组织样改变，浅层边界是胸膜线或胸腔积液的肺组织形成的肺线，而深部边缘则是不规则、断续的高回声线。

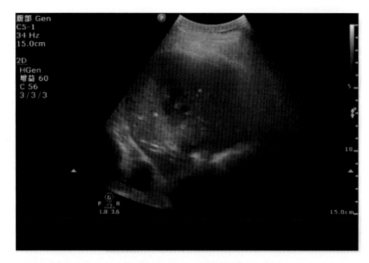

图12-1-7　组织样征

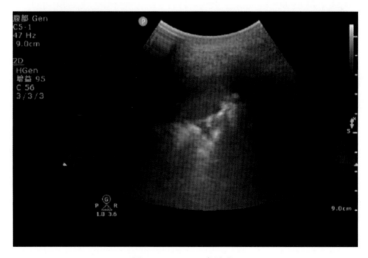

图12-1-8　碎片征

与"金标准"对比，肺部超声的组织样征与碎片征对诊断肺泡实变的敏感性为90%，特异性为98%。超声探查到肺实变时，需要进一步判断支气管充气征。

（三）支气管充气征

在肺实变超声组织样征中，见多个点状、线性高回声，提示肺组织内含气，可以是随呼吸进出的（动态支气管充气征），也可以是不随呼吸运动的（静态支气管充气征）。

动态支气管充气征提示吸气相,支气管内气体在吸气压力的作用下做离心运动,向周边移动,可与阻塞性肺不张鉴别。静态支气管充气征意味着气体陷闭于小气道内,且与外界空气不通,随着时间进展,气体被吸收,则支气管充气征消失。

(四)胸腔积液

在超声影像上,胸腔积液表现为脏层胸膜与壁层胸膜之间出现无回声或低回声暗区。由于水比气体重,胸腔积液积聚于下方,仰卧位时,后外侧壁肺泡/胸膜综合征(posterolateral alveolar and/or pleural syndrome,PLAPS)点容易探及。既往对于胸腔积液的诊断基于无回声区的探查,但是一些威胁生命的积液(如血胸、脓胸)可以是有回声的,可以通过四边形征和(或)正弦波征帮助确诊。四边形征(图12-1-9):胸腔积液的静态表现。该四边形边界规则,上缘是胸膜线,两侧是上下肋骨的声影,深部是与胸膜线平行的肺表面。深部的肺表面形成的线又称为肺线(lung line),同时可见起源于肺线的子B线。当肺损伤加重时,肺组织实变并漂浮于胸腔积液内,随呼吸波动,表现为“水母征”。正弦波征:随着呼吸运动,胸膜间距的动态变化(即肺线向胸膜线的动态变化)在M模式下表现为正弦波,提示吸气相肺充气。正弦波征是超声影像胸腔积液的特异征象,同时提示胸腔积液流动性好,黏性不高。

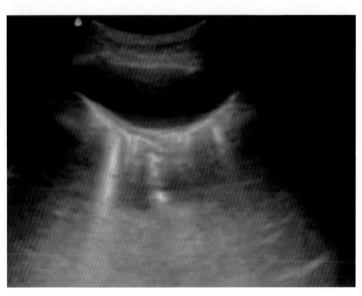

图12-1-9　四边形征

以胸腔穿刺引流为“金标准”,四边形征和正弦波征对诊断胸腔积液的特异性是97%。对于危重症患者而言,肺部超声发现胸腔积液有其优势。床旁胸部X线检查可能漏诊一大部分的患者,有报道,胸腔积液量525mL时床旁胸部X线检查未检出,少量的胸腔积液漏诊率更高。而肺部超声可发现厚度仅1mm的胸腔积液。对于胸腔积液性质的判断,可以总结为:无回声的积液可以是漏出液或渗出液,但有回声的积液肯定是渗出液。

(五)平流层征

正常充气的肺,脏层胸膜与壁层胸膜贴合,在M模式下表现为海岸征。而气胸时,脏层胸膜与壁层胸膜分离,也就是壁层胸膜下方是游离气体,此时两层胸膜的相对运动消失,即胸膜滑动征消失,在M模式下表现为多条线性高回声线,被称为平流层征(图12-1-10)。

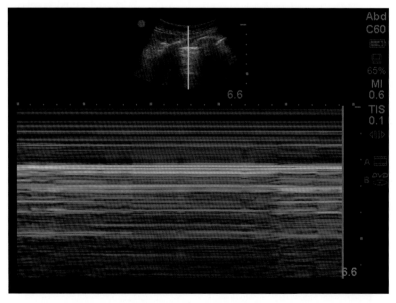

图12-1-10 平流层征

(六)肺点

肺点(lung point)是气胸的超声特异性表现(图12-1-11)。对于非完全压缩的气胸,将探头由胸壁外侧向内侧滑移的时候,存在一个交界点。吸气相充气的肺组织触及胸壁,在二维模式下表现为胸膜滑动征,在M模式下呈海岸征;呼气相肺萎陷,脏层胸膜下为游离气体,在二维模式下表现为A线+胸膜滑动征消失,在M模式下呈平流层征,海岸征与平流层征的交界点即为肺点。肺点诊断气胸的特异性达到99%,但如果大量气胸导致肺完全压缩,则找不到肺点。

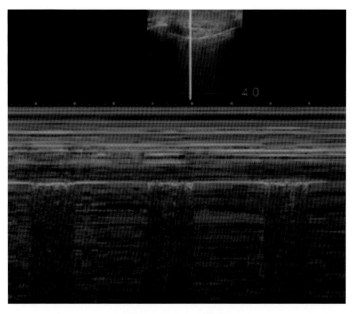

图 12-1-11　肺点

（王敏佳）

第二节　肺部超声检查方案和流程

近年来,随着超声诊断设备功能的持续改进,肺部超声凭借其操作方便、费用低、适用于床旁、适合重复检查等优势正逐渐成为肺部疾病诊断及监测的主要方法之一。肺部超声作为可视化的床旁呼吸监测工具也越来越受到重症医师的重视。在理解和掌握各种常见肺部超声征象和基本检查方法之后,重症医师也在不断尝试优化现有的检查方法,并针对不同的临床问题提出很多能有效指导具体临床实践的流程和方案。掌握这些方案和流程可以帮助重症医师快速地诊断和处理急性呼吸困难,有效地评价和监测ARDS患者的肺复张,早期发现和及时处理胸部X线检查漏诊的肺实变及气胸等。

一、BLUE/BLUE-plus/mBLUE/PLUE方案

2008年,利希滕斯坦(Lichtenstein)和梅齐埃(Mezière)率先针对急性呼吸困难的患者制定了床旁肺部超声诊断(bedside lung ultrasound in emergency,BLUE)流程。应用BLUE方案可以在3min内对患者肺和深静脉血栓进行快速筛查,依据筛查结果可

以对静水压增高性肺水肿、慢性阻塞性肺疾病急性加重、重症支气管哮喘、肺栓塞、气胸和肺炎等引起急性呼吸衰竭或低氧血症的病因做出快速而准确的诊断，诊断的准确率可达90.5%。可见BLUE方案是一个非常实用的临床筛查流程，在重症患者呼吸衰竭的病因诊断方面有很好的应用价值。临床上，部分重症患者的肺部病变部位比较隐匿（位于后背部甚至脊柱旁），为了增加发现后背部病变的敏感性，有学者在BLUE草案基础上加上后蓝点并提出BLUE-plus流程。此外，由于不同的疾病状态会导致膈肌位置的改变，ARDS、COPD、腹腔高压、肺部感染等病理状态下膈肌的位置显著不同，但BLUE方案的检查位点主要根据患者手掌在胸壁上的相对位置来确定，难以针对实际肺部病变进行调整。因此，有学者采用超声定位方法来确定膈肌点位置，并以此为基础提出改良床旁肺部超声诊断（mBLUE）方案。研究发现，BLUE-plus和mBLUE流程能够显著增加ICU患者肺实变和肺不张监测的敏感度和特异度。俯卧位通气是ARDS患者重要的支持治疗手段之一。针对俯卧位患者的肺部超声评估，有学者提出了俯卧位肺部超声检查（prone position lung ultrasound examination，PLUE）方案，采用该方案检查ARDS患者俯卧位通气时肺通气状况的改变，可有效评估患者俯卧位时肺重力依赖区通气的改变，并对疾病的预后有一定的预测价值。

以BLUE方案为基础，目前常用的肺部超声检查方案有BLUE-plus方案、mBLUE方案、双肺十二分区方案、八分区方案，以及俯卧位时使用的PLUE方案。

BLUE方案的定位方法：以患者双手大小为标准，检查者双手并排置于患者胸壁，两手拇指重叠，患者头侧的检查者将手的尺侧缘贴于患者锁骨下缘，中指指尖置于胸骨正中线处，然后确定上蓝点（上手的第三四掌指关节处）、下蓝点（下手的掌心，这样定位主要为了避免心脏的影响）、膈肌点（膈肌线与腋中线的交点，膈肌线是位于下手小指膈位置的横线）、PLAPS点（下蓝点垂直向后与同侧腋后线相交的点）等4个检查点（图12-2-1），在每个检查点进行肺部超声检查。BLUE-plus方案是在BLUE方案基础上增加了后蓝点（图12-2-2）；mBLUE方案则是在BLUE方案基础上，取上蓝点和膈肌点两点连线的中点为m点，通过m点与腋后线垂直交点为PLAPS点（图12-2-3）。

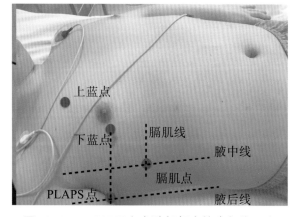

图12-2-1　BLUE方案肺部超声检查部位示意

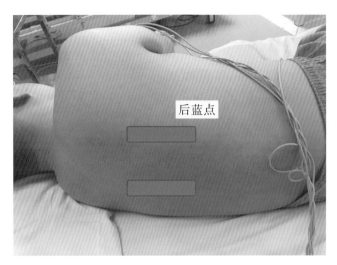

图12-2-2　BLUE-plus方案后蓝点,即肩胛线和脊柱旁线围成的区域

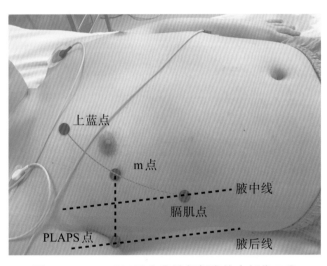

图12-2-3　mBLUE方案肺部超声检查部位示意

十二分区方案(图12-2-4):以患者的胸骨旁线、腋前线、腋后线、脊柱旁线将胸廓分为前、侧、后胸壁共6个区,每个区再分为上下两个区,共12个区。与BLUE方案不同,该方案不是在某个检查点进行超声检查,而是在每个区域内滑动超声探头进行扫查。具体方法:在各区从其中线开始,探头的中轴线与骨性胸廓完全垂直(纵轴切面),探头的检查面完全接触皮肤,先向外侧滑行至分界线,返回至中线,再向内侧滑行至分界线,再返回中线。检查过程中要对图像进行优化。十二个区域检查完成后,对发现的肺实变、肺不张、胸腔积液或者其他不能确定的征象须再次仔细扫查。此时,探头采用横轴切面置于该区域,前后倾斜探头进行扇形扫描,观察内容包括肺实变或肺不张的范围、胸腔积液的量等。八分区方案不包括后胸壁的4个区,常用于肺间质综合征

的超声诊断与评估。

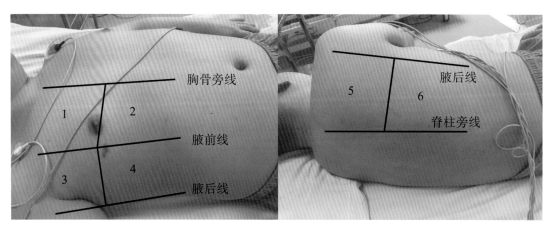

图 12-2-4　十二分区（6个区中每个区再分为上下两个区）

PLUE方案（图12-2-5）：适用于患者俯卧位时的肺部超声评估。分区方法：以脊柱旁线、肩胛线和腋后线将背部分为3个部分，每个部分等分为上、中、下3个区，除去被肩胛骨遮挡的区域每侧分为8个区，共16个检查区。各区域的检查方法同十二分区方案。

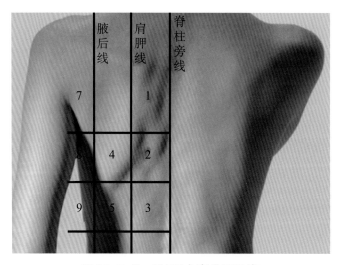

图 12-2-5　PLUE方案分区示意

十二分区方案、八分区方案、PLUE方案由几个检查区域组成，每个区域检查的对应结果如下。N模式：超声表现为A线或者2条及2条以下独立的B线，反映肺充气良好。B1模式：超声表现为多条B线，B线之间的间隔大于7mm。B2模式：超声表现为多条B线，B线之间的间隔小于3mm。相比B1模式，B2模式反映肺间质含水量进一步增加。C模式：超声表现为组织样征或者明显的碎片征，有动态支气管充气征，可伴或不伴少量胸腔积液,反映肺实变。AT(atelectasis)模式:肺部超声表现为组织样征,常有肺容积减小并伴大量胸腔积液,反映肺不张。每个区域的最差征象为该区域的最终判定征象。若超声检查无胸膜滑动征,用符号"×"标记。

当然,有时候需要在肺部超声检查后进行心脏超声检查,作为对BULE方案的补充。对于急性呼吸困难的患者,如果肺部超声检查不存在B线表现,就可以初步判断左心功能正常或者排除急性左心功能的问题。虽然床旁肺部超声检查方案不涉及心脏的检查,但是也可以回答涉及心脏的临床问题。比如:如果肺部超声检查到双侧弥漫性B线,就可以高度疑诊心源性肺水肿;如果没有发现B线,基本上可以排除心源性肺水肿。注意要将床旁肺部超声检查和常规临床信息(如患者的病史、体温等)、实验室检查结果(如白细胞、C反应蛋白)结合考虑。因为肺部超声检查的准确率是90.5%,而不是100%,所以一定要结合其他临床资料,从而避免误诊及漏诊。

二、超声气胸诊断流程

对于重症患者,快速地识别气胸极为重要,因为如果漏诊气胸会带来很多的负面后果,尤其是对需要机械通气的危重症患者来说。但在临床实践过程中,高达30%的气胸在初始的床旁胸部X线检查中不能被发现,这就导致这部分患者可能会进展成张力性气胸。进一步的肺部CT检查会对明确这部分患者的诊断有很大的帮助,但是对于危重症患者而言,患者的情况不一定允许CT检查。如何快速诊断一个潜在气胸的患者呢?超声可以帮助我们。超声检查可以在床旁进行,快速诊断或除外气胸。在有医源性气胸风险的侵入性操作(如胸膜腔穿刺、锁骨下或颈内静脉置管及支气管镜活检等)后进行胸部超声检查可以快速证实或除外存在操作相关的气胸。在应用场景方面,超声方便在院前、灾害现场及抢救现场使用;此外,还可以节约成本,减少辐射,尤其是对孕妇和儿童有益。因此,越来越多的医院和医生已经开始用超声来诊断气胸。

早期发现气胸对于创伤患者来说也是非常关键的。初步体检和胸部X线检查有时可能会遗漏小量气胸,从而导致后期发展成张力性气胸或出现血流动力学不稳定的后果。Blaivas等以CT扫描为"金标准",对176例创伤患者进行仰卧位床旁胸部X线检查和超声两种方法诊断气胸的比较研究,发现超声的敏感性为98.1%,而胸部X线检查仅为75.5%。

超声可以立即诊断气胸,速度比CT和胸部X线检查都快,而且不需要转运至影像科,也不需要做特殊体位准备。超声筛查气胸的敏感性优于床旁胸部X线检查,因为胸膜之间出现几毫米厚度的空气就足以在超声上显影。同时,在超声检查的过程中,可以立即排除胸腔积液、肺实变等诊断。此外，临床上存在 X 线检查正常，过几个小时后"延迟"出现的气胸，即迟发性气胸的情况，有专家认为可能是因为 X 线检查的精密性还不够观察到气胸的存在，而不是真正存在延迟。这可能是因为气胸气体量少，X 线的对比度还不足以在早期阶段发现，所以在这种情况下，超声用于检测早期气胸就体现出很大的优势。当然，这就要求超声肺部检查做到实时、连续，只有这样才能更好地发现和观察到患者的病情变化，做出合理正确的诊断。

（一）气胸的诊断

确定是否存在气胸依赖于对肺部超声征象的正确解释。通过对仰卧位患者前侧胸壁三个主要肺部超声征象的检查，可以完成绝大部分气胸的诊断。这三个主要征象包括胸膜滑动征消失、A 线和肺点。

1. 胸膜滑动征消失

胸膜滑动征代表呼吸过程中肺与胸壁的相对运动，是一种超声检查时在胸膜线处可见、与呼吸同步的闪烁移动的动态声影。胸膜滑动征检查可以非常快速地完成。在正常呼吸过程中，肺和胸壁的相对运动是不可避免的，只要是正常肺就应该存在胸膜滑动征。即使是肺大疱的患者也可以看到胸膜滑动征，尽管巨大的肺大疱降低肺与胸壁的相对运动，但胸膜滑动征不会完全消失。由于空气会阻止声波对后方肺运动的检测，所以只要两层胸膜之间存在空气，就可以导致胸膜滑动征消失，这就意味着只要发现胸膜滑动征即可除外气胸。Lichtenstein 等学者研究发现，存在胸膜滑动征的患者气胸诊断的阴性预计值为 100%。然而，胸膜滑动征消失对诊断气胸的特异性较差，有一些疾病会导致胸膜滑动征减弱，比如肺不张、重度哮喘、COPD 等。还有一些情况使胸膜滑动征不能很好地被观察，如皮下气肿、较大的肺挫伤或肺大疱都可能导致胸膜滑动征减弱或不被发现，这在创伤患者的肺部超声检查过程中尤其应注意鉴别。有文献报道，肺顺应性下降或丧失可能导致约 21% 的危重症患者胸膜滑动征减弱。这些患者的肺部超声检查多可发现 B 线。对于普通人群而言，胸膜滑动征阴性对诊断气胸的特异性只有 91.1%；在危重症患者人群，尤其是 ARDS 人群中，则下降到 60%～78%。在急性呼吸衰竭的患者中，胸膜滑动征消失对诊断气胸的阳性预计值仅有 27%。肺不张、单肺通气、ARDS、肺炎、胸膜粘连、肺纤维化、心搏骤停、高频通气、不适宜的超声滤波器设置，以及不适宜的超声探头都可能导致胸膜滑动征消失现象。因此，超声影像仅有胸膜滑动征消失并不能确定气胸的诊断。

下列情况会出现胸膜滑动征消失或者很难扫查到胸膜滑动征。

胸膜滑动征消失

（1）脏壁层间没有空气进入但是不运动：比如既往有胸膜炎病史，胸膜粘连，大片肺炎或者 ARDS。此外，还有大量的肺不张、严重的哮喘发作、腹腔间室综合征、心搏骤停、气管插管插入食道、单肺插管、高频通气等情况。

（2）不存在脏层胸膜情况：如一侧肺切除术后。

（3）技术不足：操作者的手不稳定，如横向扫描的时候肋骨遮挡，在 M 模式下找不到沙滩征。

（4）探头选择不当：用低频（2.5MHz）的相阵探头，或者用心脏超声的探头（通常不能用来观察胸膜滑动征）。

（5）滤波器设计不当：滤波器会产生平滑的图像，减少伪影。它会创造出更漂亮的图像，但是肺部超声检查需要的是真实不加修饰的影像。

由于重力的作用，患者气胸时如果处于仰卧位，胸腔内的游离气体会聚集在非重力依赖区，如前胸壁。所以，检查时应该在前壁或者上壁去寻找气胸，探头应逐一肋间向下扫描。

气胸发生后，由于脏层胸膜与壁层胸膜之间有气体分隔，首先出现的是胸膜滑动征消失。因此在中心静脉穿刺等可能导致气胸的临床操作前后，检查这个征象的变化是非常有实用价值的。由于肺部超声检查时，胸膜滑动征是动态的，影像背景很嘈杂，所以操作者需要安静平稳地将探头放在患者胸前。在二维超声上观察不清楚时，可以选择 M 模式来观察肺部的相对运动。在 M 模式下，海岸征提示在呼吸时脏层胸膜和壁层胸膜存在相互运动。因此，M 模式可以用于诊断气胸：海岸征表明胸壁与肺存在相对运动；相反，如果是平流层征，就表明没有相对运动。海岸征等同于 B 超模式下的胸膜滑动征，而平流层征则等同于胸膜滑动征消失。由于气胸时胸膜腔内存在的空气阻止声波对后方肺运动的检测，超声影像表现为海岸征消失。

2. A　线

A 线可见于正常生理状态亦可见于异常病理状态。如果胸膜滑动征存在，A 线代表正常肺通气状态；如果胸膜滑动征消失，则 A 线对气胸的诊断敏感性为 100%。而单独出现的 A 线对气胸的诊断特异性仅为 60%。

3. 肺　点

肺点的生理基础：无论是在自主呼吸还是机械呼吸情况下，吸气时肺脏充气，呼气时塌陷；在检查区域下方，塌陷的肺组织在吸气期容积轻度增加，并可延伸至胸壁，形成肺组织与胸壁的周期性接触；在发生气胸时，塌陷的肺和胸壁接触点在吸气和呼气的时候会有改变，这就会产生一个特征性的超声影像，即肺点。在临床实践过程中，当在前胸壁发现胸膜滑动征消失加A线时,则高度怀疑气胸存在,操作者应将探头向外向下慢慢移动仔细寻找,注意观察屏幕直到可以发现肺点。发现肺点时一定要保持探头静止不动,肺点的图像会突然出现在某个具体的位置。肺点一侧存在胸膜滑动征,另一侧胸膜滑动征消失,并伴随着呼吸周期性出现。肺点的位置也可表明气胸范围的大小。有学者对47例胸部X线检查漏诊的气胸患者进行检查,肺点的特异性为100%,其敏感性为79%。值得注意的是完全性肺压缩的患者是不能观察到肺点的。

肺点检测的阳性率与操作者的经验和技能相关。发现肺点还可以证明胸膜滑动征消失并非由于技术问题引起。此外,以下情况也需要操作者注意:正常呼吸时也会存在吸气末和呼气末的暂停,暂停时会产生静止不动的肺,在二维超声上表现为胸膜滑动征消失;在M模式下沙滩征消失,平流层征出现。这易与肺点混淆。实际上,这种呼吸暂停和正常呼吸的更替是普遍存在的过程,在全肺都能够观察到;而肺点是个突然出现的影像,只有在个别的位置上可以看到。在那些前壁没有胸膜滑动征的患者身上发现肺点时应该考虑气胸的存在。而呼吸暂停的相互交替在侧胸壁、后胸壁都能发现。如果临床上遇到这样的状况,操作者要把探头慢慢移向后侧,观察是否真正出现肺点。对于大多数呼吸困难患者,需要有经验的医师来诊断他们是否存在胸膜滑动征,因为需要将胸膜滑动征与肌肉的滑动相区别,尤其是在用力呼吸时,呼吸肌努力运动也会形成滑动。在有气胸的情况下,由于呼吸困难,呼吸肌的收缩会带动肌肉周围组织的运动,产生一种混淆的图像,让操作者误以为存在胸膜滑动征。在这种情况下,临床上超声检查一定要结合二维和M模式。如果沙滩征是起自胸膜线上的,才是真正的海岸征;如果是起自肌肉线上的,那就不是真正的海岸征,需要继续观察胸膜线的情况。

肺点是诊断气胸的一个关键点。虽然分隔型和复杂的气胸发生率很低,但很难产生一个规律的肺点,诊断很复杂。所以对于这种情况,需要进行CT检查(胸部X线检查也会出现相互干扰的情况,不能明确诊断)。当然,如果每天检查肺部超声,突然出现改变就好诊断。比如,在ARDS患者前胸壁惯有的B线消失,出现没有胸膜滑动征的A线,就应该高度怀疑气胸存在。

(二)临床应用

临床上常用的气胸诊断方法是胸部X线或CT检查,但是对于某些情况特殊的患者(如孕妇,生命体征不平稳、不宜搬动的患者),超声的优势就充分体现出来了。尽管胸腔穿刺引流是发生危及生命的气胸时的急救措施,但这是一种有创操作,存在一定的风险。超声可以让操作者有根据、有目的地进行这项紧急治疗。床旁超声的应用避免了盲目胸腔穿刺置管的风险。既往在深静脉（锁骨下或者颈内）穿刺术后，需要进行常规的胸部X线检查以排除气胸并发症，现在已经被实时超声检查所代替。

在临床上，气胸的超声诊断流程如下：首先在胸前壁放探头，观察胸膜滑动征、B线、肺搏动征、肺实变，如果存在这四种征象就可以在几秒钟内排除探头下方的气胸。如果在这个区域胸膜滑动征不存在，没有B线、肺搏动征、肺实变，那么就要继续去证实是否有气胸，以及气胸大小。如果找到肺点，就可以确诊气胸。如果没有肺点，下一步就需要继续做其他传统的检查，如胸部X线或CT检查加以明确。如果在患者急性呼吸困难，而时间又不允许其他检查的情况下，应该做紧急的插管引流。有文献报道，在生命体征不平稳、呼吸困难的患者中，胸膜滑动征消失加上A线，诊断气胸的特异性可达96%，且找不到肺点的大量气胸往往需要紧急处理。

（三）气胸大小的判断

研究表明，超声肺点的位置和患者气胸量相关。肺点的位置可以提示胸腔的气体量。肺点在前胸壁提示存在易被胸部X线检查漏诊的小量气胸，其中只有8%的病例需要引流。侧胸壁肺点提示存在明显的气胸，其中需要引流的病例约占90%。后胸壁肺点提示大量气胸或张力性气胸，需要紧急处理。一般来讲，肺点越靠近侧胸壁和后胸壁，气胸量越大。但需要注意是，极大量的气胸可能没有肺点，因为肺组织被压缩至肺门，脏层和壁层胸膜被胸腔气体彻底分开。此外，前壁出现肺点的气胸肺压缩量最小，通常是隐匿性气胸，容易被胸部X线检查漏诊，临床需要留意。气胸量是脏层和壁层胸膜之间气体的容积，是动态改变的，一般逐渐增多，也可以自发地减少和消失（也许是因为形成了一个阀门式的破裂点，也许是体位的改变造成的）。所以对危重症患者气胸及气胸量的判断，需要床旁超声持续监测，以观察肺点位置的改变，了解气胸范围的变化，从而帮助分析疾病的演变及临床转归。

（四）指导胸腔闭式引流

超声影像可指导进行胸腔闭式引流管的置入术。穿刺前，通过肺点位置可以初步估计气胸范围，确定穿刺点，了解穿刺角度和穿刺深度。穿刺时，可以直接在超声的直视下观察穿刺过程，可以直接观察到皮下组织的异常组织或者存在的小静脉、小动脉，避免发生不必要的并发症。放置引流管的过程中也需要持续观察肺点和胸膜滑动征的改变。如果放入胸腔闭式引流管后，平流层征消失，代替为海岸征，可认为导管起作用，而且位置很好。如果将引流管夹毕，胸膜滑动征持续存在，说明肺脏的破损处已经闭合；如果又出现平流层征，说明气胸再次发生，闭合的地方重新开放或者有其他部位破损。当动态观察到夹毕引流管后胸膜滑动征持续存在时，可以拔出胸腔闭式引流管。

（曾琴兵）

第三节　ARDS的病理生理特点和肺部超声表现

一、ARDS的病理生理特点 》》》

ARDS一直是备受重视的公共卫生问题，约10%的ICU患者因ARDS入住。即使在过去50年中对ARDS的处理已经有了巨大的改进，重度ARDS患者的病死率仍然高达45%。ARDS还会造成各种长期合并症，比如生存者存在认知功能障碍、创伤后应激障碍（PTSD）、长期骨骼肌虚弱等。

ARDS的主要特征是肺毛细血管通透性增加导致的非心源性肺水肿，其标志性临床改变是急性顽固性低氧血症，伴有双肺浸润性表现和呼吸系统顺应性下降。除ARDS的原发性损伤以外，还要注意到临床管理策略可能给ARDS患者带来的副损伤。比如，不恰当的机械通气会造成VILI，使ARDS患者肺部损伤加重；不恰当的容量管理会使肺水肿进一步加重。此外，ARDS不单纯是肺泡病变，还包括肺微循环病变，不论是肺部原发病变，还是治疗手段的影响，都可能造成急性右心负荷增加，因此理解呼吸和血流动力学之间的相互作用对于ARDS患者临床管理非常重要。

ARDS的经典病变过程被描述为三个存在叠加的续惯时期：渗出期、增殖期和纤维化期。但是，其他危险因素，如医院获得性肺炎、VILI，会使ARDS的病变过程变得复杂。

（一）渗出期

原发肺损伤发生后，中性粒细胞和巨噬细胞聚集，肺泡上皮细胞活化，效应T细胞激活，最初的损伤被逐渐放大，导致弥漫性肺泡损伤。肺毛细血管内皮细胞和肺泡上皮细胞的损伤会导致富含蛋白质的体液聚集于肺泡，并导致细胞因子进一步释放。复杂的细胞因子网络，促炎和抗炎介质之间平衡的破坏，都会进一步介导弥漫性肺泡损伤。肺泡由两种上皮细胞构成，I型上皮细胞损伤会导致进入肺泡的体液增加，清除减少；Ⅱ型上皮细胞损伤会导致表面活性物质的产生和转化出现问题，形成透明膜，导致肺萎陷，肺顺应性下降，通气与血流灌注（V/Q）不匹配增加，引起顽固性低氧血症。同时，内皮细胞活化、微血管收缩及微血栓形成会导致肺血管张力改变，引起肺动脉高压，增加右心后负荷，进而导致右心功能障碍，而后者还有可能被机械通气或者液体过负荷所加重。

（二）增殖期

最初的肺泡液体积聚通常发生在损伤后的72h内，伴有不同数量的Ⅱ型肺泡上皮细胞增生，成纤维细胞和新的基质沉积。进入增殖期，代表肺功能将要恢复，对患者的生存极为重要。此期的特点是肺泡Ⅱ型上皮细胞的恢复和再生，后期Ⅱ型上皮细胞还可分化为Ⅰ型肺泡上皮细胞。当功能性上皮层再生后，渗出液体被重吸收，肺泡的结构和功能都能重建，血管张力的调节开始恢复正常，微血栓减少，肺动脉高压减轻。随着损伤修复的进展，分流减轻，氧合改善，然而肺顺应性的改善通常出现较晚。

（三）纤维化期

在ARDS的急性期后，一些患者的症状得以快速缓解，但还有一些患者会进展为纤维化性肺损伤，这种损伤的组织学改变可以在发病后的5~7天出现，表现为肺泡腔出现间充质细胞及其产物，以及新生血管。肺泡胶原清除障碍是纤维化形成的主要原因，纤维化可使肺脏功能性恢复受限，患者可能需要长期机械通气辅助。发展为显著纤维化的ARDS患者表现为肺顺应性下降，气体交换能力下降，病死率增加。

理解ARDS的病理生理改变应从肺泡的基本功能结构单元入手，不仅要重视原发肺泡上皮和肺泡毛细血管内皮的损伤，还要注意临床治疗策略对这二者可能造成的损伤，这是临床预防、评估和治疗ARDS的重要理论基础。

二、ARDS的肺部超声表现

肺部超声用于诊断ARDS的主要征象包括：非匀齐的B线（图12-3-1），胸膜线异常（图12-3-2），可伴有胸膜下实变（图12-3-3），可存在正常的肺组织（图12-3-4），肺滑动征减弱（图12-3-5）或消失。ARDS是一种非心源性的肺水肿，因此双侧多发B线（即肺间质综合征）是最常见的ARDS肺部超声表现。由于ARDS的B线源于原发性肺损伤而非静水压增高，因此B线的分布不同于心源性肺水肿，可双侧存在、非均一性分布，有些区域可以出现较多B线，B线也可以在局部出现融合，融合区域可见胸膜滑动征

减弱或消失，胸膜线增厚或者粗糙；在
背部的重力依赖区，B线分布更为均匀，大
量融合，呈现白肺或实变表现，超声可发
现动态或静态支气管充气征，但较少见到
胸腔积液；在病变以外的区域也可以见到
正常肺组织的表现，体现了ARDS肺部损
伤的不均一性。

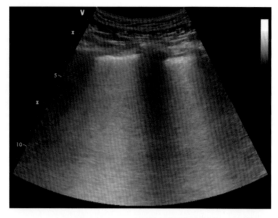

图 12-3-1　非匀齐的 B 线

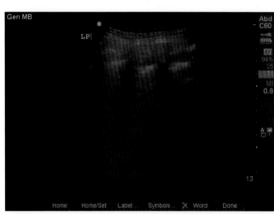

图 12-3-2　胸膜线异常

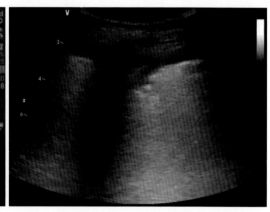

图 12-3-3　胸膜下实变

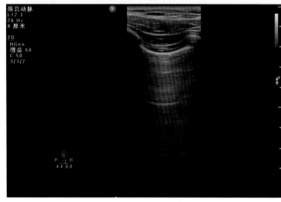

图 12-3-4　正常肺组织

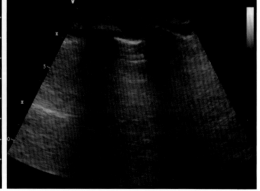

图 12-3-5　胸膜滑动征减弱

　　ARDS患者突出的临床特点为顽固性低氧血症，这与肺实变导致的V/Q比例失调
有关。通过肺部超声发现组织样改变，可以界定完全丧失气化的肺组织，而在非气化
肺区域内发现搏动性血流，可以间接证实严重V/Q比例失调，并可在治疗过程中实时
监测气血分布的变化。

三、肺部超声在ARDS诊疗中的运用

（一）用于ARDS的鉴别诊断

ARDS患者的肺部超声征象改变并非特异。只有将病史、症状和体征结合用于解读肺部超声的发现，才能依据肺部超声做出有临床意义的决策。对于呼吸困难（伴或不伴低氧血症）患者，肺部超声流程检查有助于发现ARDS以外的可能病因，如心源性肺水肿、间质性肺疾病、COPD、肺不张、肺栓塞及张力性气胸等。

（二）评估ARDS的血管外肺水

除辅助诊断以外，肺部超声对ARDS血管外肺水（EVLW）的定量评估也是ARDS治疗过程中一种非常重要的监测手段。血管外肺水的量和患者的预后独立相关，通过监测血管外肺水能够确保限制性液体管理策略的实施和效果，而后者能够改善ARDS患者的氧合，促进早期拔管。CT和热稀释技术能够准确定量EVLW；通过肺部超声评估B线数量的改变（定量视觉评分），也能准确评估ARDS患者的EVLW。然而需要注意的是，不同的超声探头及机器条件会影响B线的图像，降低B线评估EVLW的特异性，在临床应用中要注意鉴别。

（三）评估肺复张效果

在对ARDS患者进行肺复张治疗时，评价复张效果十分必要。除血气分析和CT检查外，床旁超声可以在肺复张过程中对肺部进行实时评估。当肺复张有效时，可以发现：实变的最大直径减少，或者均一性和连续性降低，可识别的实变减少——即肺部气化的改善。肺部超声还能用于监测复张过程中的并发症，比如张力性气胸。肺部超声在监测肺复张过程中亦有局限性，即无法区分正常或过度充气的肺脏。此外，肺部超声所见的肺气化改善并不总与氧合改善一致。因此，须尽量避免单独使用肺部超声来评估肺复张效果。

（四）评估俯卧位通气的可行性与有效性

俯卧位通气是严重ARDS患者的一项重要治疗手段。患者对俯卧位通气的反应性会决定下一步的治疗走向，因此预测和评估俯卧位通气的有效性非常重要。通过一定的肺部超声检查流程，在俯卧位通气的不同时间点，针对患者背侧肺部进行检测，计

算气化评分,可以预测患者的肺部病变预后和整体预后。俯卧位前在双侧前肺基底区域发现正常肺部超声表现,对早期俯卧位反应阳性的预测特异性达到100%,阳性预计值为100%,敏感性为58%,阴性预计值为58%。无论如何,肺部超声是一种惯性监测肺部气化改变的有效方式。如肺部超声气化评分没有改善,则提示不良预后。

(五)评估ARDS患者的心肺交互作用

ARDS的特点是同时存在肺泡和肺循环的损伤。这二种损伤都能够增加患者肺血管阻力,导致肺动脉高压,显著增加右心室做功指数。右室功能障碍的程度随ARDS的轻重程度而改变,总发生率为22%～27%。右室功能障碍可以作为ARDS患者28天病死率的独立预测因素,如合并卵圆孔开放则临床预后更差。右室功能可能会受到机械通气显著的影响,因此"右室保护性通气策略"值得推荐,在疾病最初的3天内每天至少一次运用心脏超声对右心功能进行检查,从而确定最佳的通气设置。在这种情况下,包括心脏超声和肺部超声的整合超声方案可更为全面地评估ARDS,包括对ARDS严重程度的评估以及对调整呼吸机后血流动力学反应的评估。

(六)监测ARDS撤机过程

机械通气患者脱机失败率高达30%,ARDS患者脱机失败不仅会造成原有疾病的反复,也会延长ARDS患者机械通气的时间,导致长期预后不良。在ARDS患者撤机过程中,通过肺部超声的谨慎监测能够获取其他原因导致的肺部失气化改变,预测脱机失败率,从而尽早干预,改善预后。

在临床上,对一些疑诊ARDS的患者,可通过肺部超声识别ARDS的经典肺部病变特点进行确诊,识别的主要肺部超声表现包括B线、无损伤区、胸膜线增厚,以及胸膜下实变。肺部超声能够帮助进行ARDS的早期诊断,同时也能帮助ARDS的鉴别诊断。动态监测ARDS患者肺部超声的改变,有助于管理ARDS患者的呼吸治疗及液体治疗,并有助于进行治疗策略的选择,判断预后。肺部超声是一种影像学检查,所有的结果都应该放在临床的大背景下进行解读,并建立在充分理解肺部超声局限性和可能影响肺部超声影像因素的基础上,从而更好地辅助ARDS的整体诊治过程。

(朱　然)

第四节　VV-ECMO对机体病理生理的改变

目前,对ECMO在极重度ARDS患者中的应用时机仍存争议。应谨慎把握ECMO的应用指征。国内外相关指南或专家共识均指出,ECMO可作为重症ARDS患者传统机械通气无法维持时的补救措施,但建立时机并未统一。综合国内外研究证据,结合临床实践,从客观指标来说,以下情况可考虑启动ECMO支持:呼气末正压(PEEP)≥15mmHg,PaO_2/FiO_2<80mmHg;或在规范肺保护通气下,为维持基本氧合和通气,平台压(Pplat)>30～35cmH_2O;或在规范肺保护通气下,明显CO_2潴留失代偿,pH<7.15。当患者存在以下因素时,提示ECMO支持预后不良风险增加,但亦绝非禁忌:①建立ECMO前高强度的呼吸支持时间过长,如>1周;②有凝血或血小板功能障碍,抗凝风险巨大;③严重和较长时间的免疫抑制,如干细胞移植;④合并严重感染中毒症;⑤合并多器官功能不全;⑥高龄等。如果患者存在明确不可逆的原发或基础疾病(如脑死亡),ECMO小组的负责医生应参考客观指标、结合预后风险及家属的理解与支持程度,以及救治把握度,综合判断是否上机和上机时机。

一、对气体交换的影响

ECMO循环提供给患者的供氧量受到膜的最大氧气输送量(即进出膜的氧含量)的限制。目前一代的ECMO膜能输送高达450mL/min的氧量。事实上,ECMO患者的氧气输送量受循环的血流速度、血红蛋白浓度和静脉血氧饱和度的影响。值得注意的是,VV-ECMO患者的循环血流量与流入套管直径和心排血量具有相关性。

在VV-ECMO过程中,人工膜肺装置和自然肺是串联的。静脉血液从静脉血管转移到人工膜肺装置,人工膜肺装置提供氧合并清除二氧化碳,最终血液被重新输回给患者。气体通过膜的交换效率取决于不同的因素:膜的内在性能和特性,膜的表面积,氧和二氧化碳饱和度,引血与回血之间的压力梯度。静脉血液中的二氧化碳含量很高,即使在ECMO相对较低血流量(BF)条件下,也可以去除二氧化碳。气流量在人工肺中是影响二氧化碳去除率的主要决定因素。

另一方面,氧在血液中的溶解度极小,血氧含量受血红蛋白浓度和饱和度的限制。血液中的氧含量较低,ECMO循环中部分静脉血通过人工膜肺装置充分氧合后,通过泵及循环系统回到左心系统。

VV-ECMO的直接作用是通过氧合增加患者肺循环混合静脉血氧饱和度。供氧量和ECMO的BF与患者心排血量直接相关，由ECMO提供的氧气支持可以降低呼吸机吸入气氧浓度（FiO_2）和气道压力（PEEP和Pplat）。

二、ECMO对肺循环和右心的影响 》》

肺循环的代偿能力和功能紊乱与肺循环的解剖和生理密切相关。肺循环的主要特点：①肺处于左右心之间，右心排出的血液全部流经肺，肺是体内唯一接受几乎全部心排血量的脏器，心脏的前后负荷均可影响肺循环。②肺循环与呼吸系统密切相关，肺部疾病、呼吸气体和血液成分的变化均可累及肺循环，反之肺循环紊乱也会影响到肺的呼吸和代谢功能。③肺循环有两套血管系统，其血供既来自肺循环的肺动脉也来自体循环的支气管动脉。肺动脉和支气管动脉之间有吻合支，病理情况下吻合支开放，体循环相对较高的压力可影响肺循环，而当肺血栓形成时，吻合支又可保证缺血肺脏接受支气管动脉的血供。④肺循环是一个低压、低阻、高流量的系统，血管壁薄、易扩张，当血管扩张时可容纳大量血液，故有强大的代偿能力。肺血流量增加时一般不影响肺循环的压力。

右心室（right ventricle，RV）功能障碍是指右心室由于自身的损伤或后负荷的增加，在合适的前负荷下，无法维持足够的心排血量。原发性右心衰竭可由右心室的内在损伤引起，如右室缺血或梗死、心肌炎、心肌病或心脏切除后。继发性右心衰竭主要来自肺血管阻力（pulmonary vascular resistance，PVR）的增加，如肺栓塞、肺动脉高压或严重缺氧引起的血管收缩。右心室呈薄壁结构，可以耐受较大的容积变化，但对压力的变化很敏感。由于肺循环的基础低阻力和低压生理学，PVR的升高对右心室有深远的影响。如果PVR突然持续升高，右心室可能无法有效地对抗增加的后负荷，从而快速导致右心衰竭；如果PVR逐渐、慢性升高，右心室可以适应，但处于脆弱状态，即使是相对较小的生理变化也会导致其失代偿。衰竭的右心室对增加的前负荷非常敏感，尤其在再发右心衰竭的情况下。肺泡内$PO_2 < 60mmHg$或酸血症均可导致肺血管收缩。PVR对肺容积也很敏感，肺不张、肺过度膨胀和高水平的呼气末正压，均可以增加PVR。因此，低氧血症和高碳酸血症，以及相关治疗措施与正压通气，都可以加速右心衰竭的恶化。

值得注意的是，多达25%的ARDS患者会出现右心衰竭，原因是低氧性肺血管收缩引起的PVR升高。症状多表现为心排血量减低和（或）体循环淤血。心排血量降低可引起血流动力学不稳定和组织器官衰竭。备受关注的体循环淤血多由心力衰竭和感染性休克所致,可对肾脏和肝脏功能产生不利影响。右心衰竭可导致循环障碍,会提高患者病死率。在需 VV-ECMO 支持的严重 ARDS 患者中,存在肺动脉高压或右心衰竭者可能超过一半。这将影响患者 ECMO 类型(VV-ECMO、VA-ECMO 或 VAV-ECMO)、循环支持和呼吸机设置等管理模式的选择。

右心衰竭的治疗应该包括优化前负荷,通过升压药及强心药增加收缩力,以及考虑吸入性肺血管扩张剂。然而,当药物治疗效果不足时,仍需要机械循环支持(Mechanical circulation support,MCS)来维持系统和右心室灌注。ECMO 是一种有效的体外膜肺氧合方法,对于从急性低氧性呼吸衰竭进展为右心衰竭的患者来说,VV-ECMO 是一个合适的初始模式,即使患者处于休克状态。原发性右心室损伤或右心衰竭伴左心衰竭,是 VA-ECMO 的适应证。这两种模式通过减少前负荷、降低心房张力和向冠状动脉输送含氧血液为心脏提供间接支持,即使在紧急情况下也可以快速进行 ECMO 置管。

VV-ECMO 可改善右心衰竭。对于严重呼吸衰竭患者,在 VV-ECMO 上机前留置肺动脉导管;VV-ECMO 启动后,对呼吸机支持参数不做调整就可观察到肺动脉压迅速下降;随后,在应用恒定剂量缩血管药物的前提下,CVP 也略微下降,心脏指数(cardiac index,CI)增加。此时,氧合增加和 CO_2 清除都起到了一定作用。在氧分压正常的情况下,$PaCO_2$ 和 pH 的改善也可对心脏收缩力产生有益影响。对右心衰竭引起休克的患者,也应启动 VV-ECMO 以治疗呼吸衰竭。若应用 VV-ECMO 后休克仍未改善,且考虑心力衰竭是休克的原因时,建议留置动脉插管并切换至 VAV-ECMO 模式。

倘若在 VV-ECMO 支持期间,患者右心衰竭进展,则必须重新考虑病因。首先,可以调节呼吸机参数,目标为低潮气量通气(甚至可远低于6mL/kg),因为潮气量是决定右心后负荷的主要因素。目前没有太多在 VV-ECMO 运行期间设置呼吸机参数的研究证据。此外,还需考虑右心衰竭进展的其他原因。第一,液体过负荷会加剧右心衰竭。一般而言,不管是否行 ECMO 支持,ARDS 患者的液体平衡应尽可能保持中性。第二,警惕肺栓塞可能,尤其是当抗凝不充分或已在回输套管或膜的回输部位发现血栓时。第三,启动 VV-ECMO 后降低 PEEP 和潮气量可能导致肺萎陷,从而增加右心室后负荷。建议在严重 ARDS 患者启用 VV-ECMO 后,将 PEEP 保持在相对较高的水平(15cmH_2O),理论上俯卧位通气可减低右心室后负荷(与未使用 ECMO 的 ARDS 患者相似)。第四,原发肺部疾病进展会增加右心室后负荷。

已充分处理右心衰竭进展的可逆性原因,且单独使用强心药不足以改善病情时,应考虑机械辅助措施。IABP 可降低 CVP,减少强心药用药剂量。若右心衰竭或休克仍未改善，则下一步应切换ECMO模式。通过添加一根动脉套管将VV-ECMO调整为VAV-ECMO，此时应部分夹紧静脉回流套管以使大部分血液回流至高压力的动脉导管内（通常静脉-静脉流量占ECMO总血流量的1/3）。另一个少见方法是经皮球囊房间隔造口术，术后氧合血可从右心房分流至左心房，从而降低右心室压力。但是，这一方法存在后续需手术关闭残余ASD的风险。

三、氧消耗、氧输送和再循环

患者在行ECMO前往往已处于濒危状态，存在脏器灌注和组织氧供不足的状况，因此单纯的血流动力学监测已不能解决这个问题，必须借助氧代谢的动态观察。此时，对危重症患者的治疗须由以往的血流动力学调整转向氧代谢状态的改善，最终目标是纠正外周组织缺氧，使氧供与氧需要量达到平衡。为防止发生氧障碍和氧债，在维持和改善全身血流动力学和氧相关参数的同时，还应注意患者局部组织氧障碍的参数，并以此调节相关治疗。

1. 氧债偿还期

ECMO建立前患者存在各种原因导致的缺氧状态，维持正常组织氧合需要"充足"的全身氧输送，必须满足以下两个重要条件：①心排血量（CO）、血红蛋白含量（Hb）和动脉血氧饱和度（SaO_2）需要维持氧输送（DO_2）在临界值以上；②必须满足各器官的氧需求。治疗初期的重要特点是偿还氧债，ECMO建立后可部分替代心肺功能，机体循环状态得以改善，缺氧情况缓解，微循环改善，细胞功能恢复，组织有氧代谢增强，患者氧代谢障碍能够逐渐得到恢复，累积的酸性代谢产物被机体清除，血乳酸水平逐渐下降。该期往往还存在肺循环短路引起的有效弥散减少，水肿引起的弥散距离增加和微栓塞引起的弥散面积减小。针对这种情况，临床上要减少血管收缩药物的用量，采取利尿、超滤治疗以排除机体多余水分，适度抗凝以避免微血栓形成。

2. 氧代谢平衡期

在ECMO建立后，患者体内氧供需平衡，组织氧代谢改善，在机体各项氧代谢指标正常后，进入氧代谢平衡期，机体依赖ECMO辅助，ECMO支持提供的DO_2与机体氧消耗（VO_2）相匹配，这时的治疗主要是等待心肺功能恢复，预防并发症发生。

3. 储备恢复期

储备恢复期患者心肺功能逐渐恢复，对ECMO辅助流量和血液氧合的依赖逐渐减少，机体氧输送/氧消耗比值接近正常值，氧代谢进入正常储备期。此时可考虑ECMO的撤离。

在VV-ECMO期间,机体氧输送受到以下四方面因素的影响:体外机械泵流量、血液在氧合器氧合情况、患者自身心排血量和血液在肺内的氧摄取率。

在正常情况下,离开氧合器的血液已完全氧合。在理想情况下,进入氧合器的血液应该是混合静脉血。然而,当血液在相同的静脉内引流并回流时,一些含氧血液可能会被再次引入回路,这一现象称为再循环。造成这一现象最常见的原因是置管位置不佳或ECMO流量(ECBF)过高。可以使用以下公式计算再循环分数(recirculation fraction,RF):

$$RF=(Spre\text{-}MLO_2-SvO_2)/(Spost\text{-}MLO_2-SvO_2)$$

其中,Spre-MLO$_2$指膜前的血氧饱和度,Spost-MLO$_2$指膜后的血氧饱和度。然而,目前并没有可靠的方法来监测真正的SvO$_2$。估算SvO$_2$最简单的方法是从位于尽可能远离ECMO回输端的中心静脉采样。此外,还可以在暂时关闭氧合器上的气流量的同时增加呼吸机上的FiO$_2$,采集膜肺前的血液获得。

因此,DO$_2$ML的主要决定因素是ECBF、血红蛋白浓度、氧提取率(SaO$_2$-SvO$_2$)和RF。假设肺部完全无功能且没有再循环,此时可通过以下公式估算全身动脉血氧饱和度(SaO$_2$):

$$SaO_2=(ECBF/CO\times Spost\text{-}MLO_2)+[(1-ECBF/CO)\times SvO_2]$$

如果存在明显的再循环,则应使用有效的ECBF,有效的ECBF可通过ECBF×(1-RF)估算。

当肺部氧合能力明显受损时,SaO$_2$的主要决定因素是ECBF/CO比例、患者的氧提取率(SaO$_2$-SvO$_2$)和RF。

(曾小康　晁彦公)

第五节　VV-ECMO的肺部病变管理

肺组织因含气体,超声波不能在其间传导,故超声影像图难以显示正常的肺内结构。但是在肺组织发生病变时,超声下可显示异常声像图。目前,在ECMO支持治疗的重症ARDS患者的病情监测中,肺部超声评分(lung ultrasound score,LUS)发挥着重要作用。与胸部X线或CT检查相比,肺部超声具有诊断迅速、携带方便和无电离辐射等优点,这对儿童或孕妇尤为重要。通过肺部超声可以评估肺组织通气变化,对肺部12个区进行评分(以胸骨旁线、腋前线、腋后线、脊柱旁线划分,分上下部,即前上、前下、侧上、侧下、后上、后下），每区0～3分（表12-5-1），各区评分加和得到LUS（分值0～36）。LUS可对肺通气丧失区域进行量化，评分升高均与肺组织密度显著增加有关。肺总的通气丧失与肺重量和血管外肺水密切相关。因此，LUS可以为急性呼吸衰竭的严重程度提供可靠和客观的评估，对病变的定位、病变的定性及病变程度的定量均有重要作用。包括LUS在内的每日肺部超声检查评估可以在床边轻松、快速地进行，并可用于监测呼吸系统疾病的进展。这在患者胸部X线和CT检查转运风险高时特别有用。

表12-5-1　肺部超声评分

分数	肺通气状态	表现模式	
0分	正常肺通气（N）	水平A线，少于2条垂直b线	
1分	中度肺通气不良（B1）	多条B线，B线之间的间隔相同（7mm），或者不同。B线可以在局部、限定的区域相互融合（比如某一肋间隙）	
2分	重度肺通气不良（B2）	肋间隙区域出现大范围融合的B线，而且这种融合的B线出现在一个或更多肋间隙区域	
3分	完全肺通气缺失（C）	肺实变，伴或不伴支气管充气征	

一、肺部超声表现对呼吸机设置的指导)))) ··

在急性呼吸衰竭和ARDS患者的治疗中,使用VV-ECMO的指征主要有两个:①对大部分常规治疗无效的严重低氧患者,使用ECMO作为挽救性治疗;②作为治疗和进一步预防ARDS患者VILI的治疗方式。ECMO启动后,应根据潮气量(VT)、呼吸频率(RR)、PEEP、FiO_2等指标设置和调节呼吸机参数。为了最大限度避免VILI,需降低VT、RR和FiO_2的指标设置。对于这一点临床意见基本一致,但有关PEEP的设置仍有争议。PEEP能在呼气末期保持气道内正压,阻碍肺回缩,提高肺的功能残气量,从而防止肺萎陷或使已经塌陷的肺泡复张。一方面,PEEP的增加会引起平台压和驱动压的增加,导致肺过度膨胀。不适当的高PEEP会引发静脉回流减少和右心后负荷增加等血流动力学不利影响。另一方面,非常低的VT和RR会导致肺泡不稳定和肺泡塌陷,使呼吸系统顺应性降低,肺不张加重,而较高的PEEP可以在防止肺不张的发生方面发挥重要作用。

肺部超声在VV-ECMO患者呼吸机参数尤其是PEEP的设置中具有重要作用。肺通气超声影像学共有4种表现:正常含气区(胸膜滑动征和A线,偶有孤立B线)、间质综合

PEEP=10cmH$_2$O时　　PEEP上调至15cmH$_2$O时
肺实变渗出明显　　　肺实变渗出较前明显好转

征(B线间距7mm)、肺泡-间质综合征(B线间距小于3mm)、肺泡实变。当患者肺部超声表现为肺泡-间质综合征甚至肺泡实变时,提示肺部有渗出、塌陷,可以适当上调呼吸机PEEP参数并及时评估。PEEP上调时,在超声图像上不仅可以看到气体沿气道进入实变区的过程,还可观察到实变区缩小,实变区的液体被挤出肺外,肺周围的液体逐渐增多的过程。因此,在超声下可根据肺部渗出实变的变化确认PEEP的设置是否适当。CT表现为肺局部通气丧失的患者对PEEP的反应较差,而肺弥漫性病变的患者可能对PEEP的反应良好。在床旁可用超声方便地评估患者肺部疾病形态(局部与弥漫性),利用LUS评估再通气状况来评价PEEP引起的呼气末肺容积的增加,进而指导PEEP参数设置。呼气末肺容积的增加与先前塌陷的肺组织复张,以及相当一部分先前有通气但不允分的肺组织容积增加有关。但是须注意,胸膜滑动征严重减弱或消失提示该区域通气受损,这可能与PEEP参数设置过高有关。尤其当PEEP参数降低时胸膜滑动征再次出现,表明PEEP诱导的非依赖肺区域过度充气,此时需下调PEEP参数。

目前,有多项关于重度ARDS患者俯卧位肺部超声的研究,但结果各不一致。其中一项研究发现,仰卧位时双侧前肺区域正常超声通气模式可预示氧合功能的显著改

善，俯卧位后的氧合反应与特定的肺部超声表现无关。另一项研究表明，肺部超声检测到的肺通气改善，可预测患者第7天氧合改善和生存率的提高。肺部超声可以指导ARDS患者的液体管理，其评分变化比氧合更能敏感地预测容量过负荷引起的肺通气恶化。

二、肺部超声表现对肺复张的指导 〉〉

当患者肺部渗出、塌陷、实变范围比较广泛，单纯设置呼吸机参数难以纠正时，需考虑联合肺复张手段辅助肺开放。对于VV-ECMO患者，为了限制气道平台压而采取小潮气量通气，但这不利于ARDS患者萎陷肺泡的复张，而PEEP的效应依赖于呼气时肺泡的膨胀度。肺复张即通过应用高气道压，短暂升高跨肺压，使萎陷的肺单元完全复张。肺组织具有可被复张并且保持开放的能力——可复张性，但不同的ARDS患者肺组织的可复张性差异很大。对于可复张性高的肺组织，应积极采取肺复张手段和高PEEP设置，以复张萎陷肺泡并改善低氧血症及肺顺应性。然而，对于可复张性低的肺组织，肺复张手段可能无助于萎陷肺泡组织的开放，反而会导致肺过度膨胀、无效腔增加甚至造成呼吸机相关性肺损伤，因此应给予低水平PEEP治疗。总之，在实施肺复张手段之前，需要对患者肺组织的可复张性进行评估。

目前主要有两类方法可评价肺组织的可复张性：①功能性评价，通过肺复张对呼吸功能的影响来进行判断，比如应用PEEP后，复张的肺泡所引起的通气改变会引起呼吸力学参数的改变，包括PaO_2升高、$PaCO_2$下降、肺顺应性的增加、无效腔量的减少及功能残气量的增加等。目前应用较多的方法有肺压力-容积（P-V）曲线法、呼气末肺容积法、肺牵张指数法。②通过影像学的手段进行解剖评估，通过测量增加的跨肺压和既往不通气或通气不良区域重新开放的肺容积量来进行评价，主要包括胸部CT、肺部超声、电阻抗成像（electrical impedance tomography，EIT）等方法。

在实际临床工作中，常根据患者的临床表现先简单地进行初步评估。肺部弥漫性病变、肺外源性ARDS患者通常肺可复张性高；或者ARDS患者出现以下表现之一，即可认为肺可复张性高。①在PEEP=5cmH₂O时，PaO_2/FiO_2＜150mmHg；②PEEP由5cmH₂O增加至15cmH₂O 20min后，患者出现两种或以上的下述情况：PaO_2增加、呼吸系统顺应性增加和无效腔量减少。为了使评估更加精准化，常常需要联合超声共同进行。

肺部超声评估肺复张具有准确、形象、直观、无创且在床边易行的优点，主要观察A线、B线、胸膜滑动征、支气管充气征等。肺复张的主要表现：聚集的B线转为分离的B线或A线。为了评估肺各个区域通气状态的变化，有专家提出了"肺再通气评分"方案（表12-5-2）。该评分方案是在不同PEEP水平下测量肺部各个区域超声影像的改变，并根据改变评估得分，得分的总和即可用于判断肺部通气状态的改变。

表 12-5-2　肺再通气评分

肺再通气评分		
1分	3分	5分
B1→N	B2→N	C→N
B2→B1	C→B1	
C→B2		

首先,将 PEEP 调至 0cmH₂O 并稳定通气 15min 后,行全肺超声检查,使用 2~4MHz 的超声探头检查左、右胸廓的前、侧、后壁及上、下段所有肋间间隙(图 12-5-1),录制视频并用超声通气的四种模式(N、B1、B2 和 C)进行评估记录。

肺实变　　　肺实变复张后

然后,将 PEEP 上调至 15cmH₂O 并稳定通气 15min 后,再次用同样的方法行肺部超声检查。最后,根据各区域超声通气模式的变化计算出肺再通气评分。2011 年,Bouhemad 等用肺部超声对 30 例 ARDS 患者和 10 例急性肺损伤患者的肺可复张性进行了评估,结果显示,肺再通气评分与 P-V 曲线法所测的可复张肺容有显著相关性。肺再通气得分≥8 分与可复张肺容积≥600mL 相关;肺再通气得分≤4 分与 75~450mL 的可复张肺容积相关,肺的可复张性低。同时,肺再通气评分与 PaO₂ 升高在统计学上也有显著相关性。这些结果均可表明,肺部超声是床旁评估肺可复张性的一种可靠手段。

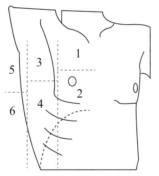

图 12-5-1　肺部超声检查部位

可视化肺复张

在确定患者具有肺可复张性后,可以用持续气道正压通气(continuous positive airway pressure,CPAP)法、PEEP 递增法、PCV 法进行肺复张。具体方法如下:①逐步增加气道压力直到超声下无肺不张表现;②逐步减少 PEEP 至再次出现肺不张,记录此时的 PEEP 值(保证肺复张的最低 PEEP);③恢复先前的通气模式,将 PEEP 设置为保证肺复张的最低水平。CPAP 法简单易操作,将 FiO₂ 设置为 100%,PEEP 设置为 35cmH₂O,维持复张 30s 后可见肺通气模式由 C 变成 B。

三、肺部超声表现对俯卧位治疗的指导

为了减少受伤肺组织的进一步肺不张，Bryan于1974年提出了俯卧位治疗，可以通过体位的改变降低胸腔内压力梯度并改善背部肺段的通气。随后的一系列研究表明，俯卧位能改善多数（70%～80%）ARDS患者的氧合，使PaO_2/FiO_2平均比值增加35mmHg，呼吸驱动力降低，从而避免重大并发症的发生。对于新型冠状病毒肺炎相关的ARDS患者，俯卧位能改善肺复张，减少肺不张，改善通气-灌注的匹配程度。因此，俯卧位被认为是严重低氧血症的重要救援策略。目前关于俯卧位的应用时机仍有争议，法国重症监护医学会（SRLF）2019年关于ARDS管理的指南建议对$PaO_2/FiO_2<150mmHg$的ARDS患者实施俯卧位治疗。近年来，也有一些回顾性研究指出VV-ECMO支持期间早期联合俯卧位治疗（cut off<17h）的患者生存率高于晚期俯卧位或未联合俯卧位治疗的患者。临床上，通过可视化管理结合患者临床情况可判断俯卧位治疗的时机。通常俯卧位治疗可能对PEEP无反应的患者有效果。相比肺部弥漫性病变的患者，局部通气受损且前胸壁肺部超声影像正常的患者俯卧位后肺复张的效果更好。

当肺部超声表现为重力依赖区域有较多实变时，就要考虑使用俯卧位手段，通过体位改变来促进液体的重新分布，以改善肺的均一性和通气血流比例。患者第一次俯卧位通气时须行俯卧位肺部超声检查，此后分别于俯卧位通气即刻、俯卧位通气3h后对患者重力依赖区进行肺部超声检查。检查时以患者脊柱旁线、肩胛下线、腋后线及腋中线为体表标志，先将患者单侧后背划为3个区域，再取每个区域的三等分点，共将患者单侧肺划为9个区域、8个测量点（去除肩胛骨遮盖的点）（图12-5-2），双侧共计16个测量点。每个区域录制视频并用超声通气的四种模式（N、B1、B2和C）进行评估记录。俯卧位即刻、俯卧位3h的肺通气评分差值为肺通气评分变化值。此外，俯卧位3h后肺部超声评估的背侧肺复张程度与临床治疗7天后氧合指数高于300mmHg呈正相关。

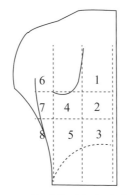

图12-5-2　俯卧位肺部超声检查部位

俯卧位治疗前

俯卧位治疗后

至于俯卧位治疗持续时间,2017年美国胸科学会、欧洲重症监护医学会、重症监护医学会《成人ARDS患者的机械通气指南》强烈建议,重度ARDS患者每天接受俯卧位治疗时间应超过12h。2020年中华医学会在《急性呼吸窘迫综合征患者俯卧位通气治疗规范化流程》中也建议俯卧位时间不少于12h,但是当出现明显并发症时(如恶性心律失常或严重血流动力学不稳定时)需要考虑随时终止。近期也有研究建议将俯卧位治疗时间延长至24h,如24h后氧合指数仍在150mmHg以下,应延长俯卧位时间。虽然这些方案提供了很多信息,但俯卧位治疗的最佳持续时间仍是未知数,并且过早的仰卧位会导致肺萎陷,甚至可能伴发呼吸机相关性肺损伤。在实际操作中,最佳的俯卧位时长需要根据临床变量(如PaO_2/FiO_2、通气效率、静态顺应性等)动态评估及肺评分变化值及时调整。当上述指标提示肺功能有明显的持续改善时,可考虑停止俯卧位治疗。有的患者在俯卧位4.5h后,背部仍可见碎片及实变,继续俯卧位治疗14h后可见后蓝点肺部超声影像明显好转。

俯卧位4.5h　　俯卧位14h

四、肺部超声表现对液体管理的指导

高通透性肺水肿是ARDS重要的病理生理特征,肺毛细血管通透性和静水压增加均可加重肺水肿,肺水肿与ARDS的预后负相关。适当的呋塞米(速尿)和限制性液体输入可以减轻肺间质水肿,但是也会导致全身血容量不足,器官灌注障碍。液体管理是ARDS治疗中一项重要的内容,也是一大挑战。不同的液体管理策略(限制或自由)与患者呼吸机辅助天数、ICU住院时间相关。也有研究显示,不同ARDS亚型对液体管理策略的反应不完全相同。床旁超声可以实现对VV-ECMO支持治疗ARDS患者的个体化液体管理。通过M型超声测量下腔静脉(IVC)宽度及呼吸变异度可以对患者液体反应性或容量状态进行初步评估。鉴于许多患者呼吸期和静态IVC的测量结果并不总是对液体容量具有精确的预测性,故需要结合其他指标进一步指导液体管理。一项针对ARDS脓毒症患者的前瞻性研究显示,对于液体过负荷早期导致的患者肺通气功能恶化,LUS变化比动脉血氧饱和度更加敏感,因此肺部超声被认为是可以快速和准确地识别早期肺水肿发展的额外工具,同时它也可以监测ARDS患者液体负荷对肺通气和血流动力学的影响,对液体管理具有指导性意义。

根据肺部超声指导的限制性液体管理方案(fluid administration limited by lung sonography,FALLS),可利用肺部超声的A线和B线来评估患者发生间质性肺水肿的可能性,

IVC塌陷　　IVC充盈,
　　　　　宽大固定

进而指导液体管理。如超声影像表现以A线为主，则提示小叶间隔干燥，左房舒张末压（简称左房压；left atrial end-diastolic pressure，LAP）低或正常；如B线为主，则与肺泡-间质综合征相关，这是一种通常与肺水肿相关的影像学和临床前症状。根据评估，IVC可分为塌陷、正常和充盈三种类别。对于IVC在正常范围内的患者，建议使用肺部超声检查左右侧前胸壁、腋中线的蓝点，根据肺部特征和液体耐受性决定是否补液。如超声表现以A线为主，则提示此时补液对于肺组织是安全的，即进一步的液体输注不会立即引起或加重静水压性肺水肿，但仍需结合临床整体考虑补液治疗，必要时可行补液试验。若补液试验阳性，可输注胶体液或谨慎输注晶体液，但输注过程须超声实时动态评估。若主要表现为B线，则提示可能存在间质性水肿，补液可能会加重患者病情。对于超声IVC大小正常、以B线为主的患者，需要充分考虑临床表现，以便正确指导液体输注。由于肺间质化过程产生的B线不同于静水压性肺水肿产生的，患者可能仍需要补液。超声影像对称性前外侧胸壁B线最常见于静水压性肺水肿，但在感染、恶性肿瘤、间质性疾病等情况下也可以出现。如果考虑B线是由静水压性肺水肿导致的，此时应考虑使用其他不同的药物来治疗休克，而不是进一步的液体扩容。可联合心脏超声进一步评估左右心室功能，这有助于更好地明确B线的性质及相关辅助治疗措施（如正性肌力药物应用）的选择。对于IVC塌陷患者，如果患者左心室呈现高动力、运动亢进、收缩期和舒张期末心室面积小、"亲吻征"等表现，可予以补液。若患者IVC充盈并且伴有B线，则在排除右心房高压（如心脏压塞、肺动脉高压等）情况下控制液体输注，以保持负平衡。

左心室运动亢进

（朱亚平　胡　炜）

第六节　VV-ECMO的右心功能管理

一、右心结构和功能特点

1. 右心结构特点

右心由右心房和右心室组成。右心房位于心脏的右上方，壁薄腔大，分为心房和心耳两部分。在右心房前部呈锥形突起，位于主动脉根部右侧的部分为右心耳。房间隔中部有卵圆窝，上下腔静脉分别自上、下部进入右心房，下腔静脉口的前缘有薄的下腔静脉瓣。在下腔静脉口与右房室口间有冠状窦口。窦口的下方有一小而薄的半月形瓣膜，称为冠状窦瓣。右心房的前下方有右房室口，通右心室。右心房接受自上下腔静脉和冠状窦回流的静脉血。右心室位于右心房左前下方，是心脏四腔中最靠前的部分。右心室壁厚度2～3mm，其横切面呈半月形，整体呈三角锥形。有一束肌肉从室间隔连至右心室前壁前乳头肌根部，称为节制索。右心室可分为流入道和流出道。流入道的入口即右房室口，通过腱索连接三组乳头肌，乳头肌连于室壁上。流出道是右心室向左上方突出的部分，称为肺动脉圆锥或漏斗部。自此向上有连接肺动脉的肺动脉口，此出口有三个半月瓣。流入道是右心室的主要部分，壁不厚，肌束形成交错的隆起——肉柱。流出道壁光滑，无肉柱。

2. 右心功能特点

右心既要维持充足的肺灌注压以使低氧的静脉血进入呼吸膜而氧合，还要保持低的全身静脉压以预防器官淤血。右心室的作用是接纳全身回流的静脉血。它的结构特点决定了其功能特点，室壁薄、可扩张性好，可以允许一定程度的静脉回流的增加，而不必将增加的回流血液全部泵入肺循环，这一功能对肺循环和左心系统具有缓冲保护作用。右心室壁薄，收缩能力较左心室低，后负荷稍有增加就会导致心排血量明显下降。肺动脉平均压从10mmHg升至30mmHg时，右心室每搏量就会锐减，造成右心室扩张。肺循环无论在静息状态下还是运动状态下都是一个低压力循环，可利用塌陷或未使用的血管容纳右心排血量的增加。例如，活动增加时，右心排血量增加，肺动脉血管阻力下降，肺动脉压轻度增加。各种原因引起的肺循环阻力急剧升高时，右心室就容易发生扩张。区别于左心室冠状动脉血流灌注主要发生在舒张期，右心室冠状动脉灌注发生在收缩期和舒张期。当右心室壁内压升高和全身性动脉压降低时，右心室冠状动脉灌注压也会降低，可能诱发心内膜下缺血。

二、ARDS患者的右心问题

ARDS是各种肺内外疾病引发的以进行性低氧血症、呼吸窘迫、双肺浸润性为特征的临床综合征。机械通气是临床治疗ARDS的主要手段。尽管与ARDS相关的治疗手段不断进展（如保护性机械通气的发展，神经肌肉阻滞剂的使用，俯卧位和机械辅助的应用等），但ARDS患者的结局仍很差，病死率仍很高。严重的ARDS通常与右心衰竭相关的血流动力学不稳定相关。ARDS患者肺泡及肺循环常同时受累，炎症、血管收缩、水肿、血栓和血管重构，以及不适当的正压通气，均可能使肺循环阻力升高，导致右心后负荷急性增加，发生右心扩张。由于心包膜扩张空间有限，右心室扩张会通过室间隔移位进一步限制左心室的舒张功能(即心室相互依赖)。

急性肺源性心脏病(acute cor pulmonale,ACP)是ARDS患者肺动脉高压以及右心室功能障碍的严重表现。在保护性机械通气的前3天,ACP的发病率为20%～25%,机械通气可能是诱导或加重ACP的重要因素。ACP的独立高危因素包括:肺炎、驱动压≥18cmH$_2$O、PaCO$_2$≥48mmHg和氧合指数(PaO$_2$/FiO$_2$)<150mmHg。ACP病理机制比较复杂,主要包括以下几个方面:①缺氧、炎性介质及缩血管物质导致肺血管收缩;②间质性肺水肿导致肺血管受压;③内皮细胞损伤和肺泡结构破坏;④凝血功能障碍导致微血栓形成、肺小血管闭塞;⑤肺血管重塑。以上因素导致PVR增加,引起肺动脉高压,右心功能不全甚至衰竭。ACP患者右心室充盈压力升高,会导致一系列血流动力学改变并对脏器功能产生不良影响,包括冠状窦充血、冠状动脉血流量减少、心肌缺血等;右心排血量减少导致的左心排血量减少;通过室间隔影响左心室充盈,进一步减少左心排血量;阻碍体循环静脉回流,对肝、肾、胃肠道等功能产生负面影响,进一步加重体液潴留和右心衰竭。发生ACP的ARDS患者病死率升高,预后更差。因此,临床医生需要密切关注ARDS患者的右心功能。目前,对于ACP的诊断依赖于超声心动图检查。

三、ACP患者右心功能的超声评估

经胸或经食管超声心动图检查可提供右心室几何形态及功能的重要信息,可以了解右心室扩张程度、室间隔受压"D"字征、三尖瓣环收缩期位移幅度、室壁收缩、三尖瓣反流等情况,综合评价右心后负荷及收缩功能。

1. 右心形态和大小

右心室在左心室短轴切面(short axis,SAX)上呈半月形,四腔心切面上呈三角锥形。当右心后负荷急剧增加时,右心室发生扩张。右心室舒张末期面积(right ventricular end-diastolic area,RVEDA)/左心室舒张末期面积(left ventricular end-diastolic area,LVEDA)>0.6是ACP的特征之一,RVEDA/LVEDA>1则为严重ACP。在正常情况下,室间隔突向右心室,左心室短轴呈现正圆形;而ACP患者室间隔出现反常运动,呈"D"字征表现。

RVEDA/LVEDA>1　　"D"字征

2. 右心收缩功能

考虑到右心室的结构特点及易受到后负荷的影响,不建议应用左心室常用的Simpson法进行右心室收缩功能测定,可以应用三尖瓣环收缩期位移(TAPSE)、心尖四腔心切面右心室面积变化分数(fractional area change,FAC)、Tei指数(心肌做功指数)、三维超声心动图Simpson法(目前已证实与心脏磁共振技术所测结果高度一致),

甚至目测法对右心室收缩功能进行评估。在目前国内外的研究中,TAPSE指标应用较多,TAPSE<16mm被认为右心室收缩功能下降。但应该注意的是,TAPSE用三尖瓣环局部收缩来代表整体右心收缩功能,当存在节段性运动异常时评估价值下降,且检查结果存在一定的角度依赖性。右心室FAC=(右心室舒张末期面积-右心室收缩末期面积)/右心室舒张末期面积×100%;右心室Tei指数=(右心室等容收缩时间+等容舒张时间)/射血时间×100%。

3. 右心舒张功能

右心室充盈与左心室类似,左心室舒张功能测定方法也适用于右心室,包括三尖瓣口血流频谱、三尖瓣环侧壁组织多普勒频谱、肝静脉脉冲多普勒频谱等。常用测量指标为E/A、E峰减速时间、E/e'和右房大小等。测量方法与左心评估方法类似。

4. 右心和肺循环压力

临床通过测量三尖瓣反流峰值流速,利用伯努利方程计算跨三尖瓣压差,加上右心房压力来获得右心室收缩压(systolic blood pressure,SBP)。在没有肺动脉狭窄的情况下,右心室收缩压间接等于肺动脉收缩压。右心压力可通过肺动脉波形反映。肺动脉血流加速时间与平均肺动脉压相关,在一般人群中肺动脉血流加速时间>120ms被认为是正常的,肺动脉血流加速时间<100ms表示平均肺动脉压>28mmHg。实验证实,肺动脉平均血流加速时间(即肺动脉峰流量和加速时间比值)与右心室阻抗相关,平均血流加速时间缩短反映右心室后负荷增加,并可用于呼吸机或其他干预措施校正后的跟进观察。根据目前国内外文献研究,呼气时肺动脉平均血流加速时间正常值为9.5~11m/s²。

四、超声引导的VV-ECMO右心功能管理

ACP风险评分在临床实践中对筛选那些应该通过超声心动图评估的ARDS患者非常有用。在识别机械通气患者的ACP方面,TEE的诊断准确性比TTE更高。对ARDS相关ACP患者进行危险分层,需要结合4个危险因素:肺炎、驱动压≥18cmH₂O、$PaCO_2$≥48mmHg和PaO_2/FiO_2<150mmHg。当存在少于两个危险因素时,ACP的患病率低于10%;当存在两个及以上危险因素时,ACP患病率超过20%。需要对这些患者常规进行超声心动图检查以动态评估血流动力学变化。

当VV-ECMO运行下的ARDS患者存在ACP表现时,应积极查看患者是否存在低氧和(或)高碳酸血症,体外循环设置是否合理、运行是否正常,呼吸机设置是否恰当等。并发ACP的ARDS患者

ARDS患者并发ACP
的表现及治疗后表现

双肺弥漫性渗出及实变,继发右心扩大,循环氧合极不稳定。在VV-ECMO保证氧合和二氧化碳清除的前提下,给予保护性通气(减少肺损伤)、肺复张和俯卧位(改善V/Q)、精细化容量管理等治疗措施,患者的肺渗出及实变明显好转,右心压力降低,右心功能好转。在患者管理上主要关注以下内容:肺部病变评估、血气分析、容量优化、呼吸机参数调整、俯卧位通气、心血管功能调整等。

1. 肺部病变的评估与管理

参照本书第十二章第五节。

2. 容量优化

ARDS患者容量优化至关重要。右心衰竭患者可能最初受益于补液,然而液体过多会加重右心负荷,进而加重ACP和体循环淤血,可能对患者产生不利影响。液体过负荷造成的右心室扩张,可能进一步影响左心室充盈和射血,加重肺循环淤血和阻力。临床通常使用每搏输出量变异(stroke volume variability, SVV)、脉压变异(pulse pressure variability, PPV)评估液体反应性。但需注意的是,PPV在严重右心衰竭患者的评估中会出现假阳性结果,不是评估液体反应性的良好指标。

3. 保护性肺通气策略

对ARDS患者的治疗应实施保护性肺通气策略,保护患者的肺及右心功能。选用小潮气量通气联合适当的PEEP水平,控制平台压和驱动压,从而达到避免ARDS患者肺萎陷或过度膨胀、气血比例改善的目的。在VV-ECMO支持下潮气量可远低于6mL/kg,可将驱动压<15cmH$_2$O作为潮气量设置的依据之一,以减少对患者肺循环和右心后负荷的不利影响。对于严重ARDS患者,行VV-ECMO支持后仍应将PEEP保持在较高水平(15cmH$_2$O)。与低PEEP相比,使用高PEEP水平者生存率较高。Xtravent研究显示,3mL/kg的超低潮气量通气联合体外二氧化碳清除(ECCO$_2$R)是安全的,与传统的肺保护性通气相比,该法可使PaO$_2$/FiO$_2$≤150mmHg的ARDS患者更早脱离呼吸机。对监测过程中有ACP表现的中重度ARDS患者,建议联合俯卧位治疗,以促进肺部病变趋于均质、改善V/Q、提升氧合和通气功能,也可以减少右心后负荷(与未使用ECMO的ARDS患者相似)。

4. 吸入NO

吸入NO可降低肺动脉高压,并对V/Q比例产生积极影响。然而,临床试验未能证实其可降低病死率或缩短机械通气时间。某些经过筛选的严重ACP可能是吸入NO的适应证。

5. VV-ECMO设置调整

调整VV-ECMO设置,可在提升气体交换辅助效率的同时改善患者的右心衰竭状况。增加 VV-ECMO 流量、吹扫气体氧浓度和气流速，可以提升膜肺氧输送和二氧化碳清除，通过改善低氧和高碳酸血症引起的肺血管收缩，减轻肺循环阻力，从而降低右心后负荷，这对自身肺功能极度低下的重度 ARDS 患者尤为重要，此时大部分气体交换功能由体外循环来完成。在 VV-ECMO 支持过程中应注意充分抗凝，减少肺微血栓形成导致肺循环阻力增加的风险。

对于合并血流动力学不稳定的严重 ACP 患者，如经 VV-ECMO 和呼吸机参数调整、俯卧位通气等策略治疗后均不能改善时，可考虑切换到 VAV-ECMO 模式。VAV-ECMO 模式对右心引流后可使前负荷显著下降，肺循环血流减少，体循环压力上升，从而改善右心室冠状动脉灌注，有利于右心功能障碍缓解。

（殷　婷　郭凤梅）

第七节　VV-ECMO 的撤离

VV-ECMO 是严重呼吸衰竭患者的挽救性治疗措施，可在使用肺保护策略减少机械通气相关性肺损伤的同时改善氧供与清除 CO_2。ECMO 治疗的实施可分为多个阶段：早期考虑、ECMO 启动、通气的管理、临床恢复评估、撤机过程及最终撤离。呼吸衰竭患者接受 VV-ECMO 治疗，其主要目的是维持气体交换，并通过降低机械通气施加压力避免进一步的机械通气相关性肺损伤，让受伤的肺得以恢复。在理想情况下，一旦患者肺部情况开始改善（如肺部顺应性改善或肺部通气/换气改善），就可以准备撤离 VV-ECMO。随着技术的进步，ECMO 的安全性不断提高，但它终究是一项有创性治疗，需要将循环血液引至体外，清除 CO_2 并使血红蛋白氧合后再回输至体内。长时间的 VV-ECMO 治疗也会导致相应的并发症，但过早地撤离又无法使患者的肺得到充分的恢复，两者均可导致患者的病死率增加。在机械辅助和患者的自体肺恢复的平衡中寻找合适的撤离时机，合理协调 ECMO 运行的风险/收益比是治疗成功的关键。准确地判断撤机指征及对撤机过程中的细节问题进行管理，可极大地改善患者的预后。

VV-ECMO 撤机和 VA-ECMO 撤机的注意要点和流程有很大的不同（表 12-7-1）。相比 VA-ECMO 撤机要求患者的心肺功能均应恢复来说，VV-ECMO 的撤离准备更加直接，主要针对肺部及肺部相关情况进行评估。VV-ECMO 的撤离过程复杂，需要对预定的管理流程、机械通气和 ECMO 病理生理理解通透，才能避免撤离的失败。ARDS 患者除肺部疾病外，常伴随着循环的受累。由于呼吸衰竭的患者往往会出现氧合下降、高碳酸血症、肺顺应性下降及肺血管阻力升高等情况，加之机械通气导致胸腔内正压,常发生右心后负荷增加、右心房和右心室增大导致的右心功能不全。VV-ECMO可改善患者氧合及CO_2清除,降低肺血管阻力,降低患者对呼吸机维持通气的依赖,改善右心功能。VV-ECMO对左心功能并没有直接影响。然而,随着氧合的改善,心肌供氧增加和右心功能改善,通过对室间隔功能的影响,使左心功能也逐渐改善。所以在进行VV-ECMO撤离前,应针对肺部和右心功能进行评估,判断是否符合撤机指征。目前,ELSO已公布VV-ECMO撤离指南,但不同中心之间的管理方式还有很大的差异。本节主要从VV-ECMO撤离的临床评估、超声评估、监测要点和处理三方面进行介绍。

表12-7-1　VV-ECMO和VA-ECMO撤机的要点

要点	VV-ECMO	VA-ECMO
目的	重建患者的呼吸功能	重建患者的循环和呼吸功能
ECMO流速及抗凝目标	维持ECMO流速	肝素化使ACT>400s,降低血栓风险
ECMO气流和泵速的调整	关闭氧合器氧气气流	降低泵流速至1L/min,TEE评价心室功能;关闭气体流量,评价单凭呼吸机时的氧合情况,此时循环流量表现为右向左分流,如果仍能维持氧合和CO_2清除,则提示自主呼吸能够耐受ECMO撤机
撤机时机	稳定6h后拔除管路	稳定后可考虑拔除管路

一、VV-ECMO撤离的临床评估

(一)主观评估

VV-ECMO撤离的前提是原发病问题解除,而处理原发病往往需要很长时间。ARDS患者需要ECMO支持的常见病因包括直接或间接的肺损伤、肺炎(尤其是近年来越来越多的病毒性肺炎)、误吸、脓毒症、创伤及出血性休克伴大量补液;少见的有肺栓塞、脂肪栓塞、溺水、再灌注损伤、药物过量、胰腺炎及输血相关性急性肺损伤。在临床工作中,医务人员需要每日对患者的原发疾病进行评估和病情讨论,综合体格检查、临床症状改变、实验室检查指标和病情的自然进程等判断直接或间接导致患者呼吸衰竭的病因是否解除,肺损伤的进程是否已被终止。

(二)客观评估

1. 呼吸力学相关参数的评估

(1)肺顺应性改善评估:肺顺应性的改善可以通过肺潮气量的改善来评估,也可以通过计算患者肺压力-容积曲线的斜率来评估。一般要求肺部的静态顺应性≥

0.5mL/（cm·kg）；在维持潮气量6mL/kg（理想体重）情况下，维持平台压（Pplat）≤25cmH$_2$O、峰压（Peak in pressure，PIP）≤30cmH$_2$O。

（2）呼吸做功（机械能）评估：目前多个研究证明，机械能是ARDS患者住院死亡的独立危险因素，与ICU病死率、ICU住院时间相关，当机械能＞17J/min时，死亡风险持续增加。在ECMO撤离之前，应进行机械能计算［机械能=0.098×RR×VT（Ppeak－0.5×ΔPaw），其中，RR表示呼吸频率，VT为潮气量，Ppeak表示峰压，ΔPaw表示驱动压］，保证相应的机械能＜17J/min。对于存在自主呼吸的患者，无法计算机械能时应评估压力肌肉指数（PMI）。PMI=Pplat－（PEEP+PSV）。一般在吸气末暂停通气以测得自主呼吸的平台压，即可算出PMI。PMI＜6cmH$_2$O提示吸气努力是可接受的（图12-7-1）。口腔闭合压（P0.1）也是反映吸气努力的指标，正常值0.5～1.5cmH$_2$O，P0.1＞3.5cmH$_2$O预示吸气努力过大，P0.1＜1cmH$_2$O预示过度辅助（图12-7-2）。

（3）通气和弥散功能评估：一般要求在撤离之前患者呼吸机吸入气氧浓度＜50%，PEEP为5～10cmH$_2$O，潮气量维持在6mL/kg（理想体重）的情况下，维持经皮动脉血氧饱和度（SpO$_2$）＞90%，动脉血二氧化碳分压（PaCO$_2$）＜50mmHg。

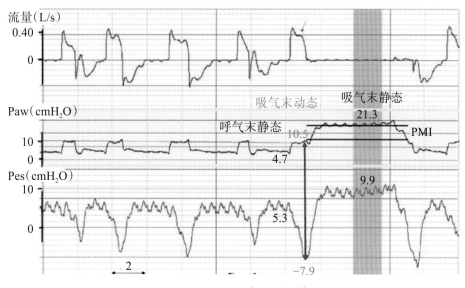

图12-7-1　压力肌肉指数

2. 血流动力学评估

ARDS患者出现循环受累的原因一般包括基础疾病（感染）导致的分布性因素，以及严重感染导致的心功能抑制（双心室）。VV-ECMO支持的ARDS患者的循环状态一般是相对稳定的。唯一的特殊点在于，VV-ECMO支持改善缺氧和CO$_2$潴留后，患者右心功能受累情况能明显缓解。因此在撤离ECMO时对此类患者进行右心功能评估是关键。目前,临床评价右心功能的主要方法是超声评估。

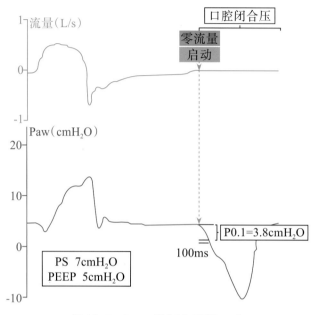

图 12-7-2　口腔闭合压(P0.1)

3. 影像学评估

因转运困难和风险的问题,对于VV-ECMO患者一般应尽量采用床旁影像学方法评估肺部情况,主要包括床旁胸片、床旁电阻抗成像(EIT)和床旁超声。胸片是临床最常规的评估方法。目前ECMO的诊治中心也常规要求患者每日复查胸片随访"白肺",以评估肺内渗出情况的变化,一般要求肺野清晰才符合VV-ECMO撤离指征。但此种方法一般以定性为主,目前尚无明确的定量标准。EIT是目前临床应用的一种新型监测手段,可监测肺部不同区域的通气情况,可定量分析肺部的影像学变化,是未来评估肺部影像学的利器。

二、VV-ECMO撤离的超声评估

VV-ECMO撤离的主要评估指标为肺气体交换功能及顺应性,这与降低ECMO支持有关。曾有学者提出VV-ECMO撤离时不需要常规行心脏超声检查,但ARDS病理生理的改变也会导致肺循环和右心功能受累。另外,导致ARDS的最常见疾病是脓毒症,一部分脓毒症患者合并脓毒症心肌病,会出现明显的心脏收缩和舒张功能受累。对这类患者,常规行心脏超声检查也是必要的。在VV-ECMO撤除过程中,对肺部病

变的动态演变、右心室大小和功能、肺动脉收缩压（pulmonary artery systolic pressure，PASP）和容量状态的监测可以为患者脱机后反应提供有用信息。Doufle等建议在VV-ECMO撤除时利用心脏超声评估左心室射血分数（left ventricle ejection fraction，LVEF）、右心室大小和功能（TAPSE、三尖瓣环收缩期峰值流速等）、室间隔反常运动、三尖瓣反流及右心室收缩压。

（一）肺部相关评估

肺部超声已经被广泛运用于肺部疾病的诊断，肺部超声评分已被作为肺部失充气的半定量评分方法，对于诊断和监测肺部病理生理改变有着巨大的价值。2012年，国际肺部超声指南推荐使用8分区法进行肺部超声检查，将一侧胸壁由腋前线分为内外两个区，各区再等分为上下两个区，即一侧胸壁分为4区，两侧胸壁相加共8分区。根据各分区肺部超声表现的不同模式评分：存在胸膜滑动征的A线或者一个声窗内存在小于2根独立的B线（A模式），0分；表现为多根独立的B线（B1模式），1分；表现为融合的B线（B2模式），2分；表现为组织样变及动态支气管气象（肺实变C模式），3分（图12-7-3）。临床上可以每日动态监测肺内的超声变化，并根据这些变化进行肺内病变的气化评分，判断肺内病变是否恢复。有研究发现，肺部失充气半定量评分和重症患者的临床预后相关。

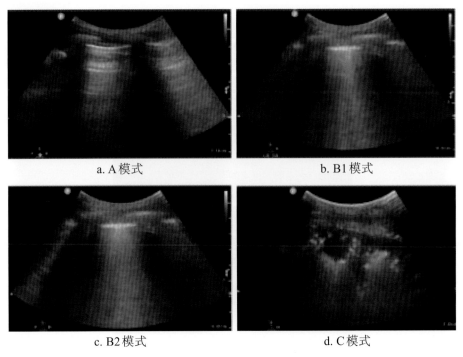

a. A模式　　　　　　　　　　b. B1模式

c. B2模式　　　　　　　　　　d. C模式

图12-7-3　肺部超声表现的不同模式

（二）右心功能及肺动脉压力评估

与未实施保护性肺通气策略的ARDS患者相比，实施保护性肺通气策略的患者右心室功能障碍的发生率显著降低，但仍高达25%。呼吸衰竭是右心室功能障碍的主要原因，VV-ECMO的实施缓解了患者低氧血症和高碳酸血症，使气道压力和肺血管阻力降低，从而逆转与右心室功能障碍相关的血流动力学不稳定。因此，临床上已将ARDS的机械通气管理流程和超声评估相结合，确立了超声导向的右心保护通气策略。虽然目前绝大多数与ECMO撤离相关的超声评估数据来源于VA-ECMO，尚无关于心脏超声在VV-ECMO撤离时评估右心功能的数据，但在VV-ECMO撤离的过程中，容量状态和右心功能的改变已成为VV-ECMO成功撤离的关键环节。下面将着重介绍如何按照8步法进行右心功能的定性和定量评估，为VV-ECMO的撤离提供相应的指标。

1. 右心形态/大小的评估

（1）定性评估：心尖四腔心切面及胸骨旁短轴切面评估右心形态/大小。右心室正常形态在心尖四腔心切面上呈三角形，一般左心室构成心尖的部位，如右心室取代左心室构成心尖时，提示右心室至少中度增大。右心室在胸骨旁短轴切面上呈新月形，室间隔完全凸向右心室。

（2）定量评估：

①右心室横径及面积测量：在心尖四腔心切面，调整测量右心室横径最大切面（图12-7-4）。右心室基底部横径＞42mm，中部横径＞35mm，提示右心室扩大。

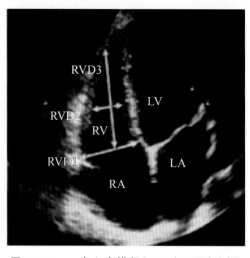

图12-7-4　右心室横径（RVD）及面积测量

②左右心室舒张期横径比值:在四腔心切面,正常左右心室舒张期横径比值<0.6。如该比值为0.6~0.9,则右心室中度增大;≥1.0,则右心室重度增大。

③右心室舒张末期面积/左心室舒张末期面积:在心尖四腔心切面测量右心室舒张末期面积和左心室舒张末期面积,正常右心室舒张末期面积/左心室舒张末期面积<0.6。如该比值为0.7~0.9,则右心室中度增大;≥1.0,则右心室重度增大。

2. 室间隔形态及运动的改变

在胸骨旁短轴切面评估室间隔形态及运动改变。正常的室间隔不管在收缩期还是舒张期都凸向右心,左心室形态应呈现正圆形。当右心压力增高时,以室间隔为基础,由轻至重依次表现为室间隔运动正常、室间隔抖动、左心室舒张期"D"字征、室间隔矛盾运动。

3. 右心收缩功能评估

(1)定性评估:结合心尖四腔心切面和剑突下四腔心切面评估右心收缩功能,分为右心收缩功能弥漫减弱、节段运动障碍、整体运动增强。

(2)定量评估:结合心尖四腔心切面和主动脉瓣短轴切面评估右心收缩功能。

①TAPSE:评估右心长轴运动功能的指标。在心尖四腔心切面利用M型超声测量,把测量线放在三尖瓣侧面瓣环,观察三尖瓣环从舒张末期到收缩末期的移动幅度(图12-7-5)。正常TAPSE应大于15mm。

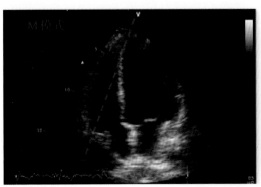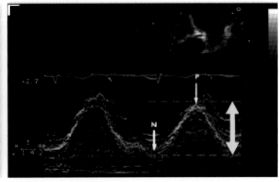

图12-7-5 三尖瓣瓣环收缩期位移

②右心室收缩期面积变化分数(RVFAC):在心尖四腔心切面,分别勾勒出右心室舒张末期面积(RVEDA)和左心室收缩末期面积(RVESA)(图12-7-6)。

$$RVFAC(\%)=(RVEDA-RVESA)/RVEDA\times100\%$$

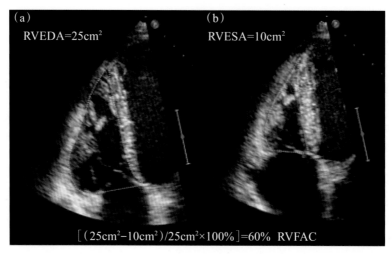

图12-7-6 右心室收缩期面积变化分数

③三尖瓣环收缩峰值流速:在心尖四腔心切面,在多普勒模式下,将取样容积置于三尖瓣后,选用脉冲波组织多普勒成像(pulsed wave-tissue Doppler imaging,PW-TDI)模式测量。

4. 右心急慢性损害鉴别

临床应结合心尖四腔心切面和剑突下四腔心切面评估右心急慢性损害。右心室是唯一可以急性增大的心腔。如出现右心房增大、右心室壁增厚,符合其一就提示右心慢性损害,必要时可在剑突下四腔心切面测量右心室壁厚度,在心尖四腔心切面测量右心房内径与面积。

5. 右心舒张功能评估

(1)定性评估:结合心尖四腔心、剑突下四腔心、胸骨旁短轴切面评估右心舒张功能。心包积液、积血导致右心房或右心室室壁受压,左心明显扩大而致室间隔右移,提示右心舒张功能障碍。

(2)定量评估:在心尖四腔心切面测量三尖瓣E/A、E/E'(图12-7-7)。三尖瓣E/A<0.8,提示右心室舒张功能不全;三尖瓣E/A在0.8~2.1伴E/E'>6,肝静脉舒张期血流占优势,提示右心舒张功能重度受损(假性正常化);三尖瓣E/A>2.1伴减速时间<120ms,提示右心室限制性充盈。三尖瓣E/E'和右心房容积与血流动力学指标相关。对于ICU内非心脏手术重症患者,三尖瓣E/E'≥4对预测右房压≥10mmHg具有高度的敏感性和特异性。

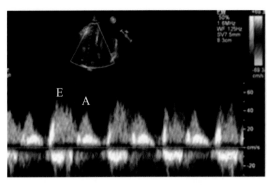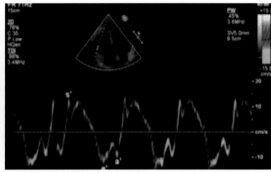

图 12-7-7　三尖瓣 E/A、E/E'

6. 右心后负荷评估

结合右心室流入、流出道切面，肺动脉长轴，心尖四腔心切面评估右心后负荷，测量三尖瓣反流、右心室流出道直径、肺动脉速度时间积分（VIT）和肺动脉阻力。

7. 右心前负荷评估

结合下腔静脉长、短轴切面，根据下腔静脉内径及变异度评估CVP。对于自主呼吸患者，下腔静脉内径＜2.1cm，呼吸塌陷＞50%，估测 CVP 0～5mmHg；下腔静脉内径＞2.1cm，呼吸塌陷＜50%，估测 CVP 10～20mmHg；两种情况之间，估测 CVP 5～10mmHg。

8. 评估右心功能异常所致的后果

当患者存在严重血流动力学紊乱时，结合胸骨旁短轴、肺动脉长轴切面（long axis，LAX）评估右心功能异常所致的后果。

（1）定性评估：右心压力增高的程度以室间隔为基础，由轻至重依次表现为室间隔运动正常、室间隔抖动、左心室舒张期"D"字征、室间隔矛盾运动。

（2）定量评估：

①右心室输出量：$SV=\pi\times(D/2)^2\times VTI$ [SV为每搏输出量（stroke volume）；D为左心室流出道直径]，在胸骨旁肺动脉平面，得到右心室流出道血流频谱，测量右心室流出道直径和右心室流出道速度时间积分。为保证测量的准确性，取样线尽量平行于血流方向，至少20°以内（图12-7-8）。

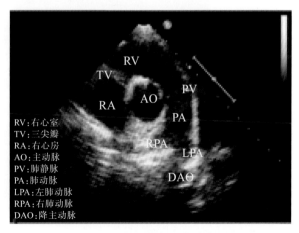

RV：右心室
TV：三尖瓣
RA：右心房
AO：主动脉
PV：肺静脉
PA：肺动脉
LPA：左肺动脉
RPA：右肺动脉
DAO：降主动脉

图 12-7-8　胸骨旁右心室流出道平面

②离心指数（EI）：在胸骨旁短轴乳头肌切面，测量收缩末期两个乳头肌之间的左心室内径D1，以及垂直于D1的左心室内径D2。EI=D2/D1（EI正常值为1）。

按照8步法对整个右心功能进行评估，有助于判断VV-ECMO撤离成功的可能性。近年来随着超声技术的发展，斑点追踪技术可以用来进一步评估局部心肌功能以早期发现心功能障碍。右心室游离壁的心肌应变与ARDS患者的右心功能不全有明显的相关性，可用于判断VV-ECMO撤离后患者右心功能衰竭的发生率。

（三）容量状态评估

VV-ECMO治疗患者体液平衡的预后作用：VV-ECMO支持患者第3天的体液平衡是90天病死率的独立预测因子。超声心动图检查能够提供流体状态和左心室充盈压等指标，这些指标已经在不同的重症（如创伤和感染性休克）监护环境中使用并被临床验证。超声评估可能有助于评估VV-ECMO支持患者的体液平衡/液体反应性，为VV-ECMO顺利撤机提供支持依据。

1. 形变指标

形变指标包括上腔静脉直径、下腔静脉直径（图12-7-9）、下腔静脉直径变异（图12-7-10）（下腔静脉膨胀/塌陷指数）、上腔静脉直径变异（上腔静脉膨胀/塌陷指数）、颈内静脉变异等。下腔静脉明显纤细（直径＜1cm）提示容量不足，有液体反应性；下腔静脉明显充盈固定（直径＞2cm）提示容量过负荷，无液体反应性；下腔静脉直径1~2cm，不能评判容量状态，此时应利用心肺相互关系、被动抬腿试验或扩容试验等直接评估液体反应性。

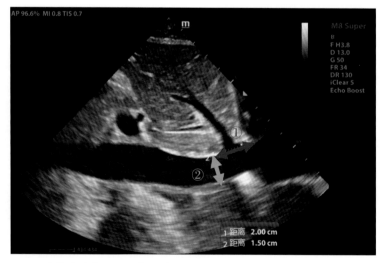

图12-7-9　下腔静脉直径测量（①下腔静脉距右心房入口2cm位置；②下腔静脉直径）

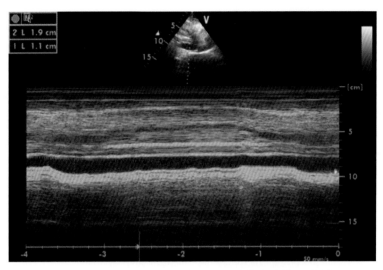

图12-7-10 使用M模式评估下腔静脉液体反应性

（1）下腔静脉直径变异：机械通气吸气时，胸膜腔内压为正压，右心房表面为正压，回流减少，静脉回流被阻在右心房外，下腔静脉直径变宽，因此机械通气时下腔静脉直径变异又称下腔静脉膨胀指数。自主呼吸吸气时，胸膜腔内压为负压，回流增加，下腔内液体进入右心房，下腔静脉直径变窄，因此自主呼吸时下腔静脉直径变异又称下腔静脉塌陷指数。该变异类似基于机械通气的自补液效果，可反映患者的液体反应性状态。机械通气时，$\Delta D=(D_{max}-D_{min})/[(D_{max}+D_{min})/2]\times100\%$（截断值为16%～18%）；机械通气时，$\Delta D=(D_{max}-D_{min})/D_{min}\times100\%$（截断值为12%）；自主平静呼吸时，$\Delta D=(D_{max}-D_{min})/D_{max}\times100\%$（截断值为55%，用于粗略估计）。

（2）上腔静脉直径变异：机械通气吸气时，胸膜腔内压为正压，上腔静脉受到直接正压的压迫，直径变窄，因此在机械通气时上腔静脉直径变异又称上腔静脉塌陷指数。机械通气时$\Delta D=(D_{max}-D_{min})/[(D_{max}+D_{min})/2]\times100\%$ 或 $\Delta D=(D_{max}-D_{min})/D_{min}\times100\%$（截断值为36%）。该指标的局限性在于测量时需要控制通气，不能有任何自主吸气的动作，同时要满足潮气量8～10mL/kg。因为机械通气和自主呼吸胸膜腔内压的变化是不同的，如果同时存在正压通气和自主吸气，胸膜腔内压的变化则无法判断，此时心肺相互作用原理不成立。

（3）腔静脉短轴形变：由于腔静脉的不规则形，应用腔静脉短轴的形变指数可能更能判断容量状态及反应性，可选择经肝下腔静脉长轴切面、剑突下下腔静脉短轴切面（图12-7-11）。如剑突下下腔静脉短轴切面可见下腔静脉明显塌陷，提示容量严重不足，存在液体反应性；如剑突下下腔静脉短轴切面可见下腔静脉呈正圆形，提示容量过负荷，无液体反应性。经肝下腔静脉长轴切面可验证下腔静脉状态及变化。

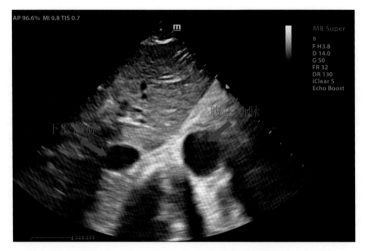

图 12-7-11　剑突下下腔静脉短轴切面

下腔静脉的评估需要结合右心室的结构和功能,尤其当患者存在慢性右心功能不全时,下腔静脉直径增大并不一定反映容量过负荷,需要综合判断。

2. 流速和流量相关指标

流速和流量相关指标包括每搏量变异、左心室流出道/主动脉瓣流速变异、颈动脉流速变异等。机械通气吸气末左心室输出增加,呼气末左心室输出减少,相当于基于心肺相互作用给心室产生自补液的效果,即液体反应性。机械通气时峰值流速(V)及VTI的变异指数由吸气末最大值减去呼气末最小值(自主呼吸时为呼气末最大值减去吸气末最小值),除以二者的平均值,再乘以100%计算所得。公式为 $\Delta V=(V_{max}-V_{min})/[(V_{max}+V_{min})/2]\times100\%$ 或 $\Delta VTI=(VTI_{max}-VTI_{min})/[(VTI_{max}+VTI_{min})/2]$。主动脉峰值流速变异的截断值为12%,颈总动脉峰值流速变异截断值为11%~13%,肱动脉峰值流速变异截断值为10%~13%。该指标的局限性在于不能用于自主呼吸、心律失常、低潮气量、肺顺应性差的情况。

三、撤离过程中的监测要点和处理

对 VV-ECMO 支持治疗的患者,从支持开始时就要做撤离准备,临床应每日进行相应的评估。一旦患者获得临床改善,达到目标的呼吸机支持参数,就应每天尝试ECMO撤离。一般撤离流程分为六步。

(1)临床恢复情况评估:①原发病好转;②肺顺应性改善;③血流动力学稳定;④容量状态合适;⑤影像学指标好转,包括胸片、EIT 和肺部超声评估。

(2)停止超保护通气策略。

（3）在全流量 VV-ECMO 支持下进行目标机械通气：保证 $FiO_2 < 50\%$，PEEP $\leqslant$ $10cmH_2O$，潮气量（VT）$6\sim8mL/kg$（理想体重），维持气道峰压 $<30cmH_2O$、平台压 $<$ $25cmH_2O$，呼吸频率设置保证机械通气（MV）$100mL/kg$（理想体重）；监测呼吸机械能，保证相应的机械能 $<17J/min$。针对存在自主呼吸的患者，无法计算机械能时应评估压力肌肉指数，$PMI < 6cmH_2O$ 提示吸气努力是可接受的。同时应进一步监测右心功能变化，判断右心的大小、运动、室间隔及肺动脉情况，决定是否进行下一步的脱机试验。

（4）VV-ECMO 撤离（氧撤离）：第一步是氧合，床旁要做的是将给氧浓度持续下降到21%且保证90%的脉搏氧饱和度。如果这成功了，血流量就可以下调至 $3\sim4L/min$。如果患者在这个参数条件下可以持续 $24\sim48h$ 获得足够的氧供，同时呼吸功能和右心功能无明显恶化，就可进入下一阶段——二氧化碳清除撤离。如果尝试失败且患者氧合下降，就须恢复全流量 ECMO 支持并再次实施超保护通气策略。

（5）VV-ECMO 撤离（二氧化碳清除撤离）：陆续下调气流量至 $\leqslant1L/min$，连续监测动脉血气以保证没有 CO_2 潴留以及患者能获得正常的氧供和正常的 CO_2 分压，持续 $24\sim48h$，并同时评估患者的呼吸功能和右心功能变化，如均无明显恶化，则进入下一步——撤除管路。

（6）撤除管路：VV-ECMO 撤离后的主要关注点之一是插管在位时未能发现的血栓或阻塞。Zreik 等报道显示，在 50 例 ECMO 撤离儿童中有 7 例发生上腔静脉（superior vena cava，SVC）梗阻。撤除管路后超声评估静脉血管内血栓是非常重要的，决定了患者是否需要继续抗凝或者放置滤网等相应的治疗。

综上所述，VV-ECMO 撤离过程中需要重点关注：肺部病变、容量状态、右心的耐受情况，这都与重症超声的评估不可分割。基于 ECMO 撤离的一个标准化技术流程势在必行，这样才可以让各地的研究回到相同的语言，从而促进研究，提供治疗的一致性以及最终改善预后，目前许多问题仍未解决，需要进一步调查。VV-ECMO 维持和撤离期间心脏超声的益处需要被更好地定义，尤其是右心室功能监测价值需要进一步评估。

（赵　华）

参考文献

［1］丁欣,刘大为,王小亭,等.俯卧位肺部超声检查预测急性呼吸窘迫综合征患者俯卧位通气的预后价值.中华内科杂志,2014,53:719-723.

［2］丁欣,王小亭,陈焕,等.不同床旁肺部超声评估方案评估膈肌点位置与征象的研究.中华内科杂志,2015,54:778-782.

［3］刘大为,王小亭.重症超声.北京:人民卫生出版社,2017.

［4］王小亭,刘大为,张宏民,等.改良床旁肺部超声评估方案对重症患者肺实变和肺不张的诊断价值.中华内科杂志,2012,51:948-951.

［5］尹万红,王小亭,刘大为,等.重症超声临床应用技术规范.中华内科杂志,2018,57(6):21.

［6］Adhikari N K,Burns K E A,Friedrich J O,et al. Effect of nitric oxide on oxygenation and mortality in acute lung injury:Systematic review and meta-analysis. BMJ,2007,334:779.

［7］Amato M B P,Meade M O,Slutsky A S,et al. Driving pressure and survival in the acute respiratory distress syndrome. N Engl J Med,2015,372(8):747-755.

［8］Bellani G,Laffey J G,Pham T,et al. Epidemiology,patterns of care,and mortality for patients with acute respiratory distress syndrome in intensive care units in 50 countries. JAMA,2016,315:788-800.

［9］Bello G. Blanco P. Lung ultrasonography for assessing lung aeration in acute respiratory distress syndrome:A narrative review. J Ultrasound Med,2019,38(1):27-37.

［10］Bitker L,Talmor D,Richard J C. Imaging the acute respiratory distress syndrome:Past, present and future. Intensive Care Med,2022,48(8):995-1008.

［11］Blaivas M,Lyon M,Duggal S. A prospective comparison of supine chest radiography and bedside ultrasound for the diagnosis of traumatic pneumothorax. Acad Emerg Med,2005, 12:844-849.

［12］Bouhemad B,Rouby J J. Bedside ultrasound assessment of positive end-expiratory pressure-induced lung recruitment. Am J Respir Crit Care Med,2011,185(4):457-458.

［13］Bryan A C. Conference on the scientific basis of respiratory therapy. Pulmonary physiotherapy in the pediatric age group. Comments of a devil's advocate. Am Rev Respir Dis,1974,110:143-144.

［14］Caltabeloti F P，Monsel A，Rouby J J，et al. Early fluid loading in acute respiratory distress syndrome with septic shock deteriorates lung aeration without impairing arterial oxygenation：A lung ultrasound observational study. Crit Care，2014，18（3）：R91.

［15］Chiumello D，Mongodi S，Algieri I，et al. Assessment of lung aeration and recruitment by CT scan and ultrasound in acute respiratory distress syndrome patients. Crit Care Med，2018，46（11）：1761-1768.

［16］Combes A. Extracorporeal membrane oxygenation（ECMO）for severe acute respiratory distress syndrome（ARDS）. The EOLIA（ECMO to rescue lung injury in severe ARDS）trial：A multicenter，international，randomized，controlled open trial. Reanimation，2011，20：49-61.

［17］Constantin J M，Grasso S，Chanques G，et al. Lung morphology predicts response to recruitment maneuver in patients with acute respiratory distress syndrome. Crit Care Med，2010，38（4）：1108-1117.

［18］Corradi F，Brusasco C. Chest ultrasound in acute respiratory distress syndrome. Curr Opin Crit Care，2014，20：98-103.

［19］Dianti J，Tisminetzky M，Ferreyro B L，et al. Association of positive end-expiratory pressure and lung recruitment selection strategies with mortality in acute respiratory distress syndrome：A systematic review and network meta-analysis. Am J Respir Crit Care Med，2022，205（11）：1300-1310.

［20］Dietrich C F，Mathis G，Blaivas M，et al. Lung B-line artefacts and their use. J Thorac Dis，2016，8：1356-1365.

［21］El Zahran T，El Sayed M J. Prehospital ultrasound in trauma：A review of current and potential future clinical applications. J Emerg Trauma Shock，2018，11（1）：4-9.

［22］Famous K R，Delucchi K，Ware L B，et al. Acute respiratory distress syndrome subphenotypes respond differently to randomized fluid management strategy. Am J Respir Crit Care Med，2017，195（3）：331-338.

［23］Fossali T，Pavlovsky B，Ottolina D，et al. Effects of prone position on lung recruitment and ventilation-perfusion matching in patients with COVID-19 acute respiratory distress syndrome：A combined CT scan/electrical impedance tomography study. Crit Care Med，2022，50（5）：723-732.

［24］Gerges M，Gerges C，Pistritto A M，et al. Pulmonary hypertension in heart failure：Epidemiology，right ventricular function，and survival. Am J Respir Crit Care Med，2015，192：1234-1246.

[25]Gibbons Kroeker C A,Adeeb S,Shrive N G,et al. Compression induced by RV pressure overload decreases regional coronary blood flow in anesthetized dogs. Am J Physiol Heart Circ Physiol,2006,290:H2432-H2438.

[26]Guerin C,Gaillard S,Lemasson S,et al. Effects of systematic prone positioning in hypoxemic acute respiratory failure:A randomized controlled trial. JAMA,2004,292(19):2379-2387.

[27]Guérin C,Reignier J,Richard J C,et al. Prone positioning in severe acute respiratory distress syndrome. N Engl J Med,2013,368(23):2159-2168.

[28]Guerin C. Assessment of oxygenation response to prone position ventilation in ARDS by lung ultrasonography. Intensive Care Med,2016,42:1601-1603.

[29]Guerin C. Prone ventilation in acute respiratory distress syndrome. Eur Respir Rev,2014, 23(132):249-257.

[30]Guervilly C,Fournier T,Chommeloux J,et al. Ultra-lung-protective ventilation and biotrauma in severe ARDS patients on veno-venous extracorporeal membrane oxygenation:A randomized controlled study. Crit Care,2022,26(1):383.

[31]Haddad F,Doyle R,Murphy D J,et al. Right ventricular function in cardiovascular disease, part Ⅱ:Pathophysiology,clinical importance,and management of right ventricular failure. Circulation,2008,117(13):1717-1731.

[32]Haddam M,Zieleskiewicz L,Perbet S,et al. Lung ultrasonography for assessment of oxygenation response to prone position ventilation in ARDS. Intensive Care Med,2016,42 (10):1546-1556.

[33]Kaplan A. Echocardiographic evaluation and monitoring of right ventricular function and pulmonary artery pressures//De Backer D. Hemodynamic Monitoring Using Echocardiography in the Critically Ill. Heidelberg:Springer-verlag Berlin,2011.

[34]Konstam M A,Kiernan M S,Bernstein D,et al. Evaluation and management of right-sided heart failure:A scientific statement from the American Heart Association.Circulation,2018, 137(20):e578-e622.

[35]Legras A,Caille A,Begot E,et al. Acute respiratory distress syndrome (ARDS)- associated acute cor pulmonale and patent foramen ovale:A multicenter noninvasive hemodynamic study. Crit Care,2015,19(1):174.

[36]Lichtenstein D A. BLUE-protocol and FALLS-protocol:Two applications of lung ultrasound in the critically ill. Chest,2015,147(6):1659-1670.

[37]Lichtenstein D A. Éechographie pulmonaire:une méthode d'avenir en médecine d'urgence

et de réanimation? [Pulmonary echography: A method of the future in emergency medicine and resuscitation]. Rev Pneumol Clin, 1997, 53(2): 63-68.

[38] Lichtenstein D A. Lung ultrasound in the critically ill. Curr Opin Crit Care, 2014, 20(3): 315-322.

[39] Lichtenstein D A, Mezière G A, Lagoueyte J F, et al. A-lines and B-lines: lung ultrasound as a bedside tool for predicting pulmonary artery occlusion pressure in the critically ill. Chest, 2009, 136(4): 1014-1020.

[40] Lichtenstein D A, Lascols N, Mezière G A, et al. Ultrasound diagnosis of alveolar consolidation in the critically ill. Intensive Care Med, 2004, 30(2): 276-281.

[41] Lichtenstein D A, Lascols N, Prin S, et al. The lung pulse, an early ultrasound sign of complete atelectasis. Intensive Care Med, 2003, 29(12): 2187-2192

[42] Lichtenstein D A, Menu Y. A bedside ultrasound sign ruling out pneumothorax in the critically ill: Lung sliding. Chest, 1995, 108: 1345-1348.

[43] Lichtenstein D A, Mezière G A, Biderman P, et al. The comet-tail artifact. An ultrasound sign of alveolar-interstitial syndrome. Am J Respir Crit Care Med, 1997, 156(5): 1640-1646.

[44] Lichtenstein D A, Mezière G A, Lagoueyte J F, et al. A-lines and B-lines: Lung ultrasound as a bedside tool for predicting pulmonary artery occlusion pressure in the critically ill. Chest, 2009, 136(4): 1014-1020.

[45] Lichtenstein D A, Mezière G A. Relevance of lung ultrasound in the diagnosis of acute respiratory failure. The BLUE protocol. Chest, 2008, 134(1): 117-125

[46] Lichtenstein D A, Mezière G, Lascols N, et al. Ultrasound diagnosis of occult pneumothorax. Crit Care Med, 2005, 33: 1231-1238.

[47] Lichtenstein D, Karakitsos D. Integrating lung ultrasound in the hemodynamic evaluation of acute circulatory failure (the fluid administration limited by lung sonography protocol). J Crit Care, 2012, 27(5): 533.e11-9.

[48] Mahjoub Y, Pila C, Friggeri A, et al. Assessing fluid responsiveness in critically ill patients: False-positive pulse pressure variation is detected by Doppler echocardiographic evaluation of the right ventricle. Crit Care Med, 2009, 37: 2570-2575.

[49] Mancebo J, Fernández R, Blanch L, et al. A multicenter trial of prolonged prone ventilation in severe acute respiratory distress syndrome. Am J Respir Crit Care Med, 2006, 173(11): 1233-1239.

[50] Markota A, Golub J, Stožer A, et al. Absence of lung sliding is not a reliable sign of

pneumothorax in patients with high positive end-expiratory pressure. Am J Emerg Med,2016, 34(10):2034-2036.

[51]Mathis G,Blank W,Reissig A,et al. Thoracic ultrasound for diagnosing pulmonary embolism. Chest,2005,128:1531-1538.

[52]Moloney E D,Evans T W. Pathophysiology and pharmacological treatment of pulmonary hypertension in acute respiratory distress syndrome. Eur Respir J,2003,21:720-727.

[53]Mongodi S,Pozzi M,Orlando A,et al. Lung ultrasound for daily monitoring of ARDS patients on extracorporeal membrane oxygenation:Preliminary experience. Intensive Care Med,2018,44(1):123-124.

[54]Müller N L. Imaging of the pleura. Radiology,1993,186(2):297-309.

[55]Papazian L,Herridge M.Outcomes and risk stratification for severe ARDS treated with ECMO. Intensive Care Med,2013,39(10):1857-1860.

[56]Pesenti A,Musch G,Lichtenstein D,et al. Imaging in acute respiratory distress syndrome. Intensive Care Med,2016,42(5):686-698.

[57]Pirompanich P,Karakitsos D,Alharthy A,et al. Evaluating extravascular lung water in sepsis: Three lung-ultrasound techniques compared against transpulmonary thermodilution. Indian J Crit Care Med,2018,22:650-655.

[58]Prat G,Guinard S,Bizien N,et al. Can lung ultrasonography predict prone positioning response in acute respiratory distress syndrome patients? J Crit Care,2016,32:36-41.

[59]Repessé X,Charron C,Vieillard-Baron A. Acute respiratory distress syndrome:The heart side of the moon. Curr Opin Crit Care,2016,22:38-44.

[60]Roch A,Hraiech S,Masson E,et al. Outcome of acute respiratory distress syndrome patients treated with extracorporeal membrane oxygenation and brought to a referral center. Intensive Care Med,2014,40(1):74-83.

[61]Rouby J J,Arbelot C,Gao Y Z,et al. Training for lung ultrasound score measurement in critically ill patients. Am J Respir Crit Care Med,2018,198(3):398-401.

[62]Rudski L G,Lai W W,Afilalo J,et al. Guidelines for the echocardiographic assessment of the right heart in adults:A report from the American Society of Echocardiography endorsed by the European Association of Echocardiography,a registered branch of the European Society of Cardiology,and the Canadian Society of Echocardiography. J Am Soc Echocardiogr,2010,23:685-713.

[63]Sahn S A,Heffner J E. Spontaneous pneumothorax. N Engl J Med,2000,342:868-874.

［64］Scheel K W, Williams S E, Parker J B. Coronary sinus pressure has a direct effect on gradient for coronary perfusion. Am J Physiol, 1990, 258(pt 2): H1739-H1744.

［65］Schmidt M, Bailey M, Kelly J, et al. Impact of fluid balance on outcome of adult patients treated with extracorporeal membrane oxygenation. Intensive Care Med, 2014, 40: 1256-1266.

［66］Schmidt M, Stewart C, Bailey M, et al. Mechanical ventilation management during extracorporeal membrane oxygenation for acute respiratory distress syndrome: A retrospective international multicenter study. Crit Care Med, 2015, 43(3): 654-664.

［67］Schmidt M, Tachon G, Devilliers C, et al. Blood oxygenation and decarboxylation determinants during venovenous ECMO for respiratory failure in adults. Intensive Care Med, 2013, 39(5): 838-846.

［68］See K C. Acute cor pulmonale in patients with acute respiratory distress syndrome: A comprehensive review. World J Crit Care Med, 2021, 10(2): 35-42.

［69］Silversides J A, Major E, Ferguson A J, et al. Conservative fluid management or deresuscitation for patients with sepsis or acute respiratory distress syndrome following the resuscitation phase of critical illness: A systematic review and meta-analysis. Intensive Care Med, 2017, 43(2): 155-170.

［70］Soldati G, Testa A, Sher S, et al. Occult traumatic pneumothorax: Diagnostic accuracy of lung ultrasonography in the emergency department. Chest, 2008, 133: 204-211.

［71］Sweeney R M. Acute respiratory distress syndrome. Lancet, 2016, 388: 2416-2430.

［72］Taenaka H, Yoshida T, Hashimoto H, et al. Personalized ventilatory strategy based on lung recruitablity in COVID-19-associated acute respiratory distress syndrome: a prospective clinical study. Crit Care, 2023, 27(1): 152.

［73］Tavazzi G, Caetano F A, Shah S, et al. Visual identification of pulmonary ventilation and perfusion: A new application of lung ultrasound. Thorax, 2017, 72: 960-961.

［74］Terragni P, Faggiano C, Ranieri V M. Extracorporeal membrane oxygenation in adult patients with acute respiratory distress syndrome. Curr Opin Crit Care, 2014, 20(1): 86-91.

［75］Verbelen T, Verhoeven J, Goda M, et al. Mechanical support of the pressure overloaded right ventricle: An acute feasibility study comparing low and high flow support. Am J Physiol Heart Circ Physiol, 2015, 309(4): H615-H624.

［76］Volpicelli G, Elbarbary M, Blaivas M, et al. International evidence-based recommendations for point-of-care lung ultrasound. Intensive Care Med, 2012, 38: 577-591.

［77］Wang X T, Ding X, Zhang H M, et al. Lung ultrasound can be used to predict the potential of prone positioning and assess prognosis in patients with acute respiratory distress syndrome. Crit Care,2016,20(1):385.

[78]Wang X T,Ding X,Zhang H M,et al. Lung ultrasound can be used to predict the potential of prone positioning and assess prognosis in patients with acute respiratory distress syndrome. Crit Care,2016,20:385.

[79]Ware L B. The acute respiratory distress syndrome. N Engl J Med,2000,342:1334-1349.

[80]Yamaga S,Ohshimo S. Is lung ultrasonography really useful for diagnosing weaning-induced pulmonary oedema? Intensive Care Med,2019,45(9):1329.

[81]Yang P C,Luh K T,Chang D B,et al. Value of sonography in determining the nature of pleural effusion:Analysis of 320 cases. AJR Am J Roentgenol,1992,159(1):29-33.

[82]Zapol W M,Snider M T,Hill J D,et al. Extracorporeal membrane oxygenation in severe acute respiratory failure:A randomized prospective study. JAMA,1979. 242(20):2193-2196.

[83]Zhang H L,Liu Z D,Shu H Q,et al. Prone positioning in ARDS patients supported with VV ECMO,what we should explore? J Intensive Care,2022,10(1):46.

[84]Zhao Z,Jiang L,Xi X M,et al. Prognostic value of extravascular lung water assessed with lung ultrasound score by chest sonography in patients with acute respiratory distress syndrome. BMC Pulm Med,2015,15:98.

[85]Ziskin M C,Thickman D I,Goldenberg N J,et al. The comet-tail artifact. J Ultrasound Med, 1982,1(1):1-7.

第十三章 | VA-ECMO可视化管理

第一节 重症心脏超声基本切面的获取和价值

重症心脏超声在ECMO支持患者的整个治疗过程中起了至关重要的作用。无论是VV-ECMO还是VA-ECMO,从患者评估、引导穿刺到最终ECMO撤离,重症心脏超声的评估都不可或缺。然而,临床决策的准确性需要超声图像的标准化和超声信息的全面化,这就要求临床医师熟练掌握重症心脏超声的十四个基本切面的操作手法,各个切面的质控要求和临床价值。

一、胸骨旁左心室长轴

1. 手法与位置

超声探头Mark点指向患者右肩,探头置于胸骨左缘2~5肋间(图13-1-1)。

2. 图像质控

增益调节合适,胸膜以上组织及肋骨无滑动。要求可以看到降主动脉的最浅深度。

3. 切面标准

图像上完整显示左心房、左心室、右心室、升主动脉、二尖瓣、主动脉瓣和室间隔,室间隔与左心室后壁平行;二尖瓣、主动脉瓣居中,纵切升主动脉;未见心尖部横向运动。

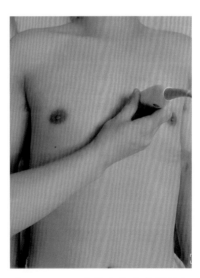

图13-1-1 胸骨旁左心室长轴切面超声探头操作手法示意

4. 切面获取

选取胸骨旁左心室长轴切面,选择B模式,执笔式拿超声探头,探头Mark点指向患者右肩,探头置于胸骨左缘2~5肋间。适度用力,使探头完全接触皮肤,探头声束指向患者后背,通过滑、摇等小幅度动作显示左心房、左心室、右心室、升主动脉、二尖瓣、主动脉瓣和室间隔。调整深度为能够看到降主动脉的最浅深度。优化图像使得室间隔与左心室后壁平行；二尖瓣、主动脉瓣居中，纵切升主动脉；未见心尖部横向运动。调节增益以达到合适的亮度和对比度（图13-1-2）。

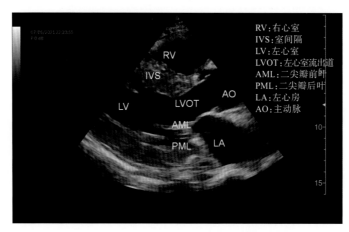

图 13-1-2　胸骨旁左心室长轴切面超声图像

5. 临床价值

该切面可以准确测量左心房、左心室、右心室的腔室大小和室壁厚度，主动脉流出道的宽度，左心室的收缩功能；评价二尖瓣和主动脉瓣的瓣膜功能；观察左心室下壁外侧有无心包积液。

二、胸骨旁左心室短轴-大动脉切面

1. 手法与位置

超声探头 Mark 点指向患者左肩，探头置于胸骨左缘2～5肋间（图13-1-3）。

2. 图像质控

增益调节合适，胸膜以上组织及肋骨无滑动。要求能够暴露左心室短轴的最浅深度。

3. 切面标准

图像上完整显示左心房、房间隔、右心房、右心室、右心室流出道、主动脉瓣和肺动脉瓣。主动脉瓣居中，显示瓣膜"奔驰征"。

4. 切面获取

选取胸骨旁左心室短轴-大动脉切面，选择 B 模

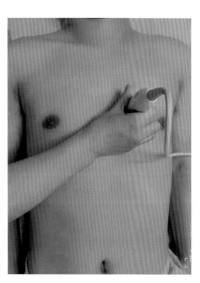

图 13-1-3　胸骨旁左心室短轴-大动脉切面超声探头操作手法示意

式,执笔式手持超声探头,探头Mark点指向患者右肩,探头置于胸骨左缘2～5肋间。先获取胸骨旁左心室长轴的标准切面,将主动脉瓣移到屏幕正中,顺时针方向转动探头60°～90°,通过倾的动作做适度调整,图像上显示左心房、房间隔、右心房、右心室、右心室流出道、主动脉瓣和肺动脉瓣。主动脉瓣居中,瓣膜呈"奔驰征"。调节增益以达到合适的亮度和对比度(图13-1-4)。

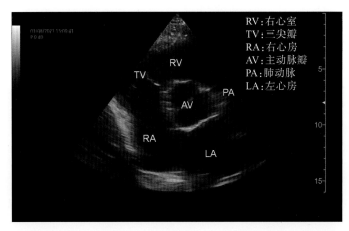

RV:右心室
TV:三尖瓣
RA:右心房
AV:主动脉瓣
PA:肺动脉
LA:左心房

图13-1-4　胸骨旁左心室短轴-大动脉切面超声图像

5. 临床价值

该切面可以评价主动脉瓣、三尖瓣、肺动脉瓣的瓣膜形态改变和血流情况,肺动脉及其主干有无大块的栓子。

三、胸骨旁左心室短轴-二尖瓣切面

1. 手法与位置

超声探头Mark点指向患者左肩,探头置于胸骨左缘2～5肋间(图13-1-5)。

2. 图像质控

增益调节合适,胸膜以上组织及肋骨无滑动。要求能够暴露左心室短轴的最浅深度。

3. 切面标准

图像上可以显示右心室、室间隔、左心室和二尖瓣。左心室位于屏幕正中,正常左心室呈正圆形,右心呈"C"字形,包绕在左心室外侧。心动周期可以看到二尖瓣瓣叶的完整运动。

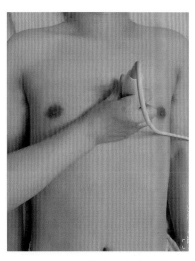

图13-1-5　胸骨旁左心室短轴-二尖瓣切面超声探头操作手法示意

4. 切面获取

选取胸骨旁左心室短轴-二尖瓣切面，选择 B 模式，执笔式手持超声探头，探头 Mark 点指向患者右肩，探头置于胸骨左缘 2～5 肋间。先获取胸骨旁左心室长轴的标准切面，将二尖瓣叶移到屏幕正中，顺时针方向转动探头 60°～90°，超声探头朝向左肩，通过倾、摇的动作做小范围调整，图像上可以显示右心室、室间隔、左心室和二尖瓣。左心室位于屏幕正中，正常左心室呈正圆形，右心呈"C"字形，包绕在左心室外侧。心动周期可以看到二尖瓣瓣叶的完整运动。调节增益以达到合适的亮度和对比度（图 13-1-6）。

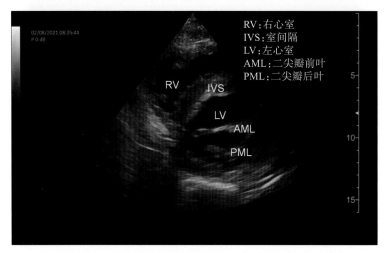

图 13-1-6　胸骨旁左心室短轴-二尖瓣切面超声图像

5. 临床价值

该切面可以评价左心室整体收缩和有无节段运动异常，左右心的压力关系以及有无室间隔缺损；测量右心室、室间隔和左心室的室壁厚度。

四、胸骨旁左心室短轴-乳头肌切面

1. 手法与位置

超声探头 Mark 点指向患者左肩，探头置于胸骨左缘 2～5 肋间（图 13-1-7）。

2. 图像质控

增益调节合适，胸膜以上组织及肋骨无滑动。要求能够暴露左心室短轴的最浅深度。

3. 切面标准

图像上可以显示右心室、室间隔、左心室和乳头肌。左心室位于屏幕正中，正常左心室呈正圆形，右心呈"C"字形，包绕在左心室外侧。心动周期可以看到二尖瓣瓣叶的完整运动。

4. 切面获取

选取胸骨旁左心室短轴-乳头肌切面，选择B模式，执笔式拿超声探头，先获取胸骨旁左心室短轴-二尖瓣切面的标准图像，将超声声束的方向往患者心尖方向倾斜，图像上可以显示右心室、室间隔、左心室和乳头肌。左心室位于屏幕正中，正常左心室呈正圆形，右心呈"C"字形，包绕在左心室外侧。乳头肌在3点钟和8点钟位置，贴紧室壁无间隙。调节增益以达到合适的亮度和对比度（图13-1-8）。

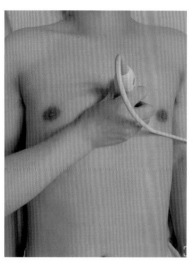

图13-1-7 胸骨旁左心室短轴-乳头肌切面超声探头操作手法示意

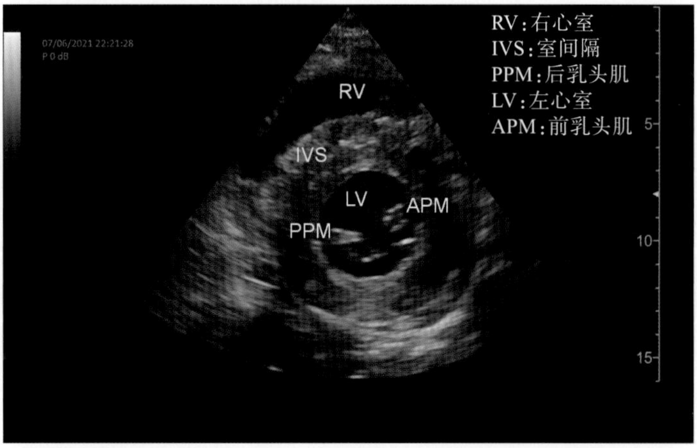

RV：右心室
IVS：室间隔
PPM：后乳头肌
LV：左心室
APM：前乳头肌
RV
IVS
LV
APM
PPM
5
10
15

图13-1-8 胸骨旁左心室短轴-乳头肌切面超声图像

5. 临床价值

该切面可以评价左心室整体收缩和有无节段运动异常，左右心的压力关系以及有无室间隔缺损；测量右心室、室间隔和左心室的室壁厚度。

五、胸骨旁左心室短轴-心尖切面

1. 手法与位置

超声探头Mark点指向患者左肩，探头置于胸骨左缘2～5肋间（图13-1-9）。

2. 图像质控

增益调节合适，胸膜以上组织及肋骨无滑动。要求能够暴露左心室短轴的最浅深度。

3. 切面标准

图像上可以显示右心室、室间隔和左心室。左心室位于屏幕正中，正常左心室呈较小的圆形，右心呈"C"字形，包绕在左心室外侧。心动周期可以看到左心室心尖的收缩和舒张。

4. 切面获取

选取胸骨旁左心室短轴-心尖切面，选择B模式，执笔式手持超声探头，先获取胸骨旁短轴-二尖瓣切面的

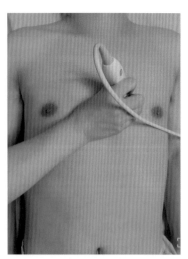

图 13-1-9　胸骨旁左心室短轴-心尖切面超声探头操作手法示意

标准图像，将超声声束的方向往患者心尖方向倾斜。图像上可以显示右心室、室间隔和左心室。左心室位于屏幕正中，正常左心室呈较小的圆形，右心呈"C"字形，包绕在左心室外侧。心动周期可以看到左心室心尖的收缩和舒张。调节增益以达到合适的亮度和对比度（图13-1-10）。

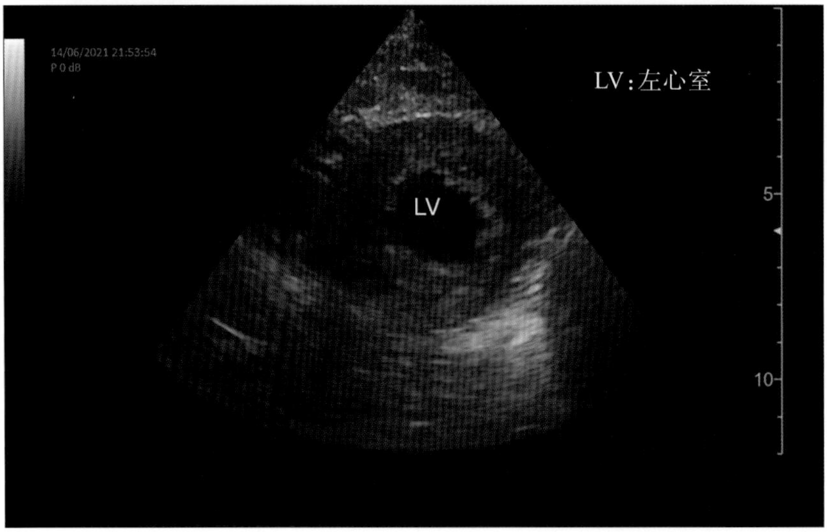

图 13-1-10　胸骨旁左心室短轴-心尖切面超声图像

5. 临床意义

该切面可以评价左心室整体收缩和有无节段运动异常，左右心的压力关系以及有无室间隔缺损；测量右心室、室间隔和左心室的室壁厚度。

六、心尖四腔心切面

1. 手法与位置

超声探头 Mark 点指向患者左肩,探头置于心尖处（图 13-1-11）。

2. 图像质控

增益调节合适,胸膜以上组织及肋骨无滑动。要求可以完整显示四腔心的最浅深度。

3. 切面标准

图像上完整暴露左心房、左心室、右心房、右心室、二尖瓣和主动脉瓣,以及室间隔和房间隔。室间隔、房间隔垂直于屏幕正中间,与二、三尖瓣呈"十字"交叉;心动周期可以看到二尖瓣及主动脉瓣的完整开闭,未见心尖部轴向收缩运动。

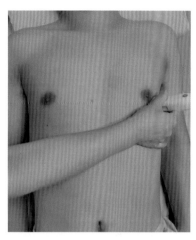

图 13-1-11　心尖四腔心切面超声探头操作手法示意

4. 切面获取

选取心尖区四腔心切面,选择 B 模式,执笔式手持超声探头,探头 Mark 点指向患者右肩,探头置于胸骨左缘 2～5 肋间。获得标准胸骨旁左心室长轴的图像,运用滑的动作向心尖区移动探头,边滑边观察左心室后壁位置的移动,待室间隔刚刚消失时,顺时针方向旋转探头 90°～120°,再使用倾的动作完全显示左心房、左心室、右心房、右心室、二尖瓣和主动脉瓣,以及室间隔和房间隔。调节增益以达到合适的亮度和对比度（图 13-1-12）。

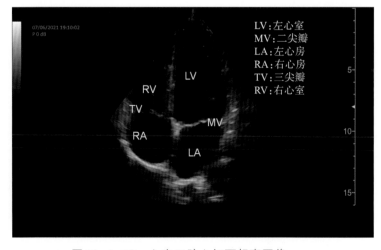

图 13-1-12　心尖四腔心切面超声图像

5. 临床意义

该切面可以测量心脏四个腔室的室壁厚度、大小和运动情况，评价二尖瓣和主动脉瓣的形态和功能，观察ECMO引血端的位置。

七、心尖五腔心切面 ▶▶▶

1. 手法与位置

超声探头Mark点指向患者左肩，探头置于心尖处。在获得标准心尖四腔心切面基础上，保持探头位置不动，探头尾部略朝向下方倾斜，在室间隔基底部可探及主动脉瓣，即为心尖五腔心切面（图13-1-13）。

2. 图像质控

增益调节合适，胸膜以上组织及肋骨无滑动。要求可以完整显示五腔心的最浅深度。

3. 切面标准

图像上完整显示心脏四腔室结构及左心室流出

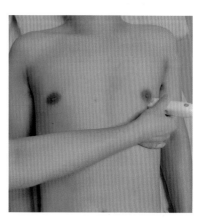

图13-1-13　心尖五腔心切面超声探头操作手法示意

道、主动脉根部和主动脉瓣的开闭，可显示的主动脉根长度应超过1cm。

4. 切面获取

选取心尖五腔心切面，选择B模式，握持式手持超声探头，探头Mark点指向患者左肩，探头置于心尖处。在获得标准心尖四腔心切面基础上，保持探头位置不动，探头尾部略朝向下方倾斜，即将超声探头声束向胸骨倾斜，即可获得标准的五腔心切面。调节增益以达到合适的亮度和对比度（图13-1-14）。

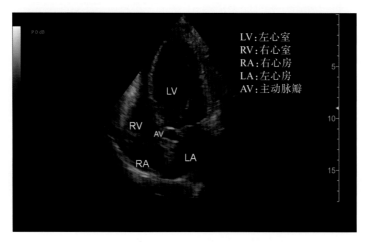

图13-1-14　心尖五腔心切面超声图像

LV：左心室
RV：右心室
RA：右心房
LA：左心房
AV：主动脉瓣

5. 临床价值

该切面可以测量主动脉速度时间积分,观察主动脉流出道血流。

八、心尖两腔心切面

1. 手法与位置

先将超声探头 Mark 点指向患者左肩,探头置于心尖处,在获得标准心尖四腔心切面基础上,将探头逆时针方向旋转 60°~90°,使探头 Mark 点指向患者右肩,即为心尖两腔心切面(图 13-1-15)。

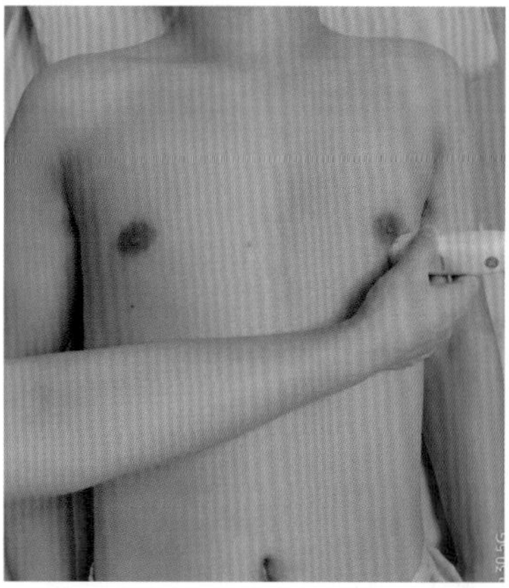

2. 图像质控

增益调节合适,胸膜以上组织及肋骨无滑动。要求可以完整显示两腔心的最浅深度。

3. 切面标准

图像上完整显示左心室、二尖瓣和左心房。

图 13-1-15　心尖两腔心切面超声探头操作手法示意

4. 切面获取

选取心尖两腔心切面,选择 B 模式,握持式手持超声探头,按上述定位和手法完整显示左心室、二尖瓣和左心房。调节增益以达到合适的亮度和对比度(图 13-1-16)。

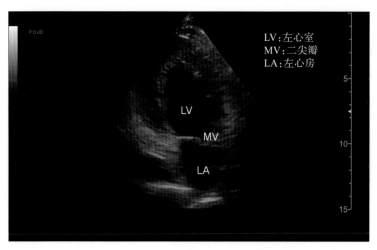

LV:左心室
MV:二尖瓣
LA:左心房

图 13-1-16　心尖两腔心切面超声图像

5. 临床价值

该切面和心尖四腔心、心尖三腔心一起可以更为全面的评价左心室的各个节段的收缩舒张功能以及室壁运动情况。此外还可以作为补充切面,观察二尖瓣的开闭,评估二尖瓣的过瓣血流。

九、心尖三腔心切面

1. 手法与位置

超声探头 Mark 点指向患者右肩，探头置于心尖处。在获得标准心尖两腔心切面基础上，将探头继续逆时针方向旋转30°。

2. 图像质控

增益调节合适，胸膜以上组织及肋骨无滑动。要求可以完整显示三腔心的最浅深度（图13-1-17）。

3. 切面标准

图像上完整显示左心室、主动脉瓣、左心室流出道和左心房。

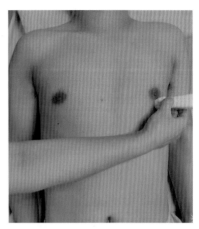

图 13-1-17　心尖三腔心切面超声探头操作手法示意

4. 切面获取

选取心尖三腔心切面，选择 B 模式，握持式手持超声探头，在获得标准心尖两腔心切面基础上，将探头继续逆时针方向旋转30°。图像上完整显示左心室、主动脉瓣、左心室流出道和左心房。调节增益以达到合适的亮度和对比度（图13-1-18）。

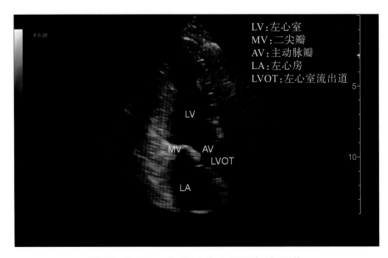

LV：左心室
MV：二尖瓣
AV：主动脉瓣
LA：左心房
LVOT：左心室流出道

图 13-1-18　心尖三腔心切面超声图像

5. 临床价值

作为胸骨旁左心室长轴和心尖五腔心的补充切面，可以更全面地评估主动脉瓣瓣膜功能、过瓣血流、主动脉流出道宽度。VA-ECMO时，该切面可以评估ECMO的流量设置和患者心功能的匹配关系,以及ECMO支持时主动脉瓣开放次数和心率之间的比值。

十、剑突下四腔心切面

1. 手法与位置

握持式手持探头,超声探头置于患者肚脐上方,Mark点指向患者左侧,先将超声探头向剑突下滑动,找到心脏超声影像后,再用倾的动作将超声声束方向向下倾斜,充分显示心脏的四个腔室。最后摇动探头将心脏放到屏幕中央(图13-1-19)。

2. 图像质控

增益调节合适。要求可以完整显示剑突下四腔心的最浅深度。图像显示稳定,皮肤、软组织和肝脏无晃动。

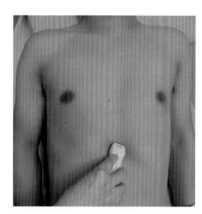

图13-1-19　剑突下四腔心切面超声探头操作手法示意

3. 切面标准

图像上完整显示心脏各腔结构,包括左心房、左心室、右心房、右心室、房间隔、室间隔、二尖瓣和三尖瓣,心尖无沿长轴方向收缩运动。

4. 切面获取

选取剑突下四腔心切面,选择B模式,按照上述定位和手法获得标准的剑突下四腔心,调节增益以达到合适的亮度和对比度(图13-1-20)。

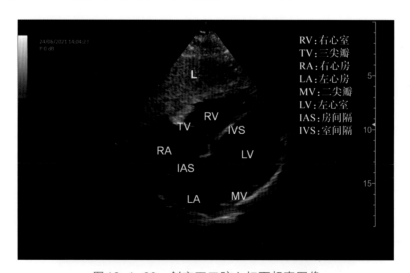

图13-1-20　剑突下四腔心切面超声图像

5. 临床价值

作为心脏四腔心的补充切面,可以观察心脏四个腔室的室壁厚度、大小和运动情况,有无心包积液,房间隔缺损情况。

十一、剑突下下腔静脉长轴切面 》》

1. 手法与位置

探头置于患者脐部上方,Mark点朝向患者左侧,探头轻压缓慢向剑突下滑动,通过倾和摇的动作获取剑突下四腔心的标准图像。继续摇动探头,将右心房置于图像正中,此时逆时针缓慢旋转探头,使Mark点朝向患者头侧,显示呈管腔样结构的下降静脉(与右心房相连),轻微调整探头,直至管腔结构最长显示(图13-1-21)。

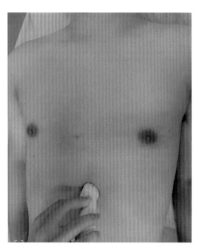

图13-1-21 剑突下下腔静脉长轴切面超声探头操作手法示意

2. 图像质控

增益调节合适。可显示完整剑突下下腔静脉的最浅深度。下腔静脉前后壁回声清晰锐利。

3. 切面标准

显示肝脏右叶,下腔静脉汇入右心房,肝静脉汇入下腔静脉。

4. 切面获取

选取剑突下下腔静脉长轴,选择B模式,握持式手持超声探头,在剑突下四腔心的基础上继续摇动探头,将右心房置于图像正中,此时逆时针缓慢旋转探头,使Mark点朝向患者头侧,显示呈管腔样结构的下腔静脉(与右心房相连),轻微调整探头,使下腔静脉前后壁回声清晰锐利,直至显示最长管腔结构。调节增益以达到合适的亮度和对比度(图13-1-22)。

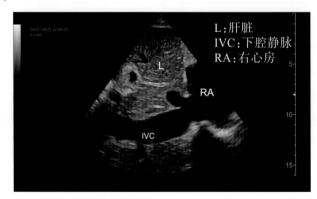

图13-1-22 剑突下下腔静脉长轴切面超声图像

5. 临床价值

此切面常用于测量下腔静脉宽度及变异度;提供右心前负荷信息,帮助判断容量状态和液体反应性;评估ECMO引流管置入的深度。

十二、剑突下下腔静脉短轴切面

1. 手法与位置

握持式手持探头,Mark点朝向患者左侧,先获取剑突下下腔静脉长轴的标准切面。摇动探头将距下腔静脉汇入右心房的入口2cm处的结构显示在屏幕中央,顺时针旋转超声探头约90°,横切下腔静脉(图13-1-23)。

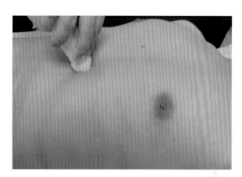

图13-1-23 剑突下下腔静脉短轴切面超声探头操作手法示意

2. 图像质控

增益调节合适。下腔静脉内壁回声清晰锐利。

3. 切面标准

要求下腔静脉短轴位于屏幕上2/3位置,腹主动脉正圆,下腔静脉短轴切面位于右心房入口2cm处。观察下腔静脉短轴形态,下腔静脉可能呈正圆、椭圆和水滴形,观察下腔静脉充盈程度。

4. 切面获取

剑突下下腔静脉短轴,选择B模式,在下腔静脉长轴基础上顺时针旋转超声探头约90°,横切下腔静脉,微调探头获得标准下腔静脉短轴切面。调节增益以达到合适的亮度和对比度(图13-1-24)。

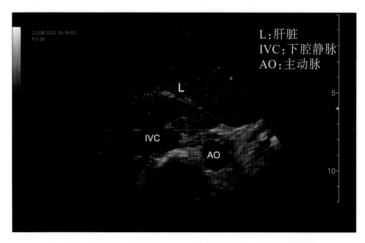

图13-1-24 剑突下下腔静脉短轴切面超声图像

5. 临床价值

此切面结合剑突下下腔静脉长轴，可以帮助临床医师判断患者的容量状态和液体反应性。

十三、经肝下腔静脉长轴切面

1. 手法与位置

将探头置于右侧肝区腋后线水平，Mark点指向患者头侧。将探头向腋中线方向缓慢滑动，显示下腔静脉发自右心房，下腔静脉下方可见与之平行的腹主动脉（图13-1-25）。

2. 图像质控

增益调节合适，胸膜以上组织及肋骨无滑动。要求可以显示腹主动脉的最浅深度。

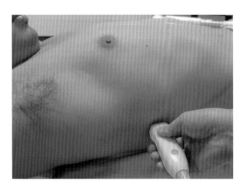

图13-1-25　经肝下腔静脉长轴切面超声探头操作手法示意

3. 切面标准

下腔静脉和腹主动脉相互平行，展示两条血管的最大横径，血管前后壁清晰锐利，可观察下腔静脉长轴的充盈程度及其随呼吸的变异情况。

4. 切面获取

将探头置于右侧肝区腋后线水平，Mark点指向患者头侧。将探头向腋中线方向缓慢滑动，图像显示下腔静脉发自右心房，下腔静脉下方可见与之平行的腹主动脉。微调探头获得标准切面后，观察下腔静脉长轴的充盈程度和其随呼吸的变异情况（图13-1-26）。

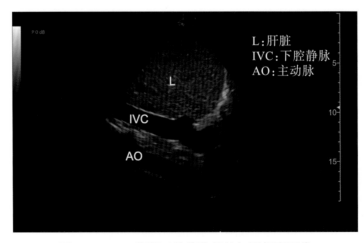

L:肝脏
IVC:下腔静脉
AO:主动脉

图13-1-26　经肝下腔静脉长轴切面超声图像

5. 临床价值

该切面是剑突下下腔静脉长轴的补充切面,可以评估ECMO引血端的置管深度,一定程度上帮助判断患者的容量和液体反应性;观察下腔静脉和肝静脉的血流情况,排除血栓形成。

十四、经肝下腔静脉短轴切面

1. 手法与位置

将探头置于右侧肝区,Mark点指向患者头侧,在腋后线至腋中线水平寻找下腔静脉长轴的理想图像,将下腔静脉调整至图像中央,逆时针旋转探头90°(图13-1-27)。

2. 图像质控

增益调节合适,胸膜以上组织及肋骨无滑动。大血管内膜光滑,显示清楚。可以显示完整大血管的最浅深度。

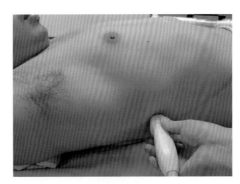

图13-1-27　经肝下腔静脉短轴切面超声探头操作手法示意

3. 切面标准

下腔静脉可能呈正圆、椭圆和水滴形。可观察下腔静脉短轴的充盈程度及其随呼吸的变异情况。

4. 切面获取

在下腔静脉长轴基础上,将下腔静脉调整至图像中央,逆时针旋转探头90°,即可见下腔静脉短轴,下腔静脉可能呈正圆、椭圆和水滴形(图13-1-28)。

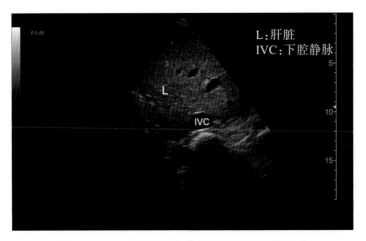

图13-1-28　经肝下腔静脉短轴切面超声图像

5. 临床价值

当无法获取剑突下下腔静脉的图像时，经肝下腔静脉长、短轴切面超声检查可以为临床提供有效的信息。经肝下腔静脉短轴切面是经肝下腔静脉长轴切面的补充切面，可以判断ECMO管路的置管深度，也是判断患者的容量和液体反应性的常用切面。

（王艺萍）

第二节　左心收缩功能评估

心脏具有很重要的"泵血"的功能，它在舒张时容纳从静脉返回的血液，收缩时将血液泵入动脉送至全身。心脏功能测定的内容应该包含左心和右心功能、收缩和舒张功能。超声心动图作为一种无创性检查，是评估心功能最常用的手段。

最初对左心功能的测量仅局限于线性测量，在二维超声心动图出现后，面积测量及容积计算也被应用于心功能的评估。多普勒超声心动图能够提供心腔内血流信息，进一步为心脏收缩期血流参数及舒张功能的评估提供有价值的信息。组织多普勒（tissue Doppler，TD）的出现帮助进一步准确地评估心功能。

由于心脏功能障碍的程度不单单由心脏收缩功能决定，也取决于心脏前后负荷的变化，因此心脏前负荷、后负荷、微循环的评估同样重要。在临床中，左心室后负荷可能会加剧左心室收缩功能障碍，而右心室收缩功能障碍可能导致静脉回流受阻。

在不同的病理生理状态下准确而快速地评估患者液体反应性是个难点。从本质上来说，液体反应性就是心脏的前负荷反应性。因此，对液体反应性的评估重点就应该从心功能的评估开始。

对于重症患者，心脏功能受损的因素往往不是单一的，而且心脏的收缩功能和舒张功能可能同时受损，左心功能衰竭和右心功能衰竭可能协同存在。随着疾病的进展，在治疗的不同阶段，心脏功能会有不同的变化。准确而及时地评估心脏功能，对治疗及预后都有重要作用。

左心室收缩功能取决于心肌的收缩性，左心室心腔形态及负荷情况，以及左心室与其他心腔、动脉、肺及静脉系统的协同作用。左心室的收缩功能决定心排血量。因此，临床上不能孤立地评价左心室的收缩功能。

左心室收缩功能评估常用的方法为容积测量法，可以测量左心室舒张末期容积、左心室射血分数（LVEF）及每搏输出量（SV）。射血分数（ejection fraction，EF）与年龄、性别、体表面积无明显关联,是一个很好的评估参数。但是,单纯一个EF值无法准确反映整体心功能。心脏慢性扩大合并EF减低的患者可能不会出现休克;高EF合并小心腔的患者可能出现梗阻性休克;EF未减低合并严重瓣膜反流的患者可能出现每搏输出量不足。因此,这些患者的心功能评估需要结合其他参数综合进行。

对于重症患者,左心收缩功能的判断非常重要,但是重症患者的心功能经常会发生改变,因此,在治疗的不同阶段,应对心功能进行连续评估。选择适当的参数进行左心室收缩功能的监测非常重要(图13-2-1)。对于同 患者的连续性心功能评估,采用容积测量法产生的结果可能误差较大,采用多普勒法测量速度时间积分(VTI)可以快速且有效地进行评估。

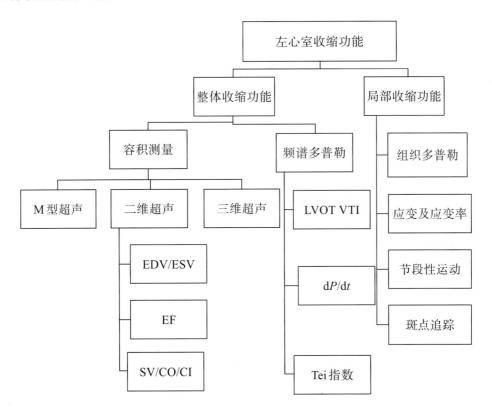

图13-2-1 左心室收缩功能的不同评估方式

注:EDV为舒张末期容积(end diastolic volume);ESV为收缩末期容积(end systolic volume);dP/dt为左心室压力最大上升速率(peak rate of rise in left ventricular pressure)。

一、容积测量

容积测量法是测量心功能最常用的方法。可以使用不同方法测量得到EDV及ESV。SV=EDV−ESV，EF=SV/EDV。SV乘以心率，可以得到心排血量。常用的方法有M型超声测量、二维超声测量、三维超声测量。其中以三维超声测量最为准确，但需要特定的软件。

1. M型超声测量法

原理：如图13-2-2所示，当左心室为长椭圆形时，长轴为短轴2倍，测量左心室前后径（D）就可以得到左心室长轴（$2D$），通过Teichholtz公式可以计算得到左心室容积。测量一组左心室舒张末期前后径（left ventricular end-diastolic diameter，LVEDD）和一组左心室收缩末期前后径（left ventricular end-systolic diameter，LVESD），就能够得到EDV及ESV。M型超声测量简便易行，有较高的时间分辨率。

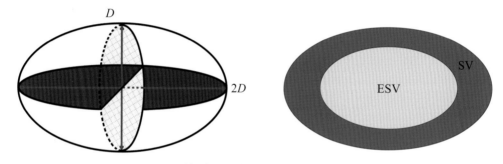

图13-2-2　M型超声测量左心室前后径以计算每搏输出量

M型超声测量方法及操作步骤要点（图13-2-3）：①取标准左心室长轴切面；②M型取样线垂直于左心室长轴，置于二尖瓣腱索水平；③启动M型操作键；④舒张末期测量舒张期直径（Dd），收缩末期测量收缩期直径（Ds）（图13-2-4）。使用前提为左心室形态规则，类似椭球体，室壁运动协调均匀。

影响M型超声测量准确性的因素：①取样线未能与室间隔垂直相交。②取左心室长轴切面时，未能将左心室充分展开。③取样线位于乳头肌或乳头肌以下近心尖水平。④M型超声仅根据一条单一的扫描线判定心室功能。在心室几何形态正常且对称的情况下，线性测量是适当的方法；但当存在获得性心脏病时，由于心腔局部变形（如存在室壁节段性运动异常、室壁瘤或其他左心室形态异常），线性测量误差较大。

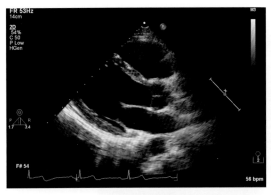

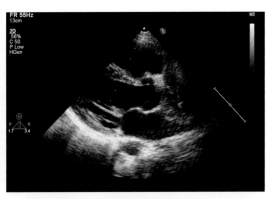

a. 取标准长轴 　　　　　　　　　b. 取样线在二尖瓣腱索水平垂直左心室壁

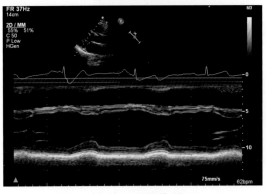

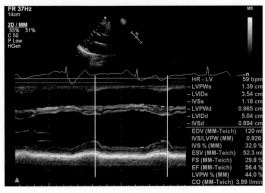

c. 启动M型操作键 　　　　　　　　d. 进入左心室测量菜单

图13-2-3　M型超声测量左心室前后径及左心室收缩功能的步骤

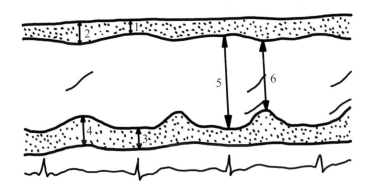

1. 舒张末期室间隔厚度；
2. 收缩末期室间隔厚度；
3. 舒张末期左心室后壁厚度；
4. 收缩末期左心室后壁厚度；
5. 舒张末期左心室前后径；
6. 收缩末期左心室前后径

图13-2-4　M型超声测量左心室前后径及左心室收缩功能的示意

2. 二维超声测量

原理：同M型超声测量，心室为标准的椭圆形。但受患者体位或透声条件限制，无法取得标准的M型超声测量图。

二维超声测量方法及注意要点：在尽可能标准的长轴切面测量左心室舒张末期及收缩末期的左心室前后径。测量线取二尖瓣腱索水平，与室间隔及左心室后壁垂直（图13-2-5）。

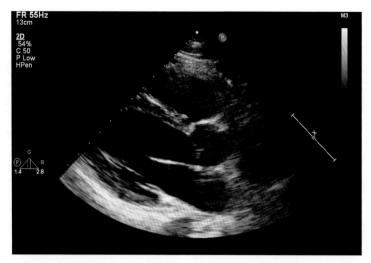

图 13-2-5　二维超声法测量左心室前后径

影响二维超声测量准确性的因素:所有的几何公式均建立在假定心室形态固定的基础上,如果存在局部功能异常,这种方法的准确性就会降低。

3. 辛普森法(Simpson)测量

原理:Simpson 法又称圆盘相加法或碟片测量方法,适用于心室形态异常的左心室功能测定。该方法将左心室划分为一系列等间距的圆柱体,整个左心室的体积由所有圆柱体的体积相加得到(图 13-2-6)。当心脏为非标准椭圆形时,使用椭球体的计算方式得到的左心室容积误差会很大,此时需要选用 Simpson 法。

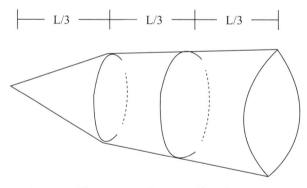

图 13-2-6　Simpson 法示意

测量心功能常用的 Simpson 法包括心尖单平面 Simpson 法、心尖双平面 Simpson 法和三维超声心动图测量法。

对于心脏形态规则的患者(如扩张型心肌病患者心脏呈球形改变)可以选用心尖单平面 Simpson 法,在心尖四腔心切面完成测量,但准确性低于心尖双平面 Simpson

法。对于左心室严重变形的患者（如冠心病合并室壁瘤），必须选用心尖双平面Simpson法，在心尖四腔心及心尖两腔心切面测量（图13-2-7）。准确性最高的是三维超声心动图测量法，但需要配置专门的三维探头及分析软件。测量准确性：单平面法＜双平面法＜三维超声心动图。

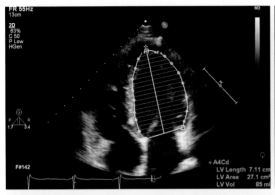
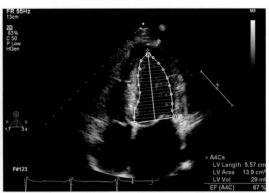

a. 心尖四腔心切面描画舒张末期轨迹　　　　　b. 心尖四腔心切面描画收缩末期轨迹

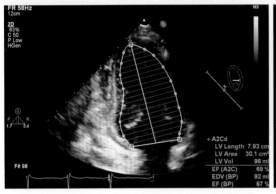
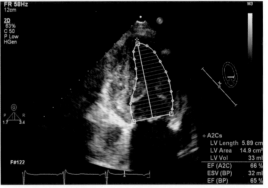

c. 心尖两腔心切面描画舒张末期轨迹　　　　　d. 心尖两腔心切面描画收缩末期轨迹

图13-2-7　心尖双平面Simpon法测量左心室收缩功能

操作要点：①二维图像务必显示清楚，能清晰判断内膜面；②对于体型等因素导致内膜不清晰的患者，可以用左心室造影辅助判断内膜；③在四腔心切面或两腔心切面，描画舒张末期左心室内面膜，再描画收缩末期左心室内膜面；④乳头肌回声包络时需注意前后一致；⑤探头需置于真正的心尖部，且声束必须穿过左心室中心。

影响Simpson法测量准确性的因素：①图像不规范；②内膜描记不准确；③左心室腔未充分展开；④仪器设置、探头位置和入射角度、体位和心脏位置、呼吸、图像质量等因素导致图像不标准或不清晰；⑤单平面或双平面法可不对称显示或低估室壁运动异常。

4. 二尖瓣环收缩期位移

原理:二尖瓣环收缩期位移(mitral annular plane systolic excursion,MAPSE),可以用来定量分析二尖瓣环纵向位移。为了将血量喷射到体循环中,左心室除了圆周变窄外,还会发生明显的纵向缩短。这种纵向运动可以通过MAPSE诊断量化。MAPSE源自左心室的总纵向函数的M模式,并与左心室的全局函数密切相关。在紧急情况下或者图像质量有限的情况下,MAPSE可能比更复杂的测量更容易获取。

MAPSE测量操作方法及注意事项:取心尖四腔心切面,将采样线放置于外侧二尖瓣环。启动M模式,获取二尖瓣环位移(图13-2-8)。该参数获取的是二尖瓣环纵向位移(正常值范围:MSPSE＞10mm)。当存在局部室壁运动异常或径向运动障碍时会导致误判,该参数需和其他参数综合起来分析。

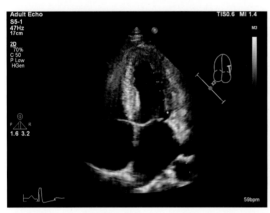

a. 取心尖四腔心切面

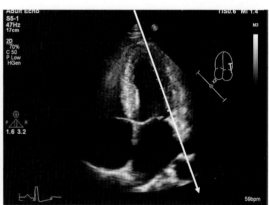

b. 取样线通过外侧二尖瓣环

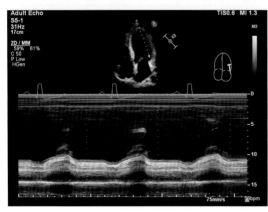

c. 启动M型操作键

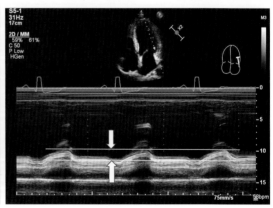

d. 测量瓣环运动幅度

图13-2-8　MAPSE法测量二尖瓣环位移操作步骤

二、多普勒法测量

1. 多普勒法测量VTI及每搏输出量

原理:在心尖五腔心切面使用脉冲多普勒在左心室流出道获取血流频谱,并对血流频谱进行勾画,可以获取VTI。假设左心室流出道是圆柱形,测得左心室流出道直径(D),就可以计算出左心室流出道截面积(图13-2-9)。根据流体力学的公式,SV=π×$(D/2)^2$×VTI。

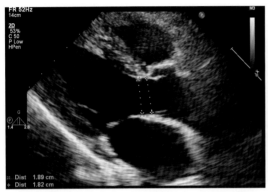
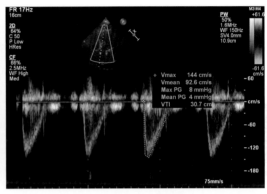

a. 在左心室长轴切面测量左心室流出道直径   b. 流出道血流频谱

图13-2-9 多普勒法测量VTI及每搏输出量

多普勒法测量SV的操作注意点:①需在放大模式下胸骨旁长轴切面测量收缩中期主动脉瓣开放时的左心室流出道直径,与瓣环平面平行并距离瓣环0.3~1.0cm处或瓣环水平处测量。②在心尖五腔心切面测量左心室流出道频谱。③取样点放置在测量左心室流出道内径时的同一水平。④声束与血流方向平行。⑤此方法不适用于合并明显主动脉瓣反流的患者。

影响多普勒法测量SV准确性的因素:①左心室流出道测量不准确。②左心室流出道为非标准圆柱形。③声束与血流方向之间的夹角过大。④体位、图像质量等影响两次测量值的重复性。⑤对于合并二尖瓣反流及心室分流的患者,多普勒法测得的每搏输出量将低于左心室心排血量。

2. Tei指数

原理:Tei指数即心肌做功指数(myocardial performance index,MPI),又称心肌综合指数,是指心室等容收缩时间(isometric contraction time,ICT)与等容舒张时间(isometric relaxation time,IRT)之和与射血时间(ejection time,ET)的比值,即Tei指数=(ICT+IRT)/ET(图13-2-10)。可以在二尖瓣口和左心室流出道之间取得血流频谱,也可以在二尖瓣环处使用组织多普勒测量(图13-2-11)。

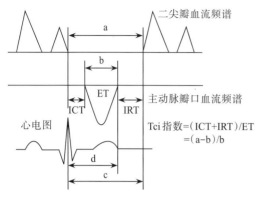

图13-2-10 血流频谱测量Tei指数示意

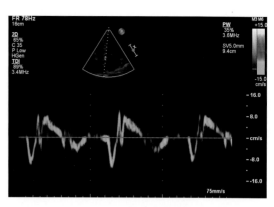

图13-2-11 组织多普勒测量Tei指数

Tei测量指数操作注意点:①血流频谱测量法,在心尖五心腔切面,取样容积放置在二尖瓣口与左心室流出道之间,同时获得流入道和流出道的血流频谱。②组织多普勒测量法:取样容积放置于二尖瓣环,获得组织多普勒速度图。③测量方法简便,重复性强,且不受心率、心室几何形态、心室收缩压和舒张压(diastolic blood pressure,DBP)的影响。能粗略反映左心室的整体功能,但无法判断是收缩功能还是舒张功能异常。④Tei指数对预后的判断较射血分数价值更大。⑤Tei指数正常值标准为0.39±0.05,心脏功能下降,Tei指数增加。

3. dP/dt测量

原理:等容收缩期左心室压力的最大上升速率反映了左心室心肌的收缩性能,不受心脏后负荷及节段性运动异常的影响,受前负荷影响,主要用于评估左心室收缩功能的急性变化。

dP/dt测量操作注意点:①在四腔心切面用连续多普勒取得二尖瓣反流频谱。②测量速度从1m/s增加到3m/s所用的时间,以计算dP/dt(图13-2-12)。③左心室dP/dt正常值>1200mmHg/s,临界值1000~1200mmHg/s,异常值<1000mmHg/s。④dP/dt测量的前提条件是存在二尖瓣反流。⑤dP/dt测量较为简便,由于受到左心室前负荷影响,测量值在正常与异常心功能组间有相当多重叠,因此不适合组间对比及心功能长期随访。

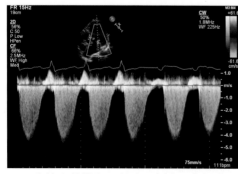

a. 连续多普勒(CW)测二尖瓣反流频谱

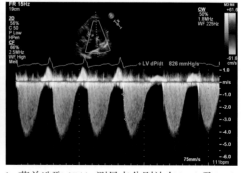

b. 菜单选取dP/dt,测量点分别放在1m/s及3m/s

图13-2-12 dP/dt测量步骤

三、局部收缩功能测量——应变、应变率

原理:应变(strain)和应变率(strain rate,SR)是评估局部心肌运动的方法,是在多普勒组织成像基础上发展起来的指标(图13-2-13)。应变是指心肌在张力作用下发生变形的能力,常用心肌长度(L)的变化值占心肌原长度的百分数表示,即应变(%)=$(L_1-L_0)/L_0$。收缩期应变值的大小可反映局部心肌的收缩功能。应变为正值,表示心肌伸长;应变为负值,表示心肌缩短;应变为零,表示心肌长度没有改变。应变率是指心肌发生变形的速度,是心肌在超声束方向上的速度梯度,即局部两点之间的速度差除以两点之间的距离,公式为SR=$(V_a-V_b)/d$,单位为1/s。收缩期应变率的大小可以反映局部心肌的收缩功能。正应变率表示心肌伸长;负应变率表示心肌缩短;应变率为零表示心肌长度不变。应变率已被证实在评估局部心肌功能障碍方面较其他常规指标更为敏感,且是更为早期的指标。

测量应变及应变率需要有特定软件。

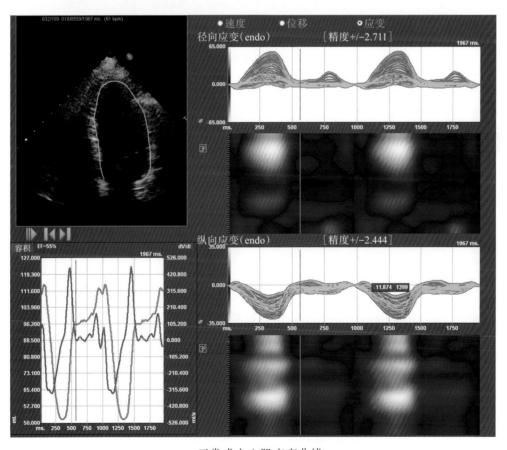

a. 正常成人心肌应变曲线

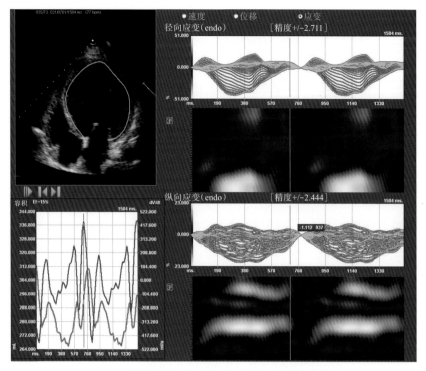

b.扩张型心肌病患者心肌应变曲线

图13-2-13　心肌应变示意

（赵　敏　张宏民）

第三节　左心舒张功能评估

　　超声心动图评估左心室舒张功能，是伴有呼吸困难或心力衰竭患者常规检查中不可或缺的一部分。舒张功能障碍是机械通气撤机失败的危险因素之一；脓毒症患者存在舒张功能障碍时病死率增加；对于舒张功能不全的患者，血容量减少和（或）心动过速相关的低血压风险可能会增加。重症心脏超声可评估左房压（LAP），而左房压对患者血流动力学评估有着重要的作用。除评估左房压之外，心脏超声还可以对存在的舒张功能进行分级。因此，舒张功能的监测是重症医生进行心脏超声检查的必备技能。

　　左心室舒张功能障碍通常是左心室松弛能力受损，伴有或不伴有弹性恢复（舒张早期抽吸力）和左心室顺应性下降，导致左心室充盈压升高的结果。在无左心室容积扩大的情况下，左心室舒张压增高是舒张功能不全的强有力的证据，因此，对左心室充盈压的评估非常重要。

左心室充盈压可以用肺毛细血管楔压（pulmonary capillary wedge pressure，PCWP）、平均左房压、左心室A波前压力（left ventricular pre-A-wave pressure）、左心室舒张末压（left ventricular end diastolic pressure，LVEDP）表示。这些参数与不同的多普勒指标有关。发生在舒张末期的多普勒信号与LVEDP相关性最好，包括二尖瓣口A峰流速、肺静脉Ar峰流速等。发生在舒张早期的多普勒信号与平均PCWP、左心室A波前压力、左心室舒张期平均压力有关，包括二尖瓣E峰流速、E/A值、E/e'值、肺静脉S/D值和二尖瓣最大反流速度等。

一、舒张功能相关参数

评估左心室舒张功能的关键指标包括：二尖瓣E峰流速、二尖瓣环e'、E/e'、三尖瓣反流（TR）峰值流速和左心房大小。E/e'值可在室间隔或侧壁瓣环处获得，但由于两个e'值不同，且侧壁的e'值通常高于室间隔，因此推荐使用E/e'平均值。

在评估舒张功能的上述四个指标中，两个以上未达到临界值，提示左心室舒张功能正常；而两个以上超过临界值，提示左心室舒张功能异常；如果恰好两个未达到临界值，则不可确定结论。

舒张功能的超声心动图指标应当在较多的信息下进行解读，包括患者的临床资料、二维及多普勒参数。

对于左心室射血分数正常的患者，左心室舒张功能评估流程见图13-3-1（不适用于肥厚型心肌病、限制型心肌病、瓣膜性心脏病、房颤）。

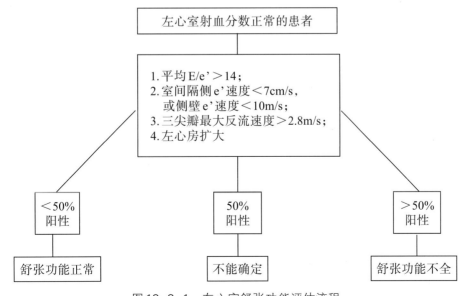

图13-3-1 左心室舒张功能评估流程

二、舒张功能分级

舒张功能分级系统的使用已经超过15年，主要包括 Redfield 2003美国医学会杂志（the Journal of the American Medical Association，JAMA）指南、2009年美国超声心动图学会（American Society of Echocardiography，ASE）指南以及2016年 ASE 指南更新版。欧洲一项多中心试验通过左心室舒张末压比较2016年和2009年 ASE 指南诊断舒张功能不全的价值高低。结果显示，2016年 ASE 指南比2009年 ASE 指南有更大的受试者工作特征曲线（receiver operating characteristic curve，ROC）下面积（效果更好）。

左心室舒张功能分级的主要标准：基础疾病，LVEF 正常或减低，左心室充盈压是否升高及严重程度。

舒张功能Ⅰ级：主动松弛障碍，左心室顺应性尚好。

舒张功能Ⅱ级：假性充盈正常，二尖瓣频谱 E/A 正常，但左心室舒张末压＞15mmHg。除主动松弛障碍外，左心室顺应性也开始降低。

舒张功能Ⅲ级：限制性舒张功能障碍。除主动松弛功能障碍外，左心室顺应性明显降低。

超声心动图评估左心室舒张功能分级流程见图13-3-2。

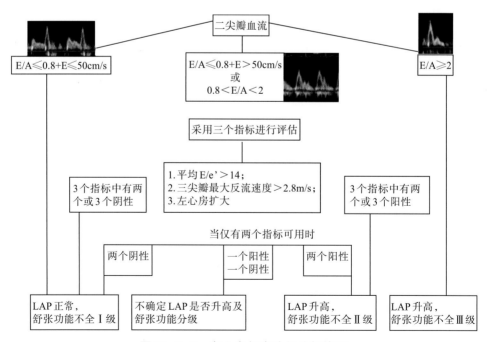

图 13-3-2 左心室舒张功能分级流程

注：部分40岁以下的患者 E/A＞2 可能是正常的表现，需要寻找舒张功能不全的更多证据。

三、各参数测量及操作要点

1. 二尖瓣口血流频谱

操作要点：①在心尖四腔心切面，彩色多普勒血流下，脉冲多普勒（PW）取样，取样点选择在二尖瓣瓣尖水平，取样容积1～3mm（图13-3-3）。②使用低壁滤波（100MHz～200MHz）和低增益。最优频谱不应有毛刺或尖峰。③二尖瓣口E峰流速反映了舒张早期左心房和左心室压力阶差，受左心室松弛速度和左房压变化影响。④二尖瓣口A峰流速反映了舒张晚期左心房和左心室压力阶差，受左心室顺应性和左心房收缩功能影响。⑤二尖瓣E/A值确定充盈类型：正常、松弛受损、假性正常化和限制性充盈（图13-3-4）。⑥E/A值受年龄因素影响，随着年龄的增长而增长。需要注意的是，对于较年轻的患者，E/A＞2可能是正常表现。需要寻找舒张功能不全的其他证据。

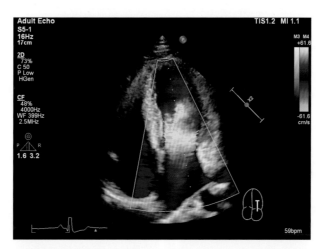

图13-3-3　二尖瓣口舒张期血流频谱（四腔心切面，取样点选择在二尖瓣瓣尖）

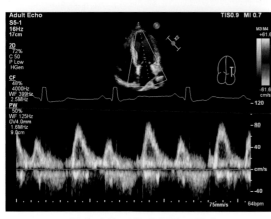

a. 舒张功能正常或假性正常化

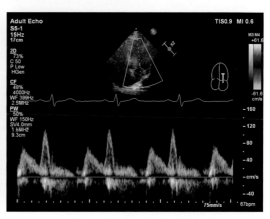

b. E峰、A峰倒置，舒张功能Ⅰ级

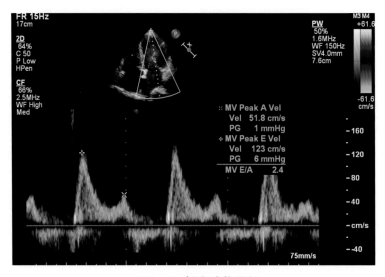

c. E/A＞2，舒张功能Ⅲ级

图13-3-4　二尖瓣口舒张期血流频谱

2. 组织多普勒

操作要点：①在心尖四腔心切面，组织多普勒模式下PW取样，取样容积3～5mm（轴向尺寸），取样点置于室间隔和侧壁基底段（图13-3-5）。②测量收缩期S峰，舒张期E峰及A峰。③影响e'的血流动力学因素包括左心室松弛、回缩力和充盈压。④平均E/e'值可以用来估测左心室充盈压。E/e'＜8，通常提示左心室充盈压正常；E/e'＞14，与左心室充盈压增高高度相关。

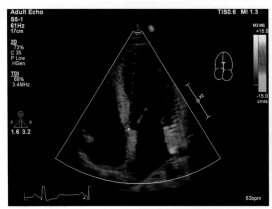

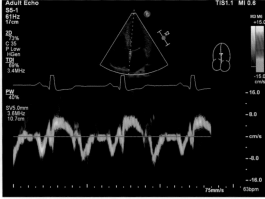

a. 取样点放置于室间隔基底段　　　　　　b. 二尖瓣环室间隔侧组织多普勒频谱

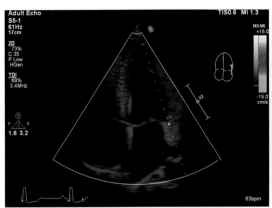

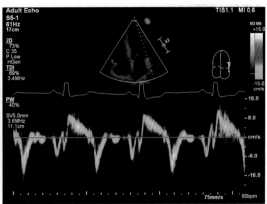

| c. 取样点放置于侧壁基底段 | d. 二尖瓣环侧壁组织多普勒频谱 |

图13-3-5　组织多普勒测量步骤

3. 左心房容积指数最佳选择

采用双平面Simpson法在心尖四腔心切面和心尖两腔心切面测量左心房容积（图13-3-6），再除以体表面积，计算左心房容积指数（正常值标准：容积指数<34mL/m²）。

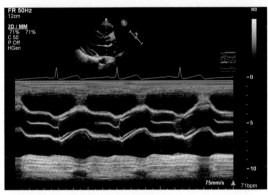

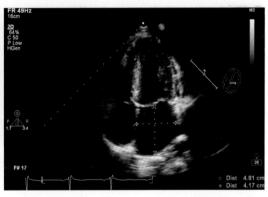

| a. 在左心室长轴切面,M模式测量左心房前后径 | b. 在心尖四腔心切面,二维模式测量左心房左右径及上下径 |

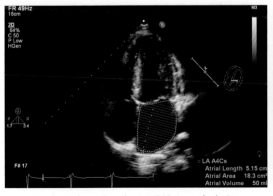

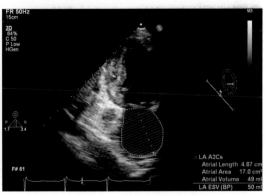

| c. 在心尖四腔心切面测量左心房容积 | d. 心尖两腔心切面测量左心房容积 |

图13-3-6　左心房容积指数测量方法

特殊情况时可以采用简易法计算:在左心室长轴切面测定左心房前后径,在心尖四腔心切面测定左心房上下径与左右径,左心房容积=左心房前后径×左心房上下径×左心房左右径×0.52(mL),再除以体表面积得到。

前后径测量:在左心室长轴切面,M模式或二维模式测量。

左右径及上下径测量:在心尖四腔心切面,二维模式测量。

容积测量:在心尖四腔心和两腔心切面,冻结二尖瓣开放前1~2帧,采用椭圆公式或面积-长度公式测量。(在心尖四腔心或心尖两腔心切面测量时,不应包含左心耳或肺静脉)

4. 三尖瓣反流峰值流速

将取样线平行于三尖瓣反流血流,启动连续多普勒(CW),测量峰值流速(图13-3-7),可用于评估肺动脉收缩压。

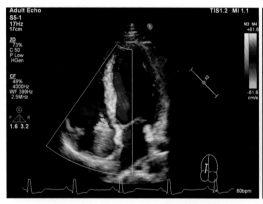

a. 将取样线平行于三尖瓣反流血流　　　　b. 启动CW,测量峰值流速

图13-3-7　三尖瓣反流峰值流速测量

（赵　敏　张宏民）

第四节　VA-ECMO患者的病理生理特点

VA-ECMO通过血泵引出静脉血,经膜肺氧合及清除二氧化碳后,将含氧血经患者动脉回输,进行循环功能支持。VA-ECMO治疗的主要目的是为患者提供代谢所需的氧和流量,即保证足够的氧输送,在病理状态下达到氧供需平衡。心力衰竭患者无法通过调节心排血量增加氧输送,必须由ECMO提供足够氧输送,偿还氧债。值得注意的是,在VA-ECMO支持期间,心脏射出的顺行血流与ECMO提供的持续性逆行血流

灌注发生碰撞,导致主动脉(分水岭区域)出现动态混合区。同时,ECMO持续静脉血引流,使得流入右心的血流量减少。外循环破坏正常的生理心室-动脉偶联,影响心功能。这些血流动力学的改变均会对机体产生复杂的影响。本节将根据VA-ECMO期间的血流动力学方向,从VA-ECMO对右心、氧输送及左心的影响分别进行阐述。临床管理人员对VA-ECMO患者病理生理的深入了解是ECMO患者治疗成功的前提和关键。

一、VA-ECMO对右心的影响

VA-ECMO辅助时,引血管位于腔静脉或右心房,此时右心房的血液大部分被引流至ECMO回路中,回流至右心房的血量就会减少。在ECMO上机时往往可见中心静脉压和右房舒张末压(右房压)下降。理论上,中心静脉压会随ECMO引流量的不同而产生变化,两者有呈负相关的趋势。一般认为,VA-ECMO支持时,中心静脉压测定的意义有限。ECMO启动时,右心室舒张末期容积显著下降。假设右心室收缩力和肺血管阻力不变,右心室舒张末期容积下降一定会导致右心室的每搏输出量减少。然而,VA-ECMO实施前,患者往往存在心脏射血能力不足,右心室收缩能力下降,因此右心室前负荷的下降不一定会引起右心室心排血量的下降。

一般认为,VA-ECMO的实施不会对右心室的收缩力产生影响。然而,在实施ECMO前,患者往往存在血压过低和全身氧输送不足,心脏可能处于过度代偿或失代偿状态,特别是ECPR患者,心脏可能完全处于停跳或电-机械分离状态。因此,VA-ECMO的实施可提高平均动脉压,改善心肌灌注,从而改善右心室的收缩能力;同时,VA-ECMO患者的右心室舒张末期容积下降,右心室舒张末压随之下降,右侧冠状动脉的灌注也会有所改善。

VA-ECMO通常不会直接引起肺循环阻力的变化。但由于ECMO实施后,患者合并的酸中毒、低氧和高碳酸酸血症等情况得到改善,因此增高的肺血管阻力可能会有所下降。VA-ECMO所形成的逆行血流常常会引起左心室后负荷增高,导致左心室射血受阻,左房压增高。增高的左房压可传至肺静脉,造成心源性肺水肿。此外,原发疾病和ECMO实施所造成的全身炎症反应也会导致肺部渗出增加。为了达到一定的氧合目标,需要施行正压通气并给予较高的呼气末正压水平。不适当的通气设置可能会导致肺循环阻力的增高。

值得注意的是,对于急性肺源性心脏病合并心源性休克的患者,VA-ECMO的实施可能带来右心室舒张末期容积和压力的下降,使室间隔左移幅度减少,缓解右心室对左心室的压迫效应,从而改善左心室的心排血量。然而,ECMO并没有改善原本肺部疾病所导致的缺氧问题，此时左心室射血的改善会引起更加突出的差异性缺氧的问题。

二、VA-ECMO对氧输送的影响 》》》

组织细胞的正常运转依赖于持续的氧输送（DO_2），机体的代谢需求则通过氧消耗（VO_2）体现。在心肺和血液循环系统共同合作下，氧供需达到平衡，进而维持正常的细胞组织氧合和各器官功能。然而，对于呼吸和（或）心脏功能不全的重症患者，机体的供氧能力会下降，以至于不能维持正常线粒体功能，出现组织氧代谢障碍，最终导致多器官功能衰竭。ECMO为患者提供氧输送，偿还氧债，保证血流灌注，所以评估氧供需的平衡就是评估ECMO的治疗效果。为了保证有效的氧输送，综合评估患者的情况更有利于正确掌握氧供需情况，改善患者的有效循环。

（一）氧输送

氧输送是指单位时间内经过氧合的动脉血在左心泵的作用下向全身组织输送氧的总量，$DO_2=CO \times CaO_2 \times 10mL/(min \cdot m^2)$，主要取决于心排血量（CO）、动脉血氧饱和度（$SaO_2$）、血红蛋白（Hb）和动脉血氧分压（$PaO_2$）四个因素。如果患者出现严重贫血、呼吸衰竭、心功能衰竭，均会导致氧输送下降。正常人在静息状态下DO_2为520~720mL/（min·m²）。正常人体的氧输送能维持在氧消耗的4~5倍，保证机体的需要。

血红蛋白将氧运载到机体的微循环，氧从血红蛋白解离并被细胞利用，中心静脉血氧饱和度（$ScvO_2$）下降。如果细胞的氧利用出现障碍，或者机体内环境发生改变，氧不能从血红蛋白解离，$ScvO_2$就会偏高，这可能会使临床医师做出患者的氧消耗得到满足的误判，而患者的细胞实际是缺氧的。常见的现象有代谢性碱中毒导致的氧离曲线的改变。

施行VA-ECMO主要是为了保证患者全身的氧输送。ECMO作为和心脏一起工作的并联系统，共同为患者提供流量，保证全身血流灌注。因此，VA-ECMO患者的氧输送由ECMO提供的氧输送（$D_{ECMO}O_2$）和原始心脏提供的氧输送（$D_{NH}O_2$）两部分组成。具体计算方法如下：

$$DO_2=CaO_2 \times CO=(1.34 \times Hb \times SaO_2+PaO_2 \times 0.0031) \times CO \times 10$$

$$D_{total}O_2=D_{ECMO}O_2+D_{NH}O_2$$

其中，CO可以通过脉搏指示连续心排血量监测（PiCCO）和肺动脉导管的热稀释法来测量，也可以通过心脏超声来测量。

$$CO=心率（HR）\times 每搏输出量（SV）$$

SV可以通过左心室流出道直径(D)和速度时间积分(VTI)来计算。即CO=SV×HR=$\pi \times (D/2)^2 \times$VTI×HR。氧含量中的血红蛋白浓度可以通过血常规获得,动脉血氧分压与动脉血氧饱和度可以通过动脉血气分析获得。自身心脏所提供的氧输送可以通过上述方法获得。

综上所述,影响VA-ECMO患者DO_2的影响因素主要包括血红蛋白含量、心排血量、ECMO流量、动脉血氧饱和度及动脉血氧分压等。

(二)氧消耗

氧消耗是指机体实际消耗的氧量,单位时间内(每分钟)机体组织代谢所需求的氧量。计算公式:$VO_2=(CaO_2-CvO_2)\times CO$。对于VA-ECMO患者,$VO_2=[(SaO_2-SvO_2)\times1.34\times Hb+(PaO_2-PvO_2)\times0.003]\times(CO_{NH}+CO_{ECMO})$,其正常值为110~160mL/(min·m²)。由于个体机体状态的差异,不同个体的氧需求量是不同的,主要通过VO_2体现。VO_2主要由机体代谢状态决定,在静息、麻醉、低体温等情况下氧消耗降低;而当机体处于发热、感染、应激状态(如儿茶酚胺分泌亢进和甲状腺素增多)时,氧消耗则会上升。ECMO患者在上机前经历了缺血缺氧的打击,内源性及外源性儿茶酚胺共同作用,进而氧消耗上升。正常情况下,氧输送对氧消耗没有直接影响。但是当DO_2/VO_2<2:1时,为了维持机体正常氧消耗,细胞摄取更多的氧,此时,VO_2与DO_2呈线性依赖关系,最后发生无氧代谢,该过程被称为病理性氧供依赖。在此过程中发生的无氧代谢则被称为氧债。VA-ECMO的建立可以保证充足的灌注血流,使血液处于充分的氧合状态,外源性儿茶酚胺水平降低,呼吸机支持参数下降,动静脉血氧饱和度快速恢复到正常水平。氧输送满足机体需要后,机体有氧代谢增强,细胞功能恢复,微循环改善。

三、VA-ECMO对左心的影响

各种类型心源性休克患者的左心室血流动力学状况都可以用心室压力-容积环(ventricular pressure-volume loop,PVL)进行阐述(图13-4-1)。心室压力-容积环反映整个心动周期心脏容积与压力的关系。在舒张末期,左心室开始收缩,左心室内的压力上升,在压力还没有超过主动脉压力时,左心室容积保持不变,主动脉瓣和二尖瓣关闭。当心室内压力超过主动脉压力时,主动脉瓣开放,心肌纤维缩短,血液射出,左心室容积缩小。收缩末期心肌收缩达到顶峰并开始舒张,左心室压力下降,当压力低于动脉压时,主动脉瓣关闭,射血停止。随着左心室的舒张,心室内压力下降,初期容积不变,当左心室压力低于左心房压力时,二尖瓣开放,左心室开始充盈。左心室压力-

容积环完整描述了单个心脏周期的4个阶段：①等容收缩期；②射血期；③等容舒张期；④充盈期。该回路位于收缩末期压力-容积关系（ESPVR）和舒张末期压力-容积关系（EDPVR）的边界内。ESPVR呈线性，具有斜率Ees（收缩末期弹性）和体积轴截距Vo，其中Ees反映心肌收缩力。EDPVR是非线性的。ESPVR和EDPVR的改变会随着心室收缩力和舒张特性的改变而发生重塑。

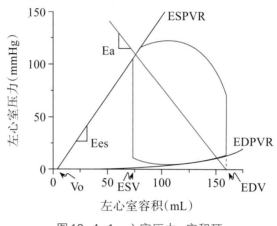

图13-4-1　心室压力-容积环

　　PVL的位置和形状取决于心室的前负荷和后负荷。前负荷在器官水平上被定义为舒张期末压（end-diastolic pressure，EDP）或舒张末期容积（EDV），与整个心肌的平均肌节伸展相关。后负荷由心室收缩的血管系统的血流动力学特性决定。总外周阻力（TPR，平均压力与流量的比值）可以更简单地指代后负荷。后负荷也可以通过Ea线在压力-容积平面上进行描绘。Ea线的斜率大约等于TPR/T，其中TPR以mmHg·s/mL为单位，T是心跳的持续时间（以s为单位）。Ea线始于EDV的容积轴，并在PVL的心室收缩末期压力-容积点处与ESPVR相交。这样可以近似计算出每搏输出量（SV）——环的宽度和心室收缩末压（Pes）——环的高度。Pes与平均动脉压（MAP）密切相关：MAP≈0.9Pes。当总外周阻力、心率或前负荷变化时，Ea线会旋转和（或）移位，从而使其与ESPVR的交点出现在另一个点，这种改变可用于理解心室-血管耦合，即可以根据SV≈(EDV-Vo)/(1+Ea/Ees)估算SV。通过SV与心率的乘积获得心排血量，通过SV除以EDV获得心室射血分数。同样，可以通过MAP≈0.9(EDV-Vo)/(1/Ees+1/Ea)估算MAP。

　　PVL还可用于了解心肌耗氧量。心肌耗氧量与心室压力-容积面积（PVA）呈线性相关，PVA是外部每搏功（PVL内部的面积）与势能的总和。势能是由ESPVR、EDPVR和PVL的舒张部分所界定的区域，代表了在收缩末期肌纤维中存储的未转化为外部功的残余能量。

　　ECMO辅助时,将静脉血引流到ECMO泵,可降低中心静脉压和右房压,使右心射血减少,经肺回流到左心的血流减少,从而降低左心室舒张末压和左心室舒张末期容积。左心室前负荷的降低可以使心肌得到充分休息,左心室舒张末压降低可以保证更充足的冠状动脉灌注,以利于心功能的恢复。氧合血经ECMO系统泵入患者的动脉内,可提高患者的收缩压和舒张压,利于心肌和其他脏器的灌注。相关动物实验表明,ECMO期间心室肌收缩力降低主要是由于前负荷减少,而非心肌内在的收缩功能下降。该现象也可在ECMO辅助的持续性肺动脉高压婴儿中观察到。前负荷相关的心肌收缩功能降低是一过性的,ECMO辅助72h后,心肌收缩力大多恢复正常。

　　当严重的左心室功能障碍导致心源性休克时,具有高LVEDP、低压、低SV和低射血分数的特点。随着ECMO流量逐步上升,主要的血流动力学效应是左心室后负荷压力和有效动脉弹性增加。如果TPR和左心室的收缩力固定,则左心室克服后负荷增加的唯一方法是通过Starling机制,将血液淤积在左心室中。进而LVEDP、左心房(LA)压力和肺毛细血管楔压(PCWP)增加,PVL变得越来越窄(自身心脏左心室SV减小)和越来越高(后负荷压力增大),并沿EDPVR向右和向上移动。因为EDPVR是非线性的,左心室EDP大幅增加可能仅导致左心室EDV少许增加。ECMO期间若超声心动图显示主动脉瓣持续关闭,预示着最大左心室负荷和高PCWP的状态。左心室前负荷和PCWP的增加可进一步导致肺水肿、肺出血、肺气体交换功能障碍,不利于肺部氧合功能,并显著增加心肌耗氧量(PVA增大),减少左心室的冠状动脉灌注,这可能会使左心室功能恶化,尤其是在急性心肌缺血或梗死的情况下。

　　这些对ECMO的反应可以通过影响TPR或左心室收缩力的次级调节因子来调节。通过压力感受器、药物(如硝普钠等扩血管药物)、器械(如IABP)的应用或者减低ECMO的转速和流量(可能导致循环难以维持)降低TPR。左心室功能的短期改善也可以调节PCWP的升高。ECMO期间由于主动脉压力升高,冠状动脉灌注改善,血氧含量正常化(心肌供氧改善),以及酸碱和其他代谢异常的正常化,左心室功能得以改善。还可通过药物(如β受体激动剂或磷酸二酯酶抑制剂)提高左心室收缩力。但由于它们具有增加心肌耗氧量的作用,且对心率有潜在影响,有致心律失常的风险,因此可能对心源性休克无益。当次级调节因子不足以自我缓解左心室EDP的升高时,可以采用其他策略[如房间隔造瘘(允许从左向右分流),Impella置入或外科左心室引流]来减少后负荷压力的增加,并允许左心室减压。

　　此外,ECMO还加入了气体交换装置,以保证患者氧输送。但是,在血液回流点附近测得的血气不一定能反映整个身体的氧供需情况,例如,南北综合征。冠状动脉的血供在舒张期心室壁张力最低时最高，而在收缩期最低。心室收缩时心室壁张力增高，因此，灌注冠状动脉的血流主要来自收缩末期冠状动脉根部。VA-ECMO 运行时，ECMO 泵的氧合血必须完全替换来自自身心脏的少量乏氧血，心脏才能由来自 ECMO 的氧合血供血。研究显示，当 VA-ECMO 循环辅助流量小于 85% 且无主动脉疾病时，即使仅有少量血流经左心室射出，冠状动脉供血绝大部分（80%～90%）也仍来自自身心脏射血，而不是 ECMO 的高氧合血。因此，在 VA-ECMO 时，多数中心仍保持一定程度的呼吸机支持（通常 FiO_2 维持在 40%～60%），以保证心脏供血的氧合。另外，VA-ECMO 可增加左心室的后负荷，使左心室室壁张力增加，冠状动脉血供的阻力增加，从而减少冠状动脉血供。因此，VA-ECMO 辅助时，如果出现肺部氧合功能下降，那么除易出现南北综合征外，本已衰竭的心脏仍然面临缺氧性损伤的威胁。

（未亚平　王玉康　丁　欣）

第五节　VA-ECMO 的左心功能管理

急性心肌梗死、暴发性心肌炎、恶性心律失常、顽固性心搏骤停、脓毒症或应激性心肌病常常损伤患者心脏泵功能，使患者处于难治性心源性休克状态，是 VA-ECMO 治疗的适应证。在 VA-ECMO 体外循环保障下，患者的重要器官灌注得以维持，受损的心脏功能达到部分或完全恢复是主要治疗目标之一。在 VA-ECMO 模式下，静脉血从腔静脉或右心引出后经过膜肺氧合和排出二氧化碳后回输至体循环，维持全身灌注和氧输送。由于腔静脉血大部分经体外引流，右心前负荷明显降低，肺循环血流和左心室前负荷也明显减少。氧合血液回输时逆向主动脉，与左心室输出血流方向相对，导致左心室后负荷明显增加，左心功能可能在短时间内呈现恶化趋势。因此，理解 VA-ECMO 下的血流动力学特点是管理患者的基础，管理者需要在体外血流维持心肌和全身灌注与左心室后负荷增加所带来的不利影响之间找到平衡，最大限度地促进左心功能恢复，这是顺利撤离 ECMO 和患者存活的决定性因素，也是减少并发症和提高患者远期生活质量的重要影响因素。

从精细化管理角度，应用超声心动图是必要的，它能较为全面和客观地评估 VA-ECMO 支持下体外流量与自身流量的匹配、容量状态、心脏结构、收缩和舒张功能、心腔内容积，以及血流、心排血量等血流动力学参数。VA-ECMO 运行过程中左心功能管理要点主要包括以下四个方面。

一、体外流量与自身流量的匹配与平均动脉压滴定

外周VA-ECMO支持时机体的总心排血量(CO)是体外流量和自身流量的总和。体外和自身两部分流量是"合作"关系,总心排血量是保证全身组织灌注的决定性因素。但是,两者又存在"博弈"。体外血流由于逆向自身心输出血流方向,在自身心功能相对羸弱的情况下,可能进一步抑制自身心排血量。因此,临床医生需要当好"裁判"的角色,协调两者的匹配关系,目的是既满足全身组织灌注的需要,又减少体外血流对自身心脏的不利影响,促进心功能恢复。一般而言,在VA-ECMO建立早期(24～48h)需采用较大流量(60～80mL/kg)辅助以保证组织器官灌注、纠正氧供需失衡,在循环稳定、氧供需平衡重建、器官功能稳定、血管活性药物减停时,即应该根据实时心功能情况进行ECMO体外流量滴定。在评估循环方面,可参考的大循环指标有血压、心率、正性肌力评分、ECMO流量、左心室射血分数(EF)、主动脉速度时间积分,微循环指标有乳酸、混合静脉血氧饱和度(SvO$_2$)/上腔静脉血氧饱和度(ScvO$_2$)、静脉-动脉血二氧化碳分压差、侧流暗场成像的灌注血管密度和灌注血管百分比等。VA-ECMO支持期间,应避免出现因ECMO流量过高致主动脉瓣无法开放的情况,需积极防止左心室扩张的发生。VA-ECMO流量下调时产生的直接血流动力学效应包括回心血量增加,左心前负荷增加、后负荷降低。当心功能

主动脉瓣无法开放及IABP
辅助后主动脉瓣开放

具有储备时,患者可表现为"流量反应性阳性",射血分数增加,心排血量增加,血压稳定(图13-5-1)。当心功能储备不足时,患者无法耐受这种变化,表现为"流量反应性阴性",出现心脏扩大、心排血量不增或下降、血压下降、乳酸上升、SvO$_2$下降等循环恶化表现(图13-5-2)。应用心脏超声动态评估心脏储备功能和血流动力学变化意义重大,可使体外流量和自身心排血量达到最佳匹配,平衡全身灌注需求和左心卸载的问题。

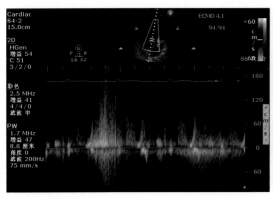
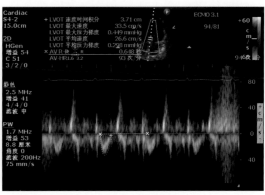

a. ECMO 4.1L/min,VTI 0cm,BP 94/94mmHg　　b. ECMO 3.1L/min,VTI 3.71cm,BP 94/81mmHg

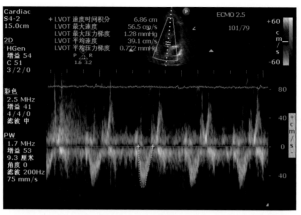

c. ECMO 2.5L/min，VTI 6.86cm，BP 101/79mmHg

图 13-5-1　流量反应性阳性

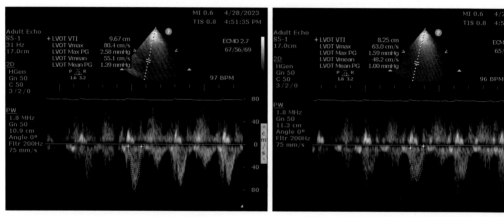

a. ECMO 2.7L/min，VTI 9.67cm，MAP 69mmHg　　b. ECMO 2.2L/min，VTI 8.25cm，MAP 67mmHg

图 13-5-2　流量反应性阴性

平均动脉压（MAP）是组织器官灌注的重要指标之一。VA-ECMO期间，MAP过低易引发组织低灌注，加重器官功能障碍；MAP过高则增加左心室后负荷，不利于自身心功能恢复。为了提高MAP，可能需要使用更高的ECMO体外流量、更多的血管活性药物，这会对机体造成潜在不良影响。目前尚无VA-ECMO期间MAP的最佳推荐目标，较多学者认为MAP不低于65mmHg是安全的。有回顾性研究发现，MAP达到70～80mmHg时VA-ECMO患者的生存率明显提高。也有前瞻性对照研究显示，对于因心脏手术后心源性休克行VA-ECMO的患者，应用强心和血管加压药物将MAP从60mmHg以下提高到60～90mmHg并不能进一步改善外周微循环。我们在临床上也发现，大部分患者MAP在60～70mmHg可基本满足组织灌注，器官功能恢复良好，但少部分患者需要较高的MAP以满足心、脑等重要器官灌注的需要。VA-ECMO患者可能存在基础血压水平不同、冠脉条件不同、心腔内压力不同、心肌水肿程度不同、颅内压力不同、腹腔内压力不同等情况，单一目标（MAP 65mmHg）可能不太适合所有患者和满足所有重要器官灌注的需要。个体化或器官灌注导向的MAP水平设定是临床医生需考虑的问题，在组织灌注、器官功能临床评估的同时，应用超声整体评估心功能状态和器官血流，可为MAP滴定提供更为全面的参考。脑、肾、消化等重要器官的超声血流评估可参见本书相应章节。

当ECMO体外流量减少时，以MAP为代表的大循环无明显波动，右心和左心无明显增大，左心室射血分数和VTI有所增加，可认为心脏有储备，可尝试进一步滴定ECMO流量以匹配左心功能。要提醒注意的是，如果减流量后即刻大循环是稳定的，则仍需要观察一段时间以评估减流量对血流动力学稳定性的影响，还需要密切监测微循环指标的变化以客观评估组织灌注是否足够。如果减流量后大循环即刻出现明显波动（如血压下降、心率增快，或出现心腔进行性增大或射血分数/VTI减少，伴乳酸值增高），则说明心功能储备较差，需要将血流量调回上一级水平。从某种意义上讲，做好贯穿VA-ECMO运行始终的体外/自身流量匹配和MAP滴定，就是最大限度的循环和左心保护，也为ECMO的撤离奠定基础。

二、左心室收缩功能维护

左心室收缩功能的维护需先对左心室收缩功能进行客观评估，收缩功能的变化往往预示着心功能的发展趋势。左心室收缩功能评估可以通过目测法和精确测量进行。通过目测法，可大致将收缩功能定性为基本正常（EF＞50%），轻—中度下降（EF为30%～50%）和重度下降（EF＜30%），并区分弥漫性运动减弱和节段性运动减弱。精确测量的指标主要包括射血分数（心尖双平面Simpson法）、MAPSE、VTI、组织多普勒（TD）二尖瓣环收缩期峰值速度（systolic mitral annular velocities，Sa）、心肌综合指数、左心室压力最大上升速率、应变和应变率等。在VA-ECMO运行期间，出于简便性和精确性的考虑，较多选择MAPSE、EF、VTI和Sa。测量结果的准确性依赖于标准切面的获得、心内膜面的清晰度，以及尽可能小的操作误差。左心室收缩功能直接影响心排血量（CO），$CO=SV×$心率，$SV=\pi×(D/2)^2×VTI$。在VA-ECMO模式下，总心排血量=ECMO流量+自身心排血量。因此，动态测量VTI十分重要，它不仅体现了左心室收缩功能的变化，还可以量化自身心排血量的变化。VTI逐渐升高提示心脏收缩功能改善，心排血量逐渐增多（图13-5-3）。

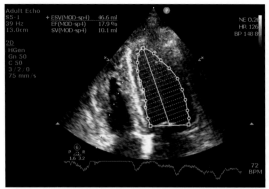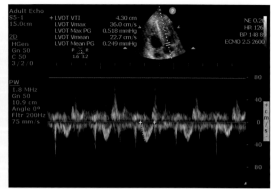

a. EF 18%，VTI 4cm

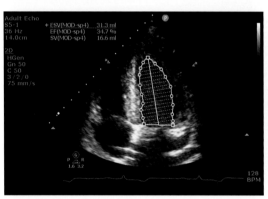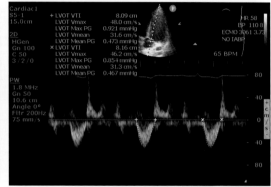

b. EF 32%，VTI 8cm

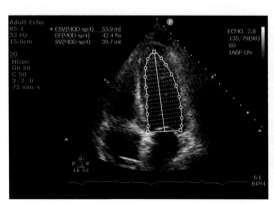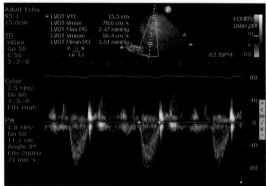

c. EF 42%，VTI 15cm

图13-5-3　左心室收缩功能改善的超声影像

还可以应用一些超声新技术来进一步评估心功能。斑点追踪显像技术（speckle tracking imaging，STI）通过追踪与心肌组织同步运动的斑点回声，获取心肌组织每个心动周期的运动特征。相比于组织多普勒，该技术不存在角度依赖性，可以在无创条件下定量分析各角度心肌的局部运动及整体运动变化，并且不受室壁运动与声束之间角度差值的干扰,在评估心肌功能障碍方面有一定价值,如评估左心室容积和整体收缩功能、局部收缩功能、左心室心肌扭转运动、左心室心肌舒张功能及右心室功能等,还可以直接获得有关心肌收缩力的信息,包括心肌速度、应变和应变率(图13-5-4)。

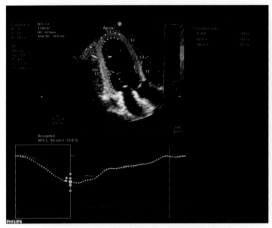
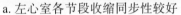
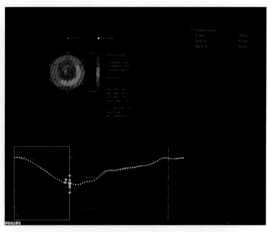

a. 左心室各节段收缩同步性较好　　　b. 左心室各节段和整体纵向应变均减弱,
　　　　　　　　　　　　　　　　　　　　　　提示收缩功能减退

图13-5-4　斑点追踪显像技术对心脏收缩功能的评估价值

对心源性休克患者行外周 VA-ECMO 治疗时,左心室收缩需要克服 ECMO 逆向血流所致的后负荷增加,可使原本受损的左心室收缩功能进一步恶化,表现为动脉脉压减少甚至变成平流血流。此时,心脏超声可见左心室射血分数进一步下降甚至左心室收缩呈蠕动状态,主动脉瓣开放幅度小甚至不开放。有学者认为这种情况是一过性的,会随着心功能逐渐改善而消失。然而,主动脉瓣长时间无法开放或者平流血流状态是非常危险的信号,尤其当合并出现左心内径进行性扩大、左心室血流淤滞甚至血栓形成、顽固性室速/室颤、严重肺水肿等左心室扩张表现时,需积极预防和左心卸载,以改善心肌灌注,促进心功能改善。已有较多研究显示,VA-ECMO 联合 IABP 可显著提升患者 ECMO 撤离率及患者28天生存率。可能机制:球囊收缩期间放气使左心室后负荷和左心内压力降低,舒张期充气使冠状动脉血流量和心肌灌注增加,有助于促进心功能恢复;IABP 还有助于降低肺动脉嵌顿压和肺水肿,增加脑血流量,使平流血流变为搏动性血流。IABP 的保护性作用在左侧心肌梗死、冠脉旁路移植术后、心脏移植术后患者中尤为明显。对于心源性休克患者,在 VA-ECMO 治疗过程中,IABP 的应用有助于主动脉瓣开放,使左心室射血分数和每搏输出量增加,左心室充盈压力降低,具有积极的左心室扩张预防和治疗作用(图13-5-5)。心肺超声筛查在左心室扩张的预警中也具有重要作用。

左心室扩张的若干
超声预警及表现

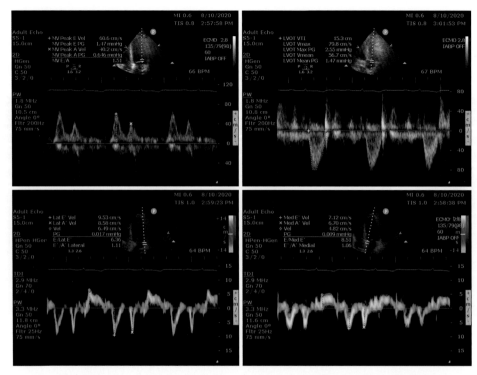

a. IABP关闭时，VTI 15.3cm，E 60cm/s，EF E/e'（侧壁）6.4，E/e'（间隔）8.5

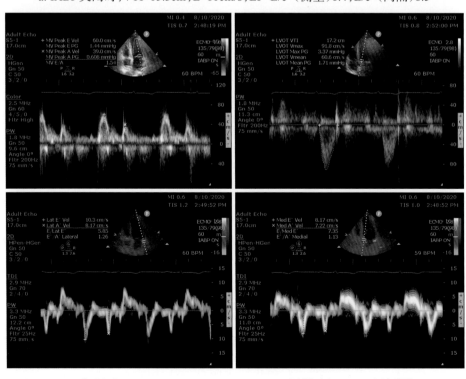

b. IABP打开时，VTI 17.2cm，E 60cm/s，EF E/e'（侧壁）5.8，E/e'（间隔）7.3

图13-5-5　IABP应用对于VTI、左心室充盈压力E/e'的影响

三、左心室舒张功能维护

VA-ECMO患者的左心室舒张功能维护很重要,对于预防和减轻心源性肺水肿、预警左心室扩张的发生有重要价值。应用肺动脉漂浮导管获取的肺动脉楔压(PAWP)是评估左房压(LAP)和左心室舒张末压(LVEDP)的"金标准",但在行VA-ECMO时常常因为右心体外引流、右心排血量极少而导致漂浮导管放置困难,而且ECMO全身抗凝下穿刺出血风险增加,这些均限制了肺动脉漂浮导管的应用。床旁心脏超声具有无创、可实时获得的优势,在动态评估和维护左心室舒张功能应用越来越多。

左心室舒张功能评估指标详见本章第三节。根据左心室收缩功能下降、左心室壁增厚、左心房增大等征象,可初步判断左心室舒张功能障碍,精细判断还需要测量后对左心室舒张功能障碍进行分级,估测PAWP。当出现跨二尖瓣左心室E/A>2、E/e'>14或进行性上升、新发二尖瓣中—大量反流、房间隔明显右偏等征象时,提示LAP和LVEDP升高,可从降低左心室前/后负荷、改善心肌收缩力、控制心率等方面积极处理,以降低左心内压力、改善心肌灌注、减轻心源性肺水肿。研究显示,E/e'>15可较可靠预测LVEDP>15mmHg。心脏超声E/e'作为无创和较为可靠的左心室舒张功能评价指标,在估测VA-ECMO患者LVEDP的相关性方面值得进行深入研究。

四、恰当的容量管理

ICU医生对重症患者实施恰当的容量管理是基础工作之一,常常需要综合各项临床信息进行判断。对于接受VA-ECMO治疗的患者,容量状态优化可能更富有挑战性。VA-ECMO治疗时,患者静脉血被引至体外,经气体交换和温度调节后回输到动脉系统。这个过程中,血流方向、速度和温度均发生了显著改变,因而传统评估容量状态和液体反应性指标(如CVP),热稀释法指标[如全心舒张末期容积指数(global end-diastolic volume index, GEDI)],脉搏轮廓指标[如每搏输出量变异(SVV)、脉压变异(PPV)]等参数的准确性下降,PAWP反映LVEDP(即左心前负荷)仍有一定价值。无创的超声心动图可以快速提供容量状态和液体反应性的相关信息,包括下腔静脉(IVC)直径和形态、右心充盈状态、左心室舒张末期内径和容积、E/e'、左心室流出道VTI变异和峰值流速变化(ΔV_{peak})等,具有较大的容量管理指导价值。

超声评估容量状态和液体反应性

容量管理原则是维持全身组织灌注流量和压力需求的最低液体负荷。VA-ECMO体外引流直接使右心前负荷降低,肺循环和左心前负荷也相应降低。在早期心功能极度低下时，全身循环主要依靠 ECMO 体外血流量维持，自身心排血量的贡献十分有限。此时，容量状态以能满足目标体外循环流量为准，建议在流量稳定的情况下 IVC 直径尽可能窄，以减少回心血量、心内压力和心肌氧耗，改善冠状动脉供血，同时利于器官静脉回流。当 IVC 引流不足时，可以将引流管插入右心房（中心插管的引流管一般在右心房）或 SVC 进一步增加引流，但 SVC 导管位置调整需要在 TEE 引导下进行以确保安全。随着心功能逐渐改善，患者自身心排血量增加，ECMO 体外血流量减少，此时需要与自身心功能相匹配的容量负荷，以维持和促进残余心功能的恢复。将 IVC 直径维持在 1.5～1.8cm 这一相对安全的范围，可避免 IVC 内膜损伤、容量不足和过多的风险。VA-ECMO 模式下，IVC 直径的最佳范围需要根据临床具体情况而定，进一步临床研究可为未来的容量状态优化提供参考。

需要注意的是，对于部分严重心源性休克患者，在 VA-ECMO 循环建立初期常常会出现引血不畅、管路抖动、ECMO 流量不稳定、引流端压力负值极大等情况。此时，快速查看 IVC、判断引流管位置和容量状态，是最基础和有效的手段。塌陷的 IVC 和高速血流征象是快速补液以满足 ECMO 流量的强指征，可以通过输血、输注白蛋白或晶体液进行快速扩容。文献显示，与输注晶体液相比，白蛋白在改善生存率方面具有优势。

左心室舒张末期前后径（LVEDD）和左心室舒张末期容积（EDV）的变化也是提示左心室前、后负荷状态的重要指标。在 VA-ECMO 患者左心室后负荷明显增加的背景下，左心室容量负荷的增加可能使心功能进一步恶化。VA-ECMO 患者左心室容量和压力负荷增加的原因包括：①左心室收缩功能极度低下，无法对抗主动脉内逆行血流产生的后负荷增加，射血量减少甚至主动脉瓣无法开放；②VA-ECMO 无法做到 100% 的右心引流，右心系统仍不断输送血液至左心；③心小静脉、支气管循环和主动脉肺侧支血管也不断将数量可观的血液送回左心；④主动脉瓣反流血流。左心室容量和压力负荷的不断增加可致左心室扩张、左心室舒张末期内径进行性增大、心室内血流淤滞或血栓形成、心肌缺血、顽固性心律失常和肺水肿等表现。因此，需要动态监测左心室舒张末期内径、容积的变化。为了使测量指标具有可比性，建议在同一个切面和位点进行测量，如在胸骨旁左心长轴腱索水平测量 LVEDD、在心尖四腔心切面测量左心室 EDV。当出现 LVEDD 或左心室 EDV 进行性增加时，需要警惕左心室扩张的发生，在积极降低左心室后负荷、改善左心室射血的同时，还需要减少左心室容量负荷。

主动脉或左心室流出道峰值流速变异（ΔV_{peak}）和速度时间积分变异（ΔVTI）用于评估 VA-ECMO 患者液体反应性，有助于优化容量管理。研究显示，$\Delta V_{peak} > 12\%$、$\Delta VTI >$

20%是预测液体反应性阳性的有效指标。主动脉或左心室流出道血流与左心排血量变化是一致的(中—大量主动脉瓣反流时需谨慎)。临床医生可以根据补液需求和液体反应性进行补液决策,可直接测量补液前后心排血量的变化,并结合血流动力学和肺部超声变化来判断液体治疗的有效性和安全性。

左心功能监测还需注意左心室结构的变化,这有助于判断原发病的发展趋势。例如,急性心肌炎患者常常有心肌水肿增厚、回声减弱的超声表现,随着疾病演变,水肿消退,心肌水肿和回声改变逐渐恢复正常。急性心肌梗死患者由于心肌缺血坏死,呈现节段性功能下降或丧失,可继发室壁瘤、室间隔穿孔、心脏破裂、心脏压塞等严重并发症。超声灰阶显像结合彩色多普勒血流有助于发现这些异常,必要时可以采用超声心腔/心肌声学造影进一步清晰显示心内膜、心肌和异常分流血流,以明确诊断和引导及时处理。在经胸超声心动图获取图像困难的情况下,推荐联合使用经食管超声检查。

(朱　英　王凤霞　王小亭)

第六节　VA-ECMO左心室扩张的表现与处理

一、左心室扩张的表现

据统计,10%~60%的VA-ECMO辅助患者会出现左心室扩张。VA-ECMO连续的体外血流与心脏的射血方向是相反的,增加了主动脉内的压力,使左心室后负荷显著增加,导致左心室扩张(left ventricular distention,LVD)。已衰竭心脏的左心泵血能力不能抵抗VA-ECMO逆向血流产生的后负荷,会导致主动脉瓣不能完全打开,特别是在主动脉瓣功能不全的情况下,这进一步导致血液淤积在左心室。此外,尽管VA-ECMO通过静脉引流使右心室的前负荷明显降低,但由于左心室容量过载,导致右心室后负荷可能会增加,这又可能导致肺血管损伤出血、急性呼吸窘迫综合征和严重肺水肿。而左心室舒张末压和肺静脉压的升高反过来会增加心肌壁应力和心肌氧耗,可进一步损害已衰竭的心肌细胞,从而导致心肌缺血和室性心律失常,并妨碍左心室的恢复。这些与VA-ECMO相关的并发症不仅显著限制了心脏的恢复,而且对长期预后也有不良影响。

临床可以借助床旁即时超声(point of care ultrasound,POCUS)准确诊断LVD,其表现通常包括:①左心室收缩功能差;②左心室舒张末期内径增大;

左心室扩张

③左心室内血流淤滞；④主瓣开放受限/关闭；⑤压力指标 (E/e')上升；⑥二尖瓣反流；⑦肺间质综合征加剧。Truby 等 将 LVD 定义为：在患者入住 ICU 并接受 VA-ECMO 支持后 2h 内，胸部 X 线检查提示肺水肿和肺动脉舒张压（pulmonary

二尖瓣反流　　肺间质综合征

artery diastolic pressure，PADP）大于 25mmHg（用 PADP 代替左心室舒张末压）。同时 根据是否需要处理，将 LVD 患者分为 3 类：①临床 LVD（LVD++）：VA-ECMO 启动后因 急性肺水肿、室性心律失常或明显的左心室血液淤积，而需要立即行机械干预以降低 左心室压力的患者，包括心搏骤停体外心肺复苏（ECPR）、急性心肌梗死后顽固性心 源性休克（RCS）患者；②亚临床 LVD（LVD+）：需要进行延迟减负的 LVD 患者，例如急 性失代偿性心力衰竭（acute decompensated heart failure，ADHF）并且需要机械支持治疗 的急性心肌梗死后 RCS 患者；③无 LVD（LVD−）：需行左心减负、但不满足 LVD 定义的 患者。

二、左心室扩张的处理

以 POCUS 评估为导向的 VA-ECMO 管理流程，其中就包括对 LVD 的评估和处理。 在 VA-ECMO 运行过程中，通过 POCUS 超声的可视化评估，有助于调整合适的流量和 MAP，以及选择适当的药物手段、微创方法，以预防 LVD 的发生。通过 POCUS 的实时 评估，可以及时识别 LVD 的程度，进而实施程序化的策略选择，采用 ECMO 流量及容 量优化、药物血流动力学管理（血管扩张剂、正性肌力药、利尿剂等）、经皮微创机械辅 助、开放手术等左心减负方法来降低左心负荷，从而解决 VA-ECMO 辅助引起的左心 室扩张问题（图 13-6-1）。

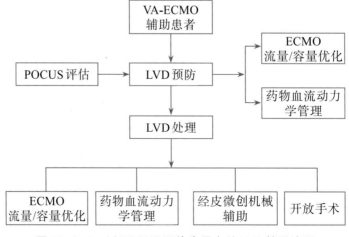

图 13-6-1　以 POCUS 评估为导向的 LVD 管理流程

(一)VA-ECMO流量及容量优化

心搏骤停后心肺复苏过程中应用ECMO(E-CPR)和急性心肌梗死后RCS行VA-ECMO辅助的患者,出现LVD的风险极高,但在尚不满足LVD定义时,可以采用优化ECMO流量的方法,预防LVD的进展。对于RCS患者,在接受VA-ECMO支持时,可首先选择流量优化的策略,采用满足目标平均动脉压的最小VA-ECMO流量。当ECMO流量过高导致左心室收缩功能低下时,ECMO逆向血流无法被克服,通过POCUS可观察到左心室流出道无明显血流,提示左心室无有效射血,脉压最低可降至0mmHg。当逐渐降低VA-ECMO流量时,POCUS可观察到左心室流出道血流也会逐渐增多,脉压逐渐增大,证实了下调

ECMO流量 4.1L/min,平流状态,左心无有效射血　　ECMO流量 3.1L/min, VTI 3.7　　ECMO流量 2.5L/min, VTI 6.9

血流量后左心室后负荷降低,左心室有射血。当患者自身射血+ECMO血流使得MAP达标,且乳酸、乳酸清除率、ScvO₂、尿量/肾功能等组织灌注指标在合适的范围内时,可认为该ECMO流量最合适。目前,被大家所普遍认可的能够满足目标MAP、同时乳酸正常的最小流量为60mL/(kg·min)。

此外,通过POCUS评估下腔静脉(IVC)宽度,可以协助临床判断ECMO辅助下的前负荷。在VA-ECMO辅助过程中没有所谓"正常"的标准值,通常将维持ECMO流量的目标作为液体复苏的驱动力。由于低血容量而影响ECMO流量的信号包括引血管负压过高、引流管"抖管"及引血管头端IVC塌陷。通过超声检查可以评估IVC直径和引血管头端IVC是否塌陷。对于接受ECMO辅助的患者,早期(3~5天)的液体正平衡与较差的90天预后相关。因此,建议满足VA-ECMO流量的IVC直径越窄越好,而这也是全辅助状态下与心功能匹配的前负荷。

(二)药物血流动力学管理

除了ECMO流量和容量优化之外,药物血流动力学管理亦可达到左心减负的目标,常用的药物有正性肌力药(左西孟旦、多巴酚丁胺)、扩血管药物(硝酸甘油、硝酸酯类)、利尿剂(袢利尿剂、重组人脑利钠肽等)。强心药物的使用可以维持主动脉瓣开放,并预防血栓形成。

临床可使用"部分流量"的VA-ECMO支持(体外血流量为3~4L/min),联合正性肌力药物使用,以维持心肌的固有收缩力和左心射血,同时维持全身循环血流量和末端

器官灌注。VA-ECMO辅助过程中，强心药物的使用可以增加心肌收缩、促进主动脉瓣开放，从而防治心内血栓形成。对于VA-ECMO支持的RCS患者，POCUS可观察到左心室射血功能极低下、主动脉瓣无法开放、心内血流淤滞，LVD风险极高；而加用多巴酚丁胺后，左心室收缩增强、主动脉瓣开放，心内血流淤滞现象消失。正性肌力药物的使用可以使左心室射血分数增加10%，舒张末期容积减少10mL，同时每搏输出量和MAP增加。当调整体循环血管阻力，将MAP降至65mmHg时，能实现进一步的左心减负（射血分数增加14%，舒张末期容积减少15mL）。为了更好地管理患者的总循环血容量，可联合使用利尿剂与连续性静脉-静脉血液透析（continuous veno-venous hemodiafiltration，CVVHD）技术。由外周动脉导管测得的搏动指数（pulsatility index，PI）和床旁超声心动图证实，通过滴定体外循环血流量，使用血管升压药和正性肌力药物，可以减轻与LVD相关的并发症，以维持主动脉瓣开放。

（三）经皮微创机械辅助

临床实践和实验室模型证明，VA-ECMO的经皮微创机械辅助可最大限度地降低左心负荷，并促进VA-ECMO期间衰竭心脏恢复。目前，可用于心源性休克的经皮循环支持装置基于不同的生理概念，主要有：①通过左心室减负的机械辅助装置——主动脉内球囊反搏（IABP）；②通过左心室减容的机械辅助装置——左心房-主动脉-左心室辅助装置（TandemHeart）和左心室辅助系统（Impella）；③机械双心室支持装置——结合了右心室循环支持的改良型TandemHeart。此外，还有房间隔造口术、其他经皮减负方式。

1. 主动脉内球囊反搏（IABP）

IABP是临床应用最多的左心减负手段，尤其对于急性心肌梗死、弥漫性室壁运动不良、主动脉瓣打开受限的患者。ECMO与IABP联合使用可以增强患者在自身冠状动脉和旁路移植血管中的血流量。在VA-ECMO期间，使用IABP可以将平均全身阻力、收缩压和峰值左心室壁应力降低10%～15%，进而使左心室搏动性和每搏输出量增加5%～10%，肺毛细血管楔压（PCWP）和左心室舒张末期容积（EDV）几乎保持不变，同时使冠状动脉血流得到改善。因此，在外周或中心VA-ECMO支持期间，当患者出现左心室持续不射血且即将出现左心室血栓时，如果不愿意或难以转换为其他心脏机械支持治疗，则适宜于应用IABP辅助，通过降低收缩期后负荷使主动脉瓣膜开放。

IABP放置到位后，通过舒张期球囊充气和收缩期球囊放气使冠状动脉舒张压升高，同时降低收缩时左心室后负荷来为病变心脏减负。球囊充放气40mL的容积变化可使左心室每搏输出量增加1L/min或15%～30%,在心排血量极低的患者中效果最好。RCS患者在接受VA-ECMO联合IABP辅助过程中,当暂停IABP时,POCUS可观察到每搏输出量减少,左心室充盈增加;而当IABP运行时,可观察到每搏输出量增加,左心室充盈下降,VTI也较关闭时明显增加(图13-6-2,图13-6-3)。由此可证实,VA-ECMO联合IABP可增加左心排血量,降低左心室充盈压。此外,从力学角度来看,IABP可以抵消VA-ECMO的一些不良影响,降低增加的后负荷,降低增加的心肌氧需求量。

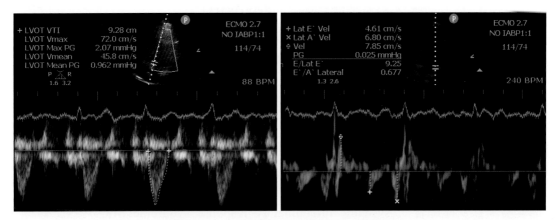

图13-6-2　IABP关闭时,VTI 9.3cm,E/e'9.3

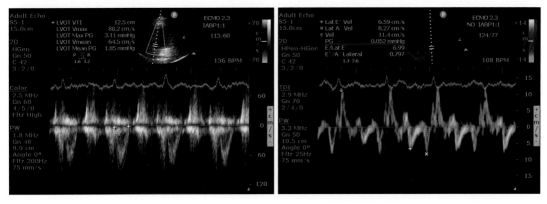

图13-6-3　IABP打开时,VTI 12.5cm,E/e'6.9

2. 左心室辅助系统(Impella)

Impella是一种经主动脉左心室辅助装置,设计为基于导管的经皮装置的一种轴流泵,通过将血液从左心室泵到主动脉瓣根部,提供从左心室进入升主动脉的连续血流,从而降低左心室后负荷,减少左心室舒张末期容积和肺静脉压。在超声心动图和X线透视引导下,经皮股动脉穿刺将Impella送入左心室,可以2.5～4L/min的速度将左心室的血液直接抽入升主动脉。目前有Impella 2.5和Impella 5.0两种版本可供选择。

Impella 2.5可经皮置入，能提供2.5L/min的流量；Impella 5.0可以提供高达5L/min的流量，但需要切开股动脉或腋动脉后置入。所有可用于左心室辅助的Impella，比如Impella 2.5和Impella 5.0已与VA-ECMO联合使用，并显示可明显降低成人的右心房压力、PCWP和左心室容量，减轻肺水肿。因此，Impella应被视为VA-ECMO期间强大的左心室减负装置。Donker等研究表明，Impella可使PCWP降低10mmHg，左心室容积降低20%。

3. 左心房-主动脉-左心室辅助装置（TandemHeart）

TandemHeart通过一个连续流动的离心泵提供相当于4L/min血流的机械循环支持。从左心房引出氧合血，经股动脉插管注入下腹主动脉或髂动脉。TandemHeart的血流动力学效应优于IABP，可以明显增加心排血量和MAP，而使PCWP、中心静脉压和肺动脉压明显降低，进而导致左心室和右心室充盈压降低，心脏负荷和氧耗降低，同时增加心指数。TandemHeart最大的一个问题是并发症。Kar等研究表明，患者在放置TandemHeart的过程中因行房间隔穿刺引起的导管相关性并发症包括右股总动脉剥离（0.85%）、腹股沟血肿（5.1%）、套管周围出血（29.1%）、器械相关肢体缺血（3.4%）、败血症/全身炎症反应综合征（systemic inflammatory response syndrome，SIRS）（29.9%）、消化道出血（19.7%）、凝血障碍（11%）、脑卒中（6.8%）及输血（71%）等。此外，穿刺置入过程的复杂性将该装置的使用限制在了有房间隔穿刺经验的临床中心。

4. 房间隔造口术

ECMO患者出现左心室扩张时，用超声心动图可以看到房间隔从左向右膨出，左心室充盈压高于右心室充盈压，因此可以建立房间隔缺损来给左心减负。然而，想要制造一个适当大小的房间隔缺口有一定的技术难度，这可能严重影响左心室减负，甚至可能导致左心室不射血，左心室腔和主动脉根部血栓形成。也可以使用专用的经皮装置来制造一个大小合适的房间隔缺口，这样不但可以经导管更换装置，而且可以在不再需要造口的时候使用一个闭锁装置将缺口复位。

5. 经皮经左心房肺动脉、经主动脉左心减负

通过经皮房间隔插管进行左心减负的方法已得到成功应用，而且左心房插管的左心室减负效果与房间隔造口术不相上下。排放到ECMO环路静脉侧的血流取决于插入管和管路的尺寸，并且可以通过单独的泵控制，在撤离期间也可以暂时夹紧管路。在临床中使用22Fr的导管可提供有效和不同程度的左心室减负，PCWP可降低4～17mmHg。如果引流导管通过二尖瓣进入不射血的左心室，可保证血液在左心室腔内的循环，并可降低血流停滞和腔内血栓形成的风险。

经主动脉导管引流(transaortic catheter venting,TACV)可在超声引导下经皮穿刺,无需手术操作,避免了出血风险和手术并发症。此外,这项技术可以在ICU的床边使用,不需要移动危重症患者。由于左心室扩张可以在几分钟内进展为左心室停搏,所以在手术室或导管室操作时,可能无法及时干预。据Fumagalli等报道,放置左心房引流管的中位手术时间为51min(42～145min),而放置经主动脉导管的平均时间不到20min。因此,及时应用TACV有助于提高危重症患者的临床疗效。此外,TACV的花费比外科手术和经房间隔插管少。

(四)开放手术

尽管已经建议采用微创方法,但仍可以通过外科开放手术经右上肺静脉或特殊情况下经肺动脉放置减负孔或减负导管来使左心室减负,传统上需要通过正中胸骨切开或胸廓切开术进行。将引流管尖端放置在左心房或左心室,并通过Y形连接器连接到ECMO回路的静脉通路。直接插入引流管的其他部位包括左心耳、左心尖和肺动脉。外科左心室引流通过大口径管道提供减负,确保足够的流速,可以加强静脉引流和左心室减负。

借助动态POCUS评估,可实现VA-ECMO的可视化管理,起到预防、预警左心室扩张的发生和引导处置的重要作用。维持适宜的ECMO流量和患者容量状态、药物干预促进主动脉瓣开放和心内血液流动、经皮微创和手术置入左心减负装置都有助于左心室扩张的预防和缓解。

(席绍松　许强宏)

第七节　VA-ECMO 的撤离

VA-ECMO为难治性心源性休克、心搏骤停患者的心功能恢复、过渡至心脏辅助或移植搭建了桥梁。当引起心源性休克的病因解除(如急性心肌梗死后血运重建、心肌炎症风暴消退、心脏手术后心肌顿抑过去)时,心搏骤停者恢复自主循环,心脏在充足的灌注支持下收缩功能逐渐改善,自身心排血量增多,对体外循环支持的需求逐渐减少,即逐渐进入撤离过程。对于心功能恢复困难的患者,考虑是否过渡到心室辅助装置(VAD)植入、心脏移植、器官捐献,或者终止治疗。研究显示,顺利撤离ECMO的患者仍有相当部分无法存活至出院,如心脏手术后心源性休克患者的VA-ECMO撤离成功率为30%～60%，撤离的患者中仅有36%存活出院，心功能恢复困难以及由此带来的感染、器官功能衰竭等并发症是主要死亡原因。临床医生需要对VA-ECMO患者围撤离期的循环、呼吸及重要脏器功能情况进行全面、细致和动态的评估，才能提高撤离成功率和患者生存率、减少并发症、改善远期器官功能。

一、撤离前评估

心脏收缩功能改善是VA-ECMO撤离的前提。ECMO运行过程中患者自身心排血量增加、脉压增大、平均动脉压和收缩压提高、缩血管药物需求减少，以及肺动脉楔压（PAWP）和中心静脉压（CVP）降低，提示心功能改善。临床医生在判断患者心功能是否改善时，常常基于心率、血压、乳酸、混合静脉血氧饱和度、血管活性药剂量、心肌损伤标志物、超声心电图等参数，这些参数具有较高的临床参考价值。

目前认为，如果患者符合以下标准，可以考虑进入撤离试验：①平均动脉压（MAP）≥65mmHg、脉压＞20mmHg；②正性肌力药物评分（IS）＜30［多巴胺×1+多巴酚丁胺×1+肾上腺素×100+去甲肾上腺素×100+异丙肾上腺素×100+左西孟旦×15+米力农×15，以上药物剂量均以$\mu g/(kg \cdot min)$计］；③碱剩余＜7mmol/L；④FiO_2≤60%、动脉血氧饱和度≥95%；⑤$ScvO_2$＞70%；⑥Lac≤2mmol/L；⑦CVP＜10mmHg、PAWP＜18mmHg；⑧无恶性心律失常。当出现以下情况之一时也应考虑撤离VA-ECMO：①不可逆的脑损伤；②其他重要器官功能严重衰竭；③顽固性出血；④心功能不可逆损伤且无心脏辅助装置植入或移植条件。在这些情况下如继续体外循环支持，不能让患者受益。

超声评估在撤离前评估中有重要价值，为临床医生提供患者容量状态、心脏结构形态、心脏收缩和舒张功能、瓣膜异常和心包积液的信息，这些可视化、可量化的信息具有直接、客观的优势，有助于判断最佳的撤离时机。国外有研究认为，当左心室射血分数（EF）≥20%～25%、左心室流出道速度时间积分（VTI）≥12cm、二尖瓣环收缩期峰值速度（Sa）≥6cm/s，且无明显心室扩张和心包积液，无明显腔静脉充盈固定，可考虑进行撤离试验。在VA-ECMO运维过程中进行动态的撤离训练，根据心功能储备动态降低和匹配ECMO体外血流量，即每日流量滴定。当流量减至0.5～1.0L/min时，如血压和微循环灌注指标稳定，则结合此时血流动力学评估（容量状态、心脏舒张和收缩功能等），决策可否撤离体外循环和拔除ECMO导管（图13-7-1）。

准备撤离ECMO患者的心脏超声影像（心尖四腔心切面，左右心大小正常，无明显扩张，未见明显心包积液，心肌水肿减轻，左心室EF为50%）

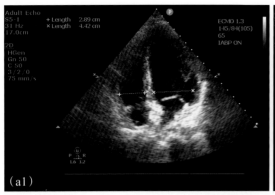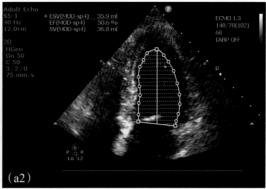

a. 心尖四腔心切面,显示左右心大小正常,无明显扩张,
未见明显心包积液,心肌水肿减轻,左心室射血分数约50%

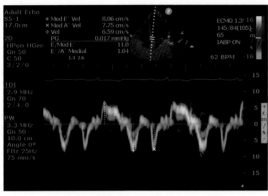

b. 组织多普勒Sa 6.6cm/s,E/e'11　　　　c. 下腔静脉直径1.7cm,充盈适中

图13-7-1　一例暴发性心肌炎、心搏骤停行VA-ECMO支持的患者准备撤离ECMO的超声筛查

在较高条件的机械通气支持下,患者经胸心脏超声图像的质量常常不理想,甚至获取困难,心脏结构和心内膜面无法清晰识别。为准确评估心脏结构和心功能,可以行TEE以获得更佳的超声视图,并发现一些隐匿性病变(如分流),也可行心室内造影以清晰识别和描记心内膜,并排除心内异常分流及室壁瘤等情况。

有学者建议,在进入撤离流程前进行撤离试验来进一步评估患者撤离VA-ECMO的可能性。当全流量辅助时LVEF达到40%,则在TEE视图下进行撤离试验:将流量减少到初始流量的50%,持续约10min。如果LVEF没有恶化并且没有发生二尖瓣反流或左心室扩张,则ECMO流量进一步降低至25%,持续约5min,过程中保持IABP工作。如果超声心动图未显示上述心脏变化,则通过撤离试验,可以进入下一步撤离流程。

也有学者建议,采用以ICU为中心的多学科管理原则,以进一步提高VA-ECMO撤离成功率:ECMO运行过程中需严格限制液体摄入以减轻心脏前负荷、适当使用正性肌力药物以确保主动脉瓣开放、优化ECMO流量以最大程度优化心脏残余功能并降低左心室扩张的发生风险。从ECMO支持开始到决定撤离，全程进行TTE/TEE监测，结合临床表现，可以帮助医生掌握患者容量、心功能状态和早期检测到并发症，做出最优化的临床决策。参考如下：①低剂量肾上腺素［0.05μg/(kg·min)］输注，以优化残余心脏功能；②经股动脉放置IABP，促进主动脉瓣开放、左心室减压、增加冠状动脉血流量和产生搏动性血流；③低剂量的血管收缩剂(去甲肾上腺素或血管紧张素)和谨慎的液体平衡，避免液体过负荷；④心脏超声监测主动脉瓣开放、二尖瓣反流和左心室扩张。

尽管SHOCK-Ⅱ研究结果显示，IABP并不能降低急性心肌梗死患者病死率，但是在VA-ECMO这一特殊血流动力学状态下，IABP具有重要的辅助作用：降低左心室射血阻力、促进主动脉瓣开放、利于左心室射血，避免心室内血栓形成，减少左心室扩张风险；左心室减压、减少室壁张力、减少心肌氧耗、增加冠状动脉血流；促进左心室功能恢复，利于撤离ECMO；产生搏动性血流，利于器官生理性灌注。目前更多的研究支持以下观点：VA-ECMO联合IABP可以显著提高ECMO撤离率和患者生存率。

左西孟旦在促进VA-ECMO成功撤离中具有一定价值。它有改善心脏收缩和舒张功能、不明显增加心肌氧耗、减少后负荷和炎症反应的特点。虽然迄今为止尚未发表前瞻性研究结果，但初步结果表明，该药物在恢复心排血量和改善内皮功能方面具有潜在有益作用，可以在0.1μg/(kg·min)输注24h后尝试撤离评估。

二、撤离过程评估

VA-ECMO撤离一般采取逐渐降低ECMO流量的方式。减少ECMO流量产生的直接血流动力学效应是回心血量增加、右心和左心前负荷增加、左心后负荷降低。若患者心功能有所恢复，具备容纳增加的容量负荷和一定的收缩能力储备，能维持血流动力学相对稳定，则具备撤离的前提条件。一般认为，如ECMO流量逐渐减至0.5～1.0L/min的过程中血流动力学状况相对稳定、无组织氧输送不足或氧供需失衡表现，可具备撤离条件。因此，撤离成功与否取决于密切评估撤离过程中的血流动力学变化，以及心脏超声下心脏形态和功能的变化。临床医生需要透彻理解撤离过程中发生的病理生理变化和心脏反应性。

目前还没有标准化的VA-ECMO撤离流程，各中心会根据自身病例特点和经验习惯采用不同的方案。但核心内容是相似的：在满足撤离标准情况下，主要观察ECMO流量逐步减少过程中患者的全身血流动力学及心脏腔室大小/运动功能的变化，并做好预案。

(1)撤离前提：引起心源性休克的原发病因基本得到纠正，度过心肌顿抑、炎症风暴高峰期等病理生理阶段,心脏收缩功能好转:左心室EF≥20%~25%、左心室流出道VTI≥12cm、Sa≥6cm/s,且无明显心室扩张和心包积液,容量负荷适中(腔静脉直径1.5~1.8cm)。

(2)撤离过程:将血流量减少0.5L/min,观察大循环是否有明显波动,如心率增快、血压下降等。若大循环无明显波动,可经胸或经食管超声评估,测量EF、左心室流出道VTI、Sa。如果这些指标上升,则提示心脏储备功能良好,没有新发二尖瓣反流或心室扩张。观察8~12h后,如果血流动力学稳定、乳酸正常、血管活性药物需求无明显增加,则继续降低流量至下一步;如有血流动力学明显波动,则返回上一级流量继续支持。

(3)按照第二步,每隔8~12h减流量0.5L/min,观察以上指标。若均能耐受,当流量减至1~1.5L/min(右心衰竭患者可降至0.5~1.0L/min)时,可考虑停止ECMO,拔除套管。若减流量过程中患者出现轻微血流动力学波动,可酌情使用强心药物、减少容量负荷以优化心脏反应。如有血流动力学明显波动,则返回上一级流量继续支持。

(4)拔管:中心插管患者最后的低流量支持状态可在手术室进行,应密切观察循环耐受性,在TEE监测下确认心功能良好,准备撤离、拔管。外周插管的拔除和血管修补可在床旁进行,血管修补方式根据各中心习惯和技术擅长而定,一般有经皮微创血管腔内吻合、切开吻合两种。

Cavarocchi等利用小型经食管超声心动图(miniTEE)连续监测VA-ECMO撤离过程中患者的心脏形态和功能变化,在前述撤离流程上增加容量负荷试验(5%白蛋白10mL/kg)和应用正性肌力药物(多巴酚丁胺、米力农),目的是进一步评估全心的储备功能,以增加VA-ECMO撤离成功率。该研究首次尝试开发标准化的可重复方案以指导VA-ECMO撤离,可以作为很好的借鉴。在不具备miniTEE的中心,较为频繁和缜密的TTE监测也是可靠和有效的手段。

VA-ECMO撤离是一个动态持续的过程,在血流动力学稳定、心脏功能小幅改善的情况下即应进行,每天监测心脏对ECMO流量的反应,确保体循环灌注足够时的最小流量支持,以促进心功能恢复,减少ECMO支持时间,这一观点和左心室扩张的预防相一致。不需要等心功能恢复到较好程度才从全流量开始撤离,这样可能延长ECMO支持时间、增加左心室扩张等并发症的发生。有研究表明,ECMO支持时间和出血并发症是预后不良的最有力预测因素。

还需要特别关注右心问题。临床上VA-ECMO更多应用于左心功能衰竭,因而运行和撤离过程中对于左心功能的监测常居于首位。实际上,有一部分患者因为右心功能衰竭(如急性右心梗死、肺动脉高压危象、大面积肺栓塞等)行 VA-ECMO 挽救性治疗。这些患者左心功能相对保留,而右心功能评估可能欠充分,因此,需特别关注右心的变化,比如心率、右心大小和收缩功能、肺动脉压力等。即使在 0.5～1.0L/min 的低流量下,对减少右心室前负荷也是有作用的,因而 VA-ECMO 撤离过程中和撤离后患者极有可能诱发右心衰竭,心排血量减少而累及全身循环,可导致 VA-ECMO 撤离失败。还有部分患者右心收缩功能改善,但心率慢,无法代偿撤离 ECMO 后心排血量不足部分,也可能导致撤离失败。这里还要提出一个心室相互依赖性(ventricular interdependence, VI)的概念,即一个心室继发于另一心室的功能障碍,主要是因为室间隔受累。心室相互依赖性患者前负荷增加引起右心室扩张、左心室受压减小。在 VA-ECMO 支持的心源性休克患者中,随着撤离实验过程中泵流量的减少,右心室前负荷显著增加,一些患者可能表现为心室相互依赖性,导致撤离困难或失败。因此,在 VA-ECMO 撤离过程中动态评估右心功能和耐受性也十分重要,其中必须使用到心脏超声。

三、撤离后评估

VA-ECMO 撤离后,患者自身心肺功能需要再次满足全身氧代谢所需,因此,在撤离早期尤其是第一个24h 内容易出现心功能储备不足。若循环极不稳定或新发心源性休克、恶性心律失常,可能需要再次进行体外生命支持。必须严密监测生命体征和血气分析结果,尤其是心率、血压、pH值、SaO_2、SvO_2、乳酸、静脉-动脉血二氧化碳分压差($Pv\text{-}aCO_2$)、尿量和外周组织灌注情况。超声动态监测必不可少,内容包括腔静脉直径和变异度,心包积液,心脏大小、舒张和收缩功能,流出道血流变异度,肺部超声等,进一步优化容量状态,适当应用正性肌力药物,控制心率,穿刺引流,调整机械通气设置等,以维持患者临床情况的稳定。

总之,对于 VA-ECMO 撤离,目前尚缺乏统一的标准和流程,过早撤离存在血流动力学恶化和紧急再插管可能,而延长不必要的 ECMO 支持时间会显著增加发病率甚至病死率。原发病不同、疾病的演变特点不同,统一撤离标准存在挑战。VA-ECMO 撤离是一个循序渐进的过程,除了常规临床监测、血流动力学评估之外,还需要应用重症超声对患者的心脏功能和反应性做出客观和动态评估,在撤离前、撤离过程和撤离后进行动态评估,以判断是否符合撤离 ECMO 的先决条件、撤离耐受性和促进撤离的处置方向,从而提高撤离成功率。

(朱 英 胡 炜)

参考文献

[1] Feigenbaum H, Armstrong W F, Ryan T. 菲根鲍姆超声心动图学. 王志斌, 译. 6版. 北京: 人民卫生出版社, 2009.

[2] Harvey Feigenbaum, 等. 菲根鲍姆超声心动图学. 6版. 北京: 人民卫生出版社, 2009.

[3] 邓颖, 王珍珍, 田家玮. 双多普勒同步与非同步成像对心房颤动患者左心室舒张功能参数测量的对比分析. 中华超声影像学杂志, 2015, 24(4): 287-290.

[4] 刘大为, 王小亭. 重症超声. 北京: 人民卫生出版社, 2017.

[5] 刘延玲, 熊鉴然. 临床超声心动图学. 北京: 科学出版社, 2014.

[6] 龙村, 侯晓彤, 赵举. ECMO: 体外膜肺氧合. 2版. 北京: 人民卫生出版社, 2016.

[7] 王小亭, 赵华, 刘大为, 等. 重症急性左心收缩功能不全患者心脏超声评价及其与预后关系的研究. 中华内科学杂志, 2016, 55(6), 430-434.

[8] 王新房, 谢明星. 超声心动图学. 4版. 北京: 人民卫生出版社, 2016.

[9] 杨好意. 心超笔记. 北京: 科学出版社, 2017.

[10] 中国医师协会体外生命支持专业委员会. 成人体外膜氧合循环辅助专家共识. 中华重症医学电子杂志, 2018, 98(12): 886-894.

[11] 中华医学会超声医学分会超声心动图学组, 中国医师协会心血管分会超声心动图专业委员会. 超声心动图评估心脏收缩和舒张功能临床应用指南. 中华超声影像学杂志, 2020, 29(6): 461-477.

[12] 中华医学会超声医学分会超声心动图学组. 中国成年人超声心动图检查测量指南. 中华超声影像学杂志, 2016, 25(8): 645-666.

[13] 中华医学会心血管病学分会心力衰竭学组, 中国医师协会心力衰竭专业委员会中华心血管病杂志编辑委员会. 中国心力衰竭诊断和治疗指南2018. 中华心血管病杂志, 2018, 46(10): 760-789.

[14] Abrams D, MacLaren G, Lorusso R, et al. Extracorporeal cardiopulmonary resuscitation in adults: Evidence and implications. Intensive Care Med, 2022, 48(1): 1-15.

[15] Aissaoui N, El-Banayosy A, Combes A. How to wean a patient from veno-arterial extracorporeal membrane oxygenation. Intensive Care Med, 2015, 41(5): 902-905.

[16] Aissaoui N, Guerot E, Combes A, et al. Two-dimensional strain rate and Doppler tissue myocardial velocities: Analysis by echocardiography of hemodynamic and functional

changes of the failed left ventricle during different degrees of extracorporeal life support. J Am Soc Echocardiogr,2012,25(6):632-640.

[17]Aissaoui N,Luyt C E,Leprince P,et al. Predictors of successful extracorporeal membrane oxygenation(ECMO)weaning after assistance for refractory cardiogenic shock. Intensive Care Med,2011,37(11):1738-1745.

[18]Aiyagari R M,Rocchini A P,Remenapp R T,et al. Decompression of the left atrium during extracorporeal membrane oxygenation using a transseptal cannula incorpoated into the circuit. Crit Care Med,2006,34(10):2603-2606.

[19]Alhussein M,Moayedi Y,Posada J D,et al. Ventricular thrombosis post-venoarterial extracorporeal membrane oxygenation. Circ Heart Fail,2017,10(2):e003757.

[20]Asch F M,Miyoshi T,Addetia K,et al. Similarities and differences in left ventricular size and function among races and nationalities:Results of the World Alliance Societies of Echocardiography normal values study. J Am Soc Echocardiogr,2019,32(11):1396-1406.

[21]Baruteau A E,Barnetche T,Morin L,et al. Percutaneous balloon atrial septostomy on top of venoarterial extracorporeal membrane oxygenation results in safe and effective left heart decompression. Eur Heart J Acute Cardiovasc Care,2018,7(1):70-79.

[22]Baumgartner H,Hung J,Bermejo J,et al. Recommendations on the echocardiographic assessment of aortic valve stenosis:A focused update from the european association of cardiovascular imaging and the American Society of Echocardiography. J Am Soc Echocardiogr,2017(3):372-392.

[23]Bělohlávek J,Mlček M,Huptych M,et al. Coronary versus carotid blood flow and coronary perfusion pressure in a pig model of prolonged cardiac arrest treated by different modes of venoarterial ECMO and intraaortic balloon counterpulsation. Crit Care,2012,16(2):R50.

[24]Biancari F,Perrotti A,Dalén M,et al. Meta-analysis of the outcome after postcardiotomy venoarterial extracorporeal membrane oxygenation in adult patients. J Cardiothorac Vasc Anesth,2017,32(3):1175-1182.

[25]Boulain T,Garot D,Vignon P,et al. Prevalence of low central venous oxygen saturation in the first hours of intensive care unit admission and associated mortality in septic shock patients:A prospective multicentre study. Crit Care,2014,18(6):609.

[26]Brodie D,Bacchetta M. Extracorporeal membrane oxygenation for ARDS in adults. N

Engl J Med,2011,365:1905-1914.

[27] Burkhoff D, Cohen H, Brunckhorst C, et al. A randomized multicenter clinical study to evaluate the safety and efficacy of the TandemHeart percutaneous ventricular assist device versus conventional therapy with intraaortic balloon pumping for treatment of cardiogenic shock. Am Heart J,2006,152(3):469.e1-469.e8.

[28] Burkhoff D, Mirsky I, Suga H. Assessment of systolic and diastolic ventricular properties via pressure-volume analysis: A guide for clinical, translational, and basic researchers. Am J Physiol Heart Circ Physiol,2005,289(2):H501-H512.

[29] Burkhoff D, Sayer G, Doshi D, et al. Hemodynamics of mechanical circulatory support. J Am Coll Cardiol,2015,66(23):2663-2674.

[30] Cavarocchi N C, Pitcher H T, Yang Q, et al. Weaning of extracorporeal membrane oxygenation using continuous hemodynamic transesophageal echocardiography. J Thorac Cardiovasc Surg,2013,46:1474-1479.

[31] Cevasco M, Takayama H, Ando M, et al. Left ventricular distension and venting strategies for patients on venoarterial extracorporeal membrane oxygenation. J Thorac Dis,2019,11(4):1676-1683.

[32] Chen K, Hou J, Tang H, et al. Concurrent implantation of intra-aortic balloon pump and extracorporeal membrane oxygenation improved survival of patients with postcardiotomy cardiogenic shock. Artif Organs,2019,43(2):142-149.

[33] Daniel B, Gabriel S, Darshan D, et al. Hemodynamics of mechanical circulatory support. J Am Coll Cardiol,2015,66(23):2663-2674.

[34] De Backer D, Hollenberg S, Boerma C, et al. How to evaluate the microcirculation: Report of a round table conference. Crit Care,2007,11(5):R101.

[35] Donker D W, Brodie D, Henriques J P S, et al. Left ventricular unloading during veno-arterial ECMO:A simulation study. ASAIO J,2019,65(1):11-20.

[36] Douflé G, Ferguson N D. Monitoring during extracorporeal membrane oxygenation. Curr Opin Crit Care,2016,22(3):230-238.

[37] Du Z, Jia Z, Wang J, et al. Effect of increasing mean arterial blood pressure on microcirculation in patients with cardiogenic shock supported by extracorporeal membrane oxygenation. Clin Hemorheol Microcirc,2018,70(1):27-37.

[38] ELSO guidelines. http://www.elso.med.umich.edu/guidelines.html.

[39] Fumagalli R, Bombino M, Borelli M, et al. Percutaneous bridge to heart transplantation

by venoarterial ECMO and transaortic left ventricular venting. Int J Artif Organs,2004, 27(5):410-413.

[40] Grant A A, Hart V J, Lineen E B, et al. A weaning protocol for venovenous extracorporeal membrane oxygenation with a review of the literature. Artif Organs, 2018,42(6):605-610.

[41] Hireche-Chikaoui H, Grübler M R, Bloch A, et al. Nonejecting hearts on femoral veno-arterial extracorporeal membrane oxygenation: Aortic root blood stasis and thrombus formation-a case series and review of the literature. Crit Care Med,2018,46(5):e459-e464.

[42] Hussey P T, von Mering G, Nanda N C, et al. Echocardiography for extracorporeal membrane oxygenation. Echocardiography,2022,39(2):339-370.

[43] Juliette C, Santiago M, Guillaume F, et al. Microcirculation evolution in patients on venoarterial extracorporeal membrane oxygenation for refractory cardiogenic shock. Crit Care Med,2020,48:e9-e17.

[44] Kar B, Gregoric I D, Basra S S, et al. The percutaneous ventricular assist device in severe refractory cardiogenic shock. J Am Coll Cardiol,2011,57(6):688-696.

[45] Kawashima D, Gojo S, Nishimura T, et al. Left ventricular mechanical support with Impella provides more ventricular unloading in heart failure than extracorporeal membrane oxygenation. ASAIO J,2011,57(3):169-176.

[46] Koeckert M S, Jorde U P, Naka Y, et al. Impella LP 2.5 for left ventricular unloading during venoarterial extracorporeal membrane oxygenation support. J Card Surg,2011,26 (6):666-668.

[47] Krishnan S, Schmidt G A. Hemodynamic monitoring in the extracorporeal membrane oxygenation patient. Curr Opin Crit Care,2019,25(3):285-291.

[48] Lim H S. The effect of Impella CP on cardiopulmonary physiology during venoarterial extracorporeal membrane oxygenation support. Artif Organs,2017,41(12):1109-1112.

[49] Lin H, Wang W, Lee M, et al. Current status of septic cardiomyopathy: Basic science and clinical progress. Front Pharmacol,2020,11:210.

[50] Luedi M, Friess J O, Erdoes, G. Veno-arterial ECMO weaning failure in the operating room: Have you considered preweaning bronchoscopy? Artif Organs, 2018, 42 (12): 1234-1235.

[51] Marco R V, Daniel B, Jean-Louis V. Extracorporeal organ support from technological

tool to clinical strategy supporting severe organ failure. JAMA, 2017, 318 (12): 1105-1106.

[52] Marzorati C, Erba L, Cortinovis B, et al. Levosimendan infusion during ECMO weaning: Effect on endothelial function and haemodynamics. Appl Cardiopulm Pathophysiol, 2013, 7: 170-171.

[53] Mazzeffi M A, Sanchez P G, Herr D, et al. Outcomes of extracorporeal cardiopulmonary resuscitation for refractory cardiac arrest in adult cardiac surgery patients. J Thorac Cardiovasc Surg, 2016, 152 (4): 1133-1139.

[54] Mirabel M, Luyt C E, Leprince P, et al. Outcomes, long-term quality of life, and psychologic assessment of fulminant myocarditis patients rescued by mechanical circulatory support. Crit Care Med, 2011, 39 (5): 1029-1035.

[55] Mitchell C, Rahko P S, Blauwet L A, et al. Guidelines for performing a comprehensive transthoracic echocardiographic examination in adults: Recommendations from the American Society of Echocardiography. J Am Soc Echocardiogr, 2019, 32 (1): 1-64.

[56] Moazami N, Fukamachi K, Kobayashi M, et al. Axial and centrifugal continuous-flow rotary pumps: A translation from pump mechanics to clinical practice. J Heart Lung Transplant, 2013, 32 (1): 1-11.

[57] Mols G, Loop T, Geiger K, et al. Extracorporeal membrane oxygenation: A ten-year experience. Am J Surg, 2000, 180 (2): 144-154.

[58] Nagueh S F, Smiseth O A, Appleton C P, et al. Recommendations for the evaluation of left ventricular diastolic function by echocardiography: An update from the American Society of Echocardiography and the European Association of Cardiovascular Imaging. Eur Heart J Cardiovasc Imaging, 2016, 29 (4): 277-314.

[59] Nieminen M S, Akkila J, Hasenfuss G, et al. Hemodynamic and neurohumoral effects of continuous infusion of levosimendan in patients with congestive heart failure. J Am Coll Cardiol, 2000, 36 (6): 1903-1912.

[60] Ouweneel D M, Henriques J P S. Percutaneous cardiac support devices for cardiogenic shock: Current indications and recommendations. Heart, 2012, 98 (16): 1246-1254.

[61] Pappalardo F, Schulte C, Pieri M, et al. Concomitant implantation of Impella® on top of veno-arterial extracorporeal membrane oxygenation may improve survival of patients with cardiogenic shock. Eur J Heart Fail, 2017, 19 (3): 404-412.

[62] Parissis J T, Karavidas A, Bistola V, et al. Effects of levosimendan on flow-mediated

vasodilation and soluble adhesion molecules in patients with advanced chronic heart failure. Atherosclerosis,2008,197(1):278-282.

[63] Peek G J, Mugford M, Tiruvoipati R, et al. Efficacy and economic assessment of conventional ventilatory support versus extracorporeal membrane oxygenation for severe adult respiratory failure (CESAR): A multicentre randomised controlled trial. Lancet, 2009,374(9698):1351-1363.

[64] Platts D G, Sedgwick J F, Burstow D J, et al. The role of echocardiography in the management of patients supported by extracorporeal membrane oxygenation. J Am Soc Echocardiogr,2012,25(2):131-141.

[65] Riera J, Argudo E, Ruiz-Rodríguez J C, et al. Extracorporeal membrane oxygenation for adults with refractory septic shock. ASAIO J,2019,65(8):760-768.

[66] Ro S K, Kim J B, Jung S H, et al. Extracorporeal life support for cardiogenic shock: Influence of concomitant intra-aortic balloon counterpulsation. Eur J Cardiothorac Surg, 2014,46(2):186-192.

[67] Rupprecht L, Flörchinger B, Schopka S, et al. Cardiac decompression on extracorporeal life support: A review and discussion of the literature. ASAIO J,2013,59(6):547-553.

[68] Santelices L C, Wang Y, Severyn D, et al. Development of a hybrid decision support model for optimal ventricular assist device weaning. Ann Thorac Surg, 2010, 90(3): 713-720.

[69] Scherer M, Sirat A S, Moritz A, et al. Extracorporeal membrane oxygenation as perioperative right ventricular support in patients with biventricular failure undergoing left ventricular assist device implantation. Eur J Cardiothorac Surg, 2011, 39(6):939-944.

[70] Schmidt M, Bailey M, Kelly J, et al. Impact of fluid balance on outcome of adult patients treated with extracorporeal membrane oxygenation. Intensive Care Med, 2014, 40(9):1256-1266.

[71] Seiler F, Trudzinski F C, Hörsch S I, et al. Weaning from prolonged veno-venous extracorporeal membrane oxygenation (ECMO) after transfer to a specialized center: A retrospective study. J Artif Organs,2018,21(3):300-307.

[72] Sidebotham D, Allen S, McGeorge A, et al. Catastrophic left heart distension following initiation of venoarterial extracorporeal membrane oxygenation in a patient with mild aortic regurgitation. Anaesth Intensive Care,2012,40(3):568-569.

[73] Siniawski H, Dandel M, Lehmkuhl H B, et al. Clinical, haemodynamic and echocardiographic features of early cardiac graft dysfunction. Kardiol Pol, 2012, 70(10): 1010-1016.

[74] Slottosch I, Liakopoulos O, Kuhn E, et al. Outcomes after peripheral extracorporeal membrane oxygenation therapy for postcardiotomy cardiogenic shock: A single-center experience. J Surg Res, 2013, 181(2): e47-e55.

[75] Su Y, Liu K, Zheng J L, et al. Hemodynamic monitoring in patients with venoarterial extracorporeal membrane oxygenation. Ann Transl Med, 2020, 8(12): 792.

[76] Sunagawa K, Maughan W L, Burkhoff D, et al. Left ventricular interaction with arterial load studied in isolated canine ventricle. Am J Physiol, 1983, 245(5): H773-H780.

[77] Tanaka D, Shimada S, Mullin M, et al. What is the optimal blood pressure on veno-arterial extracorporeal membrane oxygenation? Impact of mean arterial pressure on survival. ASAIO J, 2019, 65(4): 336-341.

[78] Tepper S, Masood M F, Baltazar Garcia M, et al. Left ventricular unloading by Impella device versus surgical vent during extracorporeal life support. Ann Thorac Surg, 2017, 104(3): 861-867.

[79] Truby L K, Takeda K, Mauro C, et al. Incidence and implications of left ventricular distention during venoarterial extracorporeal membrane oxygenation support. ASAIO J, 2017, 63(3): 257-265.

[80] Unosawa S, Sezai A, Hata M, et al. Long-term outcomes of patients undergoing extracorporeal membrane oxygenation for refractory postcardiotomy cardiogenic shock. Surg Today, 2013, 43(3): 264-270.

[81] Veeram Reddy S R, Guleserian K J, Nugent A W. Transcatheter removal of atrial septal stent placed to decompress left atrium with VA-ECMO. Catheter Cardiovasc Interv, 2015, 85(6): 1021-1025.

[82] Vincent J L, De Backer D. From early goal-directed therapy to late(r) $ScvO_2$ checks. Chest, 2018, 154(6): 1267-1269.

[83] Watanabe S, Fish K, Kovacic J C, et al. Left ventricular unloading using an Impella CP improves coronary flow and infarct zone perfusion in ischemic heart failure. J Am Heart Assoc, 2018, 7(6): e006462.

[84] Wengenmayer T, Schroth F, Biever P M, et al. Albumin fluid resuscitation in patients on venoarterial extracorporeal membrane oxygenation (VA-ECMO) therapy is associated with improved survival. Intensive Care Med, 2018, 44(12): 2312-2314.

[85]Werdan K,Gielen S,Ebelt H,et al. Mechanical circulatory support in cardiogenic shock. Eur Heart J,2014,35(3):156-167.

[86]Yao G H,Deng Y,Liu Y,et al. Echocardiographic measurements in normal chinese adults focusing on cardiac chambers and great arteries:A prospective,nationwide,and multicenter study. J Am Soc Echocardiogr,2015,28(5):570-579.

第十四章 | ECMO中的重症经食管超声心动图

重症经食管超声心动图（trans esophageal echocardiography for critical care，TEECC）是TEE技术与重症医学的完美融合，更适应重症患者的需求，具有病因检测更准确、血流动力学管理更精确等优势，能够为重症患者提供可视化、精细化及精准化管理。

ECMO是一种生命支持技术及挽救措施，管理复杂、综合。在ECMO运行过程中，监测血流动力学及呼吸参数等是必不可少的环节。传统血流动力学监测参数烦琐，数据指标存在结构依赖性，缺乏临床指向性。重症超声具有无创、动态、连续及可视化的优点，在ECMO血流动力管理中不可或缺。TEE更是具有图像质量高及稳定性好、能对心脏大血管全方位与细节化显像、操作者依赖低、连续监测等特点，TEECC作为重症医学与TEE结合的手段，可为ECMO管理提供精细监测，并指导精准诊治。

第一节　在ECMO中TEECC的适应证与禁忌证

ICU内TEECC用于指导血流动力学的精细监测及治疗。在ECMO中TEECC的适应证：①特殊基础状态评估；②ECMO模式选择；③ECMO的穿刺引导；④ECMO过程监护，包括左右心功能及结构、容量状态等血流动力学监测；⑤ECMO撤离及撤离后并发症的监测。

绝对禁忌证：①口咽、食管、颈椎病变，如口咽癌、食管狭窄、食管癌或食管癌术后不久、颈椎脱位及半脱位等；②活动性上消化道出血或穿孔；③其他不适合放置经食管探头的病情。相对禁忌证：①食管静脉曲张；②凝血功能障碍；③颈部或纵隔放疗史；④食管、胃疾病或者手术史。对于相对禁忌证，需要比较TEECC检查的收益和风险，从而决定是否行TEECC监测。特别是ECMO运行期间，TEECC实施前需充分评估抗凝状态下的损伤及出血风险。

（尹万红）

第二节 TEECC的基本切面获取和流程

ICU内TEE完整20切面的操作流程：①将食管中段四腔心切面定位为起点（深度30~50cm，电子平面角度10°，探头略后屈），主要观察房室结构、瓣膜形态、运动与血流、心室收缩舒张功能等，增加电子平面角度依次获得食管中段二尖瓣交界区切面（45°~60°）、两腔心切面（90°）和左心室长轴切面（120°）。②将图像回到四腔心切面，探头略后退，获取食管中段主动脉瓣短轴切面（深度约30cm，电子平面角度30°~45°），可评估主动脉瓣形态、运动及血流，增加电子平面角度可依次获得右心室流入-流出道切面（60°~75°）和主动脉瓣长轴切面（120°）；在右心室流入-流出道切面上将探头右旋并增加电子平面角度至100°左右，获取食管中段双腔静脉切面。③将图像回到主动脉瓣短轴切面，探头后退获得食管中段升主动脉短轴切面，增加电子平面角度获得升主动脉长轴切面；探头继续后退，获得食管上段主动脉弓长轴切面（深度25~30cm，电子平面角度0°，手执探头略微右转），增加电子平面角度至90°获得食管上段主动脉弓短轴切面。④在经胃两腔心切面将探头右旋，获取经胃右心室流入道切面；将探头继续前进，直至心尖消失后再略前进，然后最大程度前屈探头，手执探头逐渐后退，直至获取经胃底深部左心室长轴切面；在食管中段将探头尽量左旋获得降主动脉短轴切面，增加电子平面角度至90°获得降主动脉长轴切面，通过前进、后退进行胸段全程扫查。⑤将探头回到四腔心切面，探头继续前进并进入胃，探头前屈，获取经胃左心室基底部短轴切面；再由此切面前进探头，获得经胃左心室短轴乳头肌切面；增加电子平面角度至90°，获取经胃两腔心切面；增加电子平面角度至120°，获取经胃左心室长轴切面（图14-2-1）。

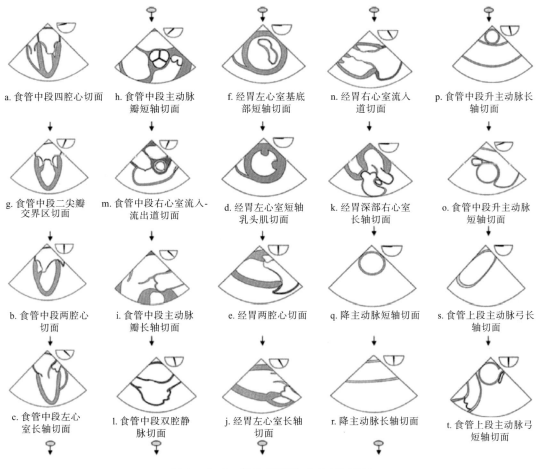

图14-2-1　操作顺序为主的20切面

　　TEECC用于ECMO治疗过程中的时机包括：建立前评估、建立时监测、建立初期参数选择、运行和撤机监测及相关并发症的监测。

　　(1)建立前,通过食管中段四腔心切面可了解房室结构、瓣膜形态及心室收缩舒张功能等,了解重症疾病的先导病因及可能的疾病重症机制,有助于判断是否需要ECMO治疗及ECMO模式选择(VV、VA、VAV等)。另外,还需通过食管中段主动脉瓣长轴及短轴切面了解是否存在主动脉瓣膜疾病,通过食管上段主动脉弓长短轴及食管中段升、降主动脉长短轴切面了解有无主动脉夹层等ECMO禁忌证。

　　(2)建立时,可以通过食管中段双腔静脉切面了解ECMO置管时导管放置位置是否合适(VV-ECMO时静脉引血管和动脉回血管均应在TEECC可视视野内,VA-ECMO时静脉引血管在下腔静脉内),提高穿刺效能及准确性,保证ECMO顺利运行。建立初期,可通过食管中段四腔心和长轴、主动脉瓣长短轴及经胃左心室长轴切面联合有创动脉血压(arterial blood pressure,ABP)等循环指标进行VA-ECMO初始参数设置;可通过食管中段右心室流入-流出道、经胃右心室流出道判断右心功能及情况,结合呼吸力学指标进行VV-ECMO初期呼吸机参数设置。

（3）运行过程中,可通过食管中段四腔心和长轴、主动脉瓣长短轴及经胃左心室长轴切面了解VA-ECMO治疗患者心脏大小、心功能情况、瓣膜反流情况、主动脉瓣开放情况等,以指导后续参数设置及血流动力学的优化;可通过食管中段右心室流入-流出道、经胃右心室流出道及双腔静脉切面了解VV-ECMO患者右心大小及功能、容量状态等情况,以指导右心保护性策略和肺保护性通气策略的实施。另外,还可以通过食管中段双腔静脉切面了解ECMO置管位置有无改变及导管腔内有无血栓形成。辅助ECMO的撤机及并发症监测。

综上,TEECC贯穿于ECMO的全程,其在血流动力学等方面精准精细化的管理优势在ECMO上被用到了极致。

（尹万红）

第三节　TEECC在ECMO中的应用优势

ECMO作为严重心肺衰竭的支持手段,近年来应用数量逐年攀升,已较广泛地被应用于急危重症医学领域。TEECC贯穿于ECMO整个治疗过程,是实现ECMO全程管理的手段(患者特殊基础状态评估、方式选择、管路放置、过程监护、辅助撤离及并发症监测)。

TEECC微创、感染风险小、安全性高,易于获得标准化切面,可准确定量评估心功能,提供全面的定量指标,有助于精细血流动力学管理,亦能针对血流动力学异常进行快速定性评估,明确治疗方向。所以TEECC是ECMO运行期间血流动力学监测必不可少的手段。

一、ECMO建立前和建立时评估前和建立时评估

ECMO建立前TEECC可帮助重症医生了解患者的基础状态(卵圆孔未闭、右心房基础畸形及外周血管情况),评估患者容量状态及左右心功能(大小、收缩、舒张、瓣膜、室间隔)等,了解患者危重症状态的先导病因及病理机制,驱动病因治疗后是否需要ECMO辅助治疗,识别有ECMO救治意义的患者,选择匹配的ECMO模式,以及制定实施策略等临床决策。

ECMO建立前TEECC可发现已存在的机械性问题(如主动脉夹层、二尖瓣反流、主动脉瓣关闭不全、心脏压塞等),有助于启动或终止ECMO并引导下一步治疗。一项心搏骤停患者的回顾性研究发现主动脉病变的总发病率为2.3%,对主动脉病变(如主动脉夹层等)所致循环衰竭者,ECMO并不能解决问题并为其相对禁忌证。TEECC可充分显示主动脉根部、升主动脉及降主动脉,延长脉搏检查时间,及时发现主动脉病变,并终止实施ECMO。

ECMO建立时,在正确的血管内导丝的可视化对于安全置管至关重要。TEECC实时引导下的食管中段双房切面可良好显示上下腔静脉、三尖瓣和右心房,帮助实时显示导丝位置并识别任何继发性移位。另外,良好的导管位置对ECMO顺利运行亦至关重要,为了达到最佳的引流效果,常规的引血管导管尖端应位于右心房和下腔静脉交界处。TEECC可以实时定位并调整导管至最佳位置。若插管深度不够,会增加导管尖端压在下腔静脉壁上的风险,造成抽吸负压太大,出现抖管或者溶血的可能;对于VV-ECMO,若静脉引血管太靠近回血管,再循环的可能性会增加;对于VA-ECMO,动脉回血置管通常从股动脉插入,尖端位于髂动脉或腹主动脉远端,导管有可能错位于分支血管内。TEECC可以帮助安置导管及确认导管位置。对于单管双腔VV-ECMO,对管道位置的要求更高,引血口在上下腔静脉,回流口对向右房或者三尖瓣,因此TEECC更具有应用优势。

所以,ECMO建立前TEECC对心肺和目标穿刺血管的评估及穿刺置管的实时引导是保证ECMO顺利运行的前提。且ECMO运行期间建议每日对导管位置、导管内血流及有无血栓形成进行常规监测。

二、VV-ECMO氧输送及右心管理

VV-ECMO的主要适应证是急性呼吸衰竭(包括急性呼吸窘迫综合征、严重哮喘)患者等,也可以用于接受肺移植的患者围手术期的支持治疗。基本原理是使用离心泵从右心房抽出血液,再通过氧合器进行气体交换,然后含氧的血液通过回血管返回右心系统,维持全身的氧供需平衡。

VV-ECMO循环与自身循环呈串联关系,ECMO人工肺可以完全清除CO_2,而氧合取决于自体肺和人工肺气体交换部分的相对贡献,且人工肺影响自体肺。急性呼吸衰竭患者多有肺血管阻力改变,导致右心功能障碍,需采用肺保护性通气策略及右心保护性通气策略。故VV-ECMO主要管理要点是肺通气氧合(氧供需平衡)和右心功能的管理。TEECC可对右心功能进行监测与评估,联合重症肺部超声的动态监测,可对

VV-ECMO进行全程管理。

急性呼吸衰竭患者接受VV-ECMO时，机械通气的目的是维持肺泡开放，避免肺萎陷；ECMO主要目的是提供足够的氧供和清除二氧化碳，同时使肺得到休息（使肺的做功、驱动压及平台压减小）直至功能逐渐恢复。

重症超声可连续动态监测肺部失充气改变，滴定呼吸机参数及评价肺复张、体位等治疗效果。同时，TEECC可对患者右心功能实时监测，评价其是否有肺阻力增高的心脏超声表现：右心舒张末期内径及左右心室舒张末期面积比（食管中段四腔心切面）、室间隔形态及运动（经胃左心室短轴乳头肌切面）、右心收缩功能（三尖瓣环收缩期位移、横向环组织多普勒峰值收缩期速度）及三尖瓣反流（食管中段四腔心切面），以优化呼吸机参数设置，减少因心室相互作用对左心及全身灌注的影响。也可通过左心室流出道速度时间积分（经胃左心室长轴切面、经胃底深部左心室长轴切面及食管中段主动脉长轴切面或左心室长轴切面）和面积计算获得每搏输出量，再乘以心率以快速得到心排血量，从而制定匹配的ECMO流量。综合肺部情况及左右心功能等情况，保证VV-ECMO的右心保护性通气策略的实施。

对于急性呼吸衰竭患者，容量管理是至关重要的环节。TEECC有助于准确评估容量状态及预测液体反应性（左心室流出道峰值流速变异和上下腔静脉变异），帮助实现VV-ECMO运行期间的液体管理。另外，若VV-ECMO运行期间出现引血管流量减少或不稳定的情况（或抖管现象），需考虑是否存在低血容量及导管位置是否正常，这时TEECC可帮助判断。

ECMO运行期间，若患者出现低氧，需考虑自身肺的问题、有无再循环、是否存在右向左的心内分流、人工肺效能、ECMO及呼吸机参数设置等情况。通过TEECC在食管中段双房切面可判断两导管尖端位置。若距离太近、存在再循环情况，可在可视化下调整导管位置。但再循环还受管道尺寸、泵速、ECMO流量，以及胸内、心内和腹内压力变化的影响，需综合分析判断。另外，通过TEECC也可发现是否存在右向左的心内分流。ECMO运行期间，如果通过TEECC发现心功能减退，优化治疗后效果差，可更改治疗策略，更换ECMO支持模式（VA/VAV模式）。

三、VA-ECMO血流动力学管理

VA-ECMO的主要适应证是难治性循环衰竭，包括心脏手术后低心排血量综合征、心脏停搏、难治性室性心动过速和手术并发症的急性处理。VA-ECMO支持的目的是为心脏康复、心脏移植、持续的心功能支持或决策搭建桥梁。

VA-ECMO的基本原理是使用离心泵从右心房抽出血液,再通过氧合器,进行气体交换,然后含氧的血液通过大动脉返回循环,维持全身的灌注。VA-ECMO循环与自身循环呈并联关系,存在合作与博弈的关系,ECMO初始流量为50～70mL/(kg·min)(4～6L/min),初始平均动脉压(MAP)需保持在65mmHg以上,并应个体化调整ECMO的流量和压力,以维持或恢复正常的肝、肾、肺及神经功能。运行期间,VA-ECMO可显著降低右心室舒张末期容积,同时VA-ECMO回流可提高体循环的平均动脉压和左心室后负荷,并维持外周血流灌注。随着VA-ECMO流量增加,动脉压升高,脉压降低,左心室每搏输出量减少,主动脉开放时间减少(图14-3-1)。心脏排出的血流是顺行的,而ECMO提供的是持续逆行灌注,导致主动脉分水岭区域出现动态混合区,外循环破坏了正常的心室-动脉偶联,影响心脏功能。因此,对此类复杂血流动力学的患者,推荐使用TEECC进行血流动力学监测,可对心脏大血管全方位与细节化显像,可全程进行左心滴定式和模块化管理。

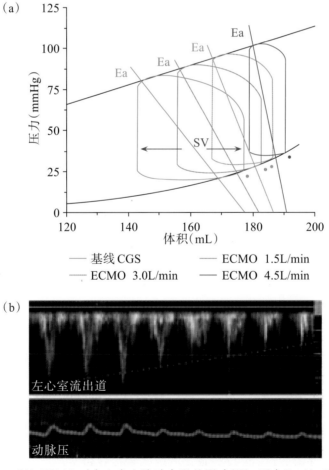

图14-3-1　VA-ECMO对左心室血流动力学的影响(图a引自Burkhoff等研究)

TEECC用于VA-ECMO的血流动力学（灌注、流量和心功能）管理模块：维持满足全身灌注的MAP和血流量监测、容量状态评估、心功能动态评估（特别是左心室扩张监测与处理）、并发症的筛查与预防（南北综合征等）及ECMO的适时撤离，其重点在左心室功能监测。

1. 监测VA-ECMO流量，维持满足全身灌注的MAP

VA-ECMO支持的最佳水平取决于患者自身的心功能状态。根据自身心功能受损的不同程度选择不同的流量支持，以维持或恢复正常器官功能。ECMO的支持级别由其提供的流量确定。VA-ECMO流量受前后负荷、ECMO转速、导管直径和长度等影响。前负荷的减少可能由出血或血容量不足引起，后负荷受全身血管阻力或插管弯折或氧合器血栓影响。TEECC在ECMO全程管理中可帮助排查容量、心功能及导管等问题，为ECMO的顺利运行保驾护航。最重要的是，TEECC可对VA-ECMO期间的心排血量等心功能指标进行动态监测，在满足全身灌注的情况下调整ECMO参数设置。

当然，VA-ECMO运行期间也需要整合其他组织灌注指标以评价ECMO辅助效果，常见的组织灌注指标包括皮肤相关指标（如皮肤温度梯度、皮肤花斑及毛细血管再充盈时间）、乳酸、混合静脉血氧饱和度或中心静脉血氧饱和度、区域组织氧饱和度（近红外光谱法）及其他微循环监测技术。

2. 容量状态评估及管理

液体治疗是VA-ECMO治疗的一个重要方面，研究发现液体正平衡与不良结局相关。对于VA-ECMO患者，恰当的心脏前负荷非常重要，需连续动态监测容量状态及液体反应性，以指导容量管理。

CVP和其他静态的心脏前负荷指标在危重症患者的液体反应性方面已被证实不可靠。脉压变异（PPV）和每搏输出量变异（SVV）等动态血流动力学指标，可准确预测液体反应性，但受自主呼吸、心律失常、腹高压、低潮气量等影响。被动抬腿试验作为一种"可逆容量挑战"经常被认为是预测液体反应性的可靠试验，但在外周VA-ECMO中应用受限。

TEECC的优势在于其能更稳定和准确地测量腔静脉直径、VTI和峰值流速，能够更准确评估容量状态及预测液体反应性。利用TEE测定腔静脉直径、形态，结合心腔大小等评估指标，可判断患者容量状态，指导容量管理，避免液体过负荷。液体反应性可用参数主要包括左心室流出道峰值流速变异（最敏感指标，可从经胃左心室长轴切面、经胃底深部左心室长轴切面及主动脉瓣长轴切面或左心室长轴切面获取图像）、上腔静脉变异（最具特异性指标，可从上腔静脉长轴切面获取图像）和下腔静脉变异（可从下腔静脉长轴切面获取图像），但仍有局限性。左心室流出道峰值流速变异受混合云平面（即因心脏排出的顺行血流与ECMO提供的持续逆行灌注相撞，主动脉分水岭区域出现的动态混合区，主要受患者心功能及流量影响）和心律的影响，若患者心功能太差或者VA-ECMO流量辅助强度过高，可能出现动脉波形无搏动或低搏动，从而影响液体反应性评估的准确性；另外，下腔静脉中引血管的置入在一定程度上限制了下腔静脉变异对液体反应性的评估，但动态的下腔静脉变异也可反映液体反应性，结合重症超声下颈动脉峰值流速变异可判断液体反应性。

综上，ECMO患者容量状态和液体反应性评估需综合心脏情况、容量及液体反应性指标考量，以优化ECMO运行期间的容量管理。

3. 心功能动态评估，特别是左心室功能评估

VA-ECMO运行期间，对患者心脏收缩、舒张功能进行评估和监测是确定理想ECMO流量和支持力度的前提。

TEECC用于心功能（收缩、舒张）评价的切面及测量内容如表14-3-1所示。

表14-3-1　TEECC评价心功能的切面和测量内容

TEECC评价心功能	切面	测量内容
左心室收缩	食管中段四腔心切面	辛普森法测量射血分数、二尖瓣环收缩期位移
左心室收缩	经胃左心室短轴乳头肌切面	M型超声测量射血分数
左心室收缩	经胃及经胃底深部左心室长轴切面与食管中段主动脉瓣长轴切面或左心室长轴切面	左心室流出道速度时间积分
左心室收缩	—	左心室心排血量
左心室舒张	食管中段左心室长轴及经胃左心室短轴乳头肌切面	左心室壁厚度
左心室舒张	食管中段四腔心切面及左心室长轴切面	左心房大小
左心室舒张	食管中段四腔心切面	二尖瓣前向血流频谱E峰及A峰、二尖瓣环根部壁侧及膈侧组织多普勒e'和a'
右心室功能	食管中段四腔心切面	右心舒张末期面积/左心舒张末期面积、三尖瓣环收缩期位移
右心室功能	经胃左心室短轴乳头肌切面	室间隔形态及运动、离心指数

在VA-ECMO过程中，TEECC对左心室功能的监测是重点，可分为以下几方面。

（1）需监测左心室收缩功能，包括左心室射血分数、左心室容积、左心室流出道VTI及心排血量。左心室收缩功能的评价对VA-ECMO至关重要，可帮助了解患者心脏功能恢复情况和指导ECMO管理过程中参数的调整。TEE（图14-3-2）能在主动脉弓、升主动脉及降主动脉长短轴切面良好显示混合云平面，间接反映左心室收缩功能状态。随着心功能逐渐改善，混合云平面逐渐下移。

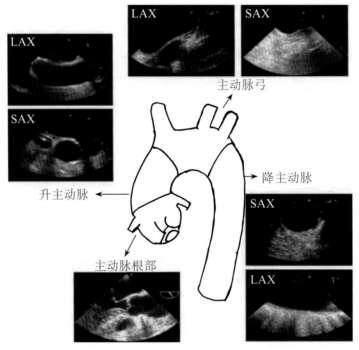

图14-3-2　混合云平台

（2）需监测主动脉瓣开放及心室内血流。保持主动脉瓣开放十分重要。若心功能太差或恢复不好，ECMO支持力度高，会影响主动脉的开放。开放不好或闭合的主动脉瓣会导致左心室的膨大和血栓形成，也会造成二尖瓣反流及左房压升高，甚至肺水增多及肺阻力增加，从而影响通气氧合及右心功能。TEECC可动态监测左心室心腔大小及主动脉瓣开放情况，为后续左心室减压的时机把握与策略制定提供依据。若通过TEECC发现心腔内血流自发显影，需对心腔内进行动态监测，调整抗凝策略、优化强心药物使用及评估是否需要左心室减压等治疗。

（3）需监测左心室大小（左心室舒张末期内径）及左心室充盈压。左心室扩张是心功能恢复不佳的继发结果。若主动脉瓣持续关闭或开放不良，会导致左心室舒张末压增加、二尖瓣反流、左房压升高及左心室扩张，左心室舒张末压增加会导致心脏左心室壁应力升高和心肌氧耗增加，对左心功能恢复造成不良影响，并且造成肺的渗漏及肺阻力改变,进而影响通气氧合及右心功能。所以,左心室扩张被认为左心室恢复不良和不能脱离 VA-ECMO 的主要因素。一旦有证据表明左心室扩张和进行性肺水肿,就应该考虑左心室减压。

左心室扩张的 TEECC 表现包括左心室舒张末期内径增加,E/E'比值增加,自发性超声造影(烟雾征)或左心室血栓,间断或无主动脉瓣开放。其他体征包括:①有肺水肿的迹象(胸片、重症超声);②左心室充盈压升高;③难治性室性心律失常;④CT 或常规血管造影显示肺动脉造影停滞。

对左心室功能进行以上方面的评估,并结合其他脏器功能状态可协助制定流量支持力度、决定左心室减压时机与策略或撤机时机。若在正性肌力支持和容积状态优化后仍有左心室扩张,考虑主动左心室减压。主动左心室减压一般是指通过手术或经皮插入套管后直接从左侧室腔吸血的减压方法。目前左心室减压的方法包括主动脉内球囊反搏(IABP)、球囊房间隔造口术、Impella、手术减压插管和经皮减压插管。

4. 并发症的筛查与预防

对于外周 VA-ECMO 支持患者,随着心功能的改善、流量的调整,混合云平面下移。若此时患者肺部情况糟糕,可出现南北综合征(也称"丑角综合征"),这反映了来自心脏血流(顺行,低氧血流)和来自外周 ECMO 血流(逆行,高氧血流)的相反流动,以及患者差异性缺氧(上半身低氧血症,下半身高氧血症)。通过 TEECC 可实时评估心功能恢复情况,并在主动脉长轴切面观察到混合云平面,结合重症超声对肺部情况的综合评估可调整治疗策略。处理方式:增加 VA-ECMO 流量;或者将 ECMO 模式更改为混合型 ECMO(VVA-ECMO 或 VV-ECMO);或者将动脉插管位置从股动脉切换到腋下或中心(主动脉)位置,以避免从周围股动脉插管的逆行血流。

四、异常情况监测

TEECC 能够清晰地显示心内膜、心内微小分流及心脏结构改变等情况,能够精细监测和指导精准诊治,为 ECMO 的全程管理提供可视化依据。

五、ECMO撤离指导

对于 VA-ECMO 患者,通过 TEECC 对心功能的监测与评估,若心室收缩力改善且主动脉瓣持续开放,ECMO 流量可逐渐减少,若此过程中未观察到明显的低血压或 TEE 未发现有左右心室扩张的迹象,可以进一步减少 ECMO 的流量。若 TEECC 评估左心室 EF≥20%～25%,主动脉 VTI≥10cm,在最小 ECMO 流量(血流量降至正常的

10%～25%，即流量1.0～1.5L/min）支持下TDSa≥6cm/s，且血气结果满意，血流动力学稳定，则应考虑撤除ECMO。同时，在ECMO低流量辅助时需加强ECMO管道内血流的监测，并适度调整抗凝方式，以防ECMO回路内血栓形成。撤机后仍需对心功能进行动态监测及评估。

对于VV-ECMO患者，除了通过血气分析、肺的呼吸力学指标、减低ECMO辅助流量［最小40mL/(kg·min)］和降低人工肺氧浓度来评价肺功能外，还可以利用重症超声实时动态且连续监测评估肺部情况，并通过TEECC了解右心功能，这有利于评价自身肺与人工肺对全身氧供需平衡的支持程度，便于调整和优化呼吸机及ECMO参数设置。若自身肺恢复可，可加大呼吸机通气支持力度（FiO₂加到1.0），并观察患者氧分压；如果患者氧分压也迅速提高，则可适当调整呼吸机参数，并关闭人工肺的气源，封闭人工肺其他进出口，观察1～2h后再复查血气；若血气指标可以接受，生命体征平稳，可撤除VV-ECMO。撤机后仍需对心功能及肺部情况进行动态监测及评估。

综上所述，TEECC是ECMO治疗过程中实现全程管理，尤其是监测血流动力学必不可少的手段。重症医师不仅要掌握ECMO及TEE的技能，还要掌握并熟练运用TEECC的理念与应用规范，以提高重症诊疗的效能。

（尹万红）

参考文献

［1］王晟，余海，王锷，等.围手术期经食管超声心动图操作纲要.临床麻醉学杂志，2016，32（4）：408-413.

［2］尹万红，王小亭，刘大为，等.中国重症经食管超声临床应用专家共识（2019）.中华内科杂志，2019，58（12）：869-882.

［3］Aurélien R，Lucas L，Marco R，et al. Pulmonary complications associated with veno-arterial extra-corporeal membrane oxygenation：a comprehensive review. Crit Care，2020，24（1）：212.

［4］Burkhoff D, Sayer G, Doshi D, et al. Hemodynamics of mechanical circulatory support. J Am Coll Cardiol, 2015, 66(23): 2663-2674.

［5］Ghislaine D，Andrew R，Filio B，et al. Echocardiography for adult patients supported with extracorporeal membrane oxygenation. Crit Care，2015，19：326.

［6］Su Y，Liu K，Zheng J L，et al. Hemodynamic monitoring in patients with venoarterial extracorporeal membrane oxygenation. Ann Transl Med，2020，8（12）：792.

第四篇

ECMO 患者的器官功能可视化监测

第十五章 | 脑功能监测

第一节 ECMO 患者的脑功能特点

ECMO 在重症循环与呼吸功能衰竭及心搏骤停患者的救治中发挥重要的器官支持作用。随着 ECMO 应用的增多和普及，神经系统并发症受到关注。ECMO 期间神经系统损伤的病理生理学改变机制复杂多样，有心搏骤停后的脑损伤，有 ECMO 支持状态下脑血流改变及脑损伤等多种因素。同时，镇静药和(或)肌肉松弛药(简称肌松药)的应用，使得患者在 ECMO 期间出现神经系统损伤时不容易被察觉。另外，由于床旁脑功能监测的认识和普及性限制，对 ECMO 患者神经系统功能的评估常常被忽视，当发现神经系统功能损伤时已经较晚。而研究表明合并神经系统损伤的 ECMO 患者病死率明显高于无神经系统损伤患者。因此，在 ECMO 治疗过程中关注脑功能、动态监测脑功能对于早期发现脑功能损伤并采取相应的干预措施十分重要。

一、ECMO 支持下神经系统损伤的流行病学

ECMO 相关的神经系统损伤根据发生时间分为早期和远期。早期主要表现为脑疝、脑死亡、脑出血、脑梗死、癫痫等；远期脑功能损伤主要为认知功能障碍和运动缺陷(如膈肌运动障碍、肌张力下降、脑瘫、偏瘫和截瘫等)等。根据国际 ELSO 数据统计，ECMO 支持患者的神经系统损伤发生率为 9.1%～36.6%。成人与小儿的常见神经系统并发症不完全相同，成人 ECMO 神经系统并发症主要为脑出血(1.8%～7.5%)、癫痫发作(1.8%)、脑梗死(2.0%～3.6%)、脑死亡 7.9%；而小儿以癫痫多见。有研究表明，存在中枢神经系统并发症使 ECMO 患者病死率几乎增加 5 倍，生存率更低(约 11%)。在 ECMO 支持类型中，VA-ECMO 和 VV-ECMO 神经系统并发症发生率的高低尚有争议。目前，较为一致的证据支持：心肺复苏、胸外按压同时行体外心肺复苏(ECPR)治疗患者的神经系统损伤发生率最高。有研究报道，尽管 ECPR 的应用将心搏骤停患者出院

率提高到40.2%，但当患者并发脑损伤时院内病死率明显增高，可高达89%。

二、ECMO神经系统损伤的相关因素及机制

1. ECMO治疗前患者的基础状态

ECMO治疗前，患者的低氧和低血压时间与患者神经系统预后明显相关。因此，从减少神经系统损伤角度上，需要严格把握ECMO的指征，避免因为支持治疗延迟、较长时间的缺血缺氧带来的脑损伤。尤其是ECPR患者经历了呼吸循环的停止和脑的血供、氧供停止，能否迅速恢复大循环和脑循环所需的氧供决定了患者神经系统预后。序贯器官衰竭评估（SOFA）大于13分、最初是无脉性心律、ECMO后初始脉压小于25mmHg、ECMO后初始平均动脉压小于70mmHg、血糖（Glu）大于300mg/dL、年龄大于65岁和从心肺复苏到ECMO转机之间的时间大于30min，预示ECPR后存活患者神经系统预后不良。其他类型ECMO治疗的研究表明：中心插管VA-ECMO和血小板计数大于350×10^9/L是脑梗死的危险因素；女性、中心插管VA-ECMO和血小板计数少于100×10^9/L是脑出血的危险因素。VA-ECMO中心插管患者容易出现神经系统并发症，可能与这种插管方式多见于心脏外科术后患者，其基础心脏疾病严重、体外循环转流、缺血再灌注损伤等多重打击有关。

2. ECMO期间脑血流自动调节功能的变化

脑作为人体的重要器官，具有强大的自动调节功能，正常情况下当平均动脉压在50～150mmHg的范围内变化时，脑动脉系统可以通过血管的收缩或者舒张维持稳定的脑血流量，被称为脑血流自动调节功能。但是脑血流自动调节功能是一个非常复杂的生理过程，在不同病理生理状态下最佳调节区间的阈值范围会发生改变。脑血流量的调节是由肌源性、代谢性、内皮源性和神经内分泌调节机制实现的。肌源性调节通过脑血管平滑肌细胞肌源性活动改变脑血管阻力；代谢性调节与周围神经元CO_2、O_2、K^+、Ca^{2+}、H^+和腺苷浓度的变化，以及颅脑的温度和代谢率有关；内皮源性调节与内皮细胞分泌的各种物质调节血管的直径有关；神经调节被认为通过交感神经和胆碱能通路实现。但是在软脑膜和脑实质的动脉和小动脉之间，可能存在部分和区域异质性，它们对各种神经递质的反应性差异，可能导致相同的脑灌注压范围内大脑不同的区域脑血流水平不同。在病理条件下，脑血流自动调节受损，脑灌注压轻微变化，即可导致脑缺血或水肿的发生，甚至出血。有研究表明，20%～24%患者体外循环期间出现脑血流自动调节功能受损，尤其在低温复温阶段发生率更高。一项利用近红外光谱（NIRS）和经颅多普勒超声（TCD）监测脑血流自动调节功能的研究结果显示，体外循

环期间脑血流自动调节功能受损的相关因素包括男性、体外循环期间动脉血二氧化碳分压水平,脑血流速度和术前使用阿司匹林;当患者脑血流自动调节功能受损时,更容易出现围手术期卒中。目前,关于ECMO期间脑血流调节能力变化的研究较少。VA-ECMO类似体外循环,因此理论上通过研究体外循环在一定程度上可以推断脑和全身血流动力学类似的变化。

3. VA-ECMO期间脑血流动力学的变化

在VA-ECMO运行期间离心泵为全身提供循环血量,包括为脑循环提供连续不断的非搏动血流。但是,搏动血流的消失和高剂量血管活性药物的作用导致颅内血管高反应性或低反应性,容易引起组织低灌注和脑缺血。有研究对18例行VA-ECMO治疗的儿科患者每日行TCD,测量双侧大脑中动脉血流速度。研究发现,没有发生明显临床神经系统损伤的患儿ECMO起始阶段收缩期峰值流速(systolic peak velocity, V_s)和平均流速(mean velocity, V_m)低于正常值,分别为正常值的(54±3)%、(52±4)%;ECMO撤离后V_s和V_m增加,分别为(73±3)%和(64±4)%。而发生明显临床神经系统损伤的患儿,脑血流速度在出现临床症状前几天即高于正常值[V_s(123±8)%、V_m(130±18)%],提示可能存在过灌注情况。此外,VA-ECMO期间颅内大动脉脑血流的方向也发生改变,主要取决于侧支循环的建立方式。侧支循环的代偿程度直接关系到脑灌注。

不同的ECMO置管位置对脑血流亦产生影响,VA-ECMO常用的插管方式有三种:股动-静脉插管和颈内静脉-颈总动脉插管属于外周插管;右心房-升主动脉插管属于中心插管。外周VA-ECMO中颈内静脉-颈总动脉插管是目前婴幼儿ECMO最常用的置管方法。在动物研究中发现,VA-ECMO开始时,颈总动脉结扎,右大脑皮层脑血流速度急剧下降25%,并至少持续60min,同时脑氧输送量下降30%,这可能会影响脑自动调节能力。但亦有研究发现,右颈总动脉结扎后,若大脑Willis血管环保持完整性,则可以有效代偿右侧大脑血供。不管颈部血管结扎是否修补,患者在颅脑损伤及后遗症发生率方面都并无差别。因此,以上变化是否对颅脑损伤产生直接影响,仍存在争议。VA-ECMO中股动脉通常是成年患者流出管道的插管部位,氧合血回流通过股动脉、降主动脉逆向流动,会对左心室产生后负荷,从而可能导致左心室扩张、冠状动脉血流减少。由于左心室未完全停止射血,血液供应到冠状动脉、头臂动脉和左颈动脉时可能未经充分氧合,主要表现为上半身的氧饱和度降低。在肺功能不良的情况下,上半身的氧饱和度取决于双向血流达到平衡的平面。如果动脉回流管的插管部位在升主动脉,氧饱和的风险可以降到最低。保持相同的动脉回流管插管部位,将插入管定位于上腔静脉,而不是股静脉,也被证实可以改善上半身氧合,这可以降低南北综合征的风险,并为大脑循环提供足够的氧输送。

4. 动脉血二氧化碳分压改变对 ECMO 脑循环的影响

在正常动脉血二氧化碳分压（$PaCO_2$）范围内，$PaCO_2$ 每改变 1mmHg，引起约 4% 脑血流量改变。高碳酸血症可引起脑血管扩张，增加脑血容量和颅内压，进而引起脑灌注的下降；低碳酸血症导致脑血管收缩，降低脑血容量，可能引起脑缺血的发生。ECMO 启动期间，$PaCO_2$ 水平的骤变（从高碳酸血症到正常碳酸血症或低碳酸血症）可引起大循环血压的骤降和脑血管的收缩，导致脑血流骤减，从而导致脑损伤的发生。有研究发现，脑出血是 ECMO 期间主要的神经系统并发症，但脑出血的发生与凝血障碍或抗凝治疗无关，患者血小板计数、凝血酶原时间、活化部分凝血酶原时间和纤维蛋白原与未出现脑出血的患者无差异。在患者脑出血前 3 天肝素的应用剂量亦没有差别。ECMO 开始阶段，$PaCO_2$ 急剧下降，是脑出血发生的独立危险因素。其具体机制尚不明确，不排除 ECMO 转流后二氧化碳快速排出引起的碱中毒，导致微出血或局部脑血流改变。有研究发现，VV-ECMO 初期过快的二氧化碳水平降低（ECMO 辅助 2h 内二氧化碳分压下降＞27mmHg）与颅内出血密切相关，可能与脑血管调节和脑血流量的剧烈变化相关。因此，建议在 ECMO 开始阶段先使用低气流量，之后逐渐上调，避免快速纠正高碳酸血症，有可能降低脑损伤发生率。

5. 主动脉内球囊反搏对脑循环的影响

有研究表明，联合 IABP 与 VA-ECMO 可以降低左心室后负荷，可改善心源性休克患者的预后。但是加用 IABP 可能导致脑血流改变，具体改变取决于左心室功能损伤程度。有研究发现，外周 VA-ECMO 联合 IABP 可明显降低心肌顿抑患者的脑血流量。因严重心肌顿抑患者表现为持续平流脑灌注，舒张期球囊充气扩张，可阻碍 ECMO 经股动脉插管向上提供给大脑的非搏动血流灌注，从而减少反搏末期大脑的血供，甚至使反搏末期血流量降低为零；当心脏功能好转，左心室射血功能有所恢复，反搏末期脑血流量逐渐增加，当拔除 IABP 后，脑血流状态恢复正常的形态。这些特殊脑血流波形的动态变化是否具有临床意义，还需要进一步研究加以证实。

6. 影响 ECMO 脑损伤的其他因素

ECMO 治疗前的疾病严重程度、ECMO 实施相关因素（如 ECMO 套管的栓塞事件）、ECMO 循环回路和氧合器对凝血功能的干扰［如溶血、血小板减少、获得性血管性血友病（von Willebrand disease）和纤维蛋白溶解］及再灌注损伤，均可导致脑损伤。严重高血压或低血压、继发于抗凝后的出血、脑血管痉挛、血栓栓塞症和局部周围组织水肿引起的继发性局灶性神经损伤，均导致脑自动调节功能丧失，这些都可能与 ECMO 患者脑损伤机制相关联。

此外,ECMO患者呼吸管理也可以影响脑循环。有研究报道,呼气末正压(PEEP)每增加 1cmH₂O,颅内压上升 0.31mmHg,脑灌注压下降 0.85mmHg,因此,PEEP 的使用对急性脑损伤患者也可能造成影响。ECMO患者更高的 PEEP 与改善的总体病死率相关,但这些通气策略对脑循环具体影响尚不明确。对脑损伤伴有急性呼吸衰竭患者的研究表明,当 PEEP 超过 15cmH₂O 时才会引起患者颅内压的明显增高。但是,尚不清楚高 PEEP 水平如何影响ECMO患者颅内压。另外,俯卧位通气亦有可能影响患者静脉回流,导致患者颅内压增高。但是在不同情况下,关于俯卧位通气的具体影响仍需要不断探索。

综上所述,ECMO患者全身血流动力学基线状态通常严重紊乱,大剂量缩血管药物的使用等均可引起大循环系统复杂变化。如果器官灌注不充分,可导致各种全身并发症,并进一步影响脑血流。另外,大部分ECMO患者因使用镇痛镇静药物和(或)肌松药等,常规的神经系统体格检查受影响,较难在早期发现神经系统并发症。并且由于ECMO运行期间患者呼吸循环不稳定,转运行头部 CT、磁共振成像(MRI)检查等通常风险较高,较难获得及时的影像学评估。总之,ECMO治疗时患者脑损伤的发生率高,存在多种高危因素,而ECMO对中枢神经系统影响又经常被临床医生忽视。通常ECMO患者的神经系统并发症在早期不易被觉察,导致实际并发症的发生率可能比报道的更高。当发现患者出现神经系统并发症时已较晚,患者病情较重,导致预后不良。因此,早期连续动态常规化床旁监测ECMO患者脑功能对于预防并发症的发生至关重要。

(艾美林　张丽娜)

第二节　脑功能常规监测

重症脑功能监测是由重症医生操作,在重症医学理论指导下的床旁多模态脑功能监测,其目的是评估原发性损伤,监测原发性损伤的演绎过程,预警及防控继发性损伤。重症脑功能监测不是重症医生与多模态脑功能监测本身的简单结合,而是对重症神经患者问题导向的多种信息整合的动态评估过程,赋予其重症特色,以针对每位重症神经患者不同的生理、病理生理机制量体裁衣,即刻精确滴定治疗。如何用好重症脑功能监测,将之转化为正确治疗决策,是每位重症医生的新使命。重症脑功能的常规监测包括神经系统体格检查、神经生物标志物检查、脑脊液监测、颅内压监测、脑血流监测、脑电生理监测、脑氧饱和度监测、脑代谢监测、神经影像学监测等。每种监测方法均可以从不同方面反映患者的脑功能状态，各有优缺点。在临床上，重在结合患者的病理生理改变和监测需求，选择合适的监测技术，并整合临床信息进行分析，实现动态连续的评估。

一、神经系统体格检查

大部分患者ECMO辅助之初往往就有意识障碍，有可能是因为患者接受深镇静，也有可能是因为患者处于昏迷状态或者心脏停搏状态。ELSO指南建议每天至少有1次神经系统体检。格拉斯哥昏迷评分是神经系统体检必用的方法；如果需要评估患者的脑干功能，可以使用全面无反应性量表（FOUR评分）；还可以根据病情进行脑干反射、病理反射等体检。当体检发现阳性体征时，应请神经科医师会诊并尽快完善相关专科检验和辅助检查。

二、神经生物标志物检查

多种血浆中代表神经元损伤的生物标志物已应用于脑损伤监测。胶质纤维酸性蛋白（glial fibrillary acidic protein，GFAP）、S100β蛋白、神经元特异性烯醇化酶（neuron specific enolase，NSE）、细胞间黏附分子5（intercellular adhesion molecule 5，ICAM-5）、脑源性神经营养因子（brain-derived neurotrophic factor，BDNF）和单核细胞趋化蛋白1（monocyte chemoattractant protein 1，MCP-1）等在ECMO患者中已有研究。目前，尚未确定这些生物标志物的出现是否与ECMO损伤相关，还是由最初的原发疾病状态所致，这值得临床进一步探索。

三、脑氧饱和度监测——近红外光谱监测

近红外光谱（NIRS）是一种床旁无创的简便脑功能监测方法，它通过前额头皮放置电极连续测量脑氧饱和度。近红外光穿透大脑$2.0 \sim 2.5$cm深度，检测脑循环中含氧和去氧血红蛋白浓度，可以反映局部脑组织氧供需平衡及脑血流充足性。局部脑氧饱和度（regional cerebral oxygen saturation，$rScO_2$）表示含氧血红蛋白占总血红蛋白的比率。低$rScO_2$和左右大脑$rScO_2$差异大，与VA-ECMO急性神经系统并发症的发生独立相关。早期$rScO_2$值持续下降的患者几乎后期均可确认神经系统损害，持续上升的患者预后相对良好。但是由于算法的区别，不同的机器参考阈值范围不完全一样。另外，$rScO_2$的动态改变与MAP波动的相关性可以作为脑自动调节功能的指标。利用$rScO_2$和MAP的相关性可计算出脑氧调节指数（cerebral oximetry index，COx）。通过

监测 MAP 与 rScO₂ 之间的动态关系，可评估脑自动调节功能和最佳 MAP。当 COx 接近 1 时，MAP 和 rScO₂ 密切相关，表明脑自动调节功能受损；当 COx 为负值时，表明脑自动调节功能正常。

四、脑电生理监测

1. 脑电图

脑电图（electroencephalogram，EEG）通过在头皮表面放置电极来监测皮层的脑电波活动，是诊断癫痫和非症状性癫痫的"金标准"。有研究通过 EEG 监测 ECMO 治疗的新生儿和儿科患者的脑电活动，结果发现，18% 患者发生癫痫。脑电图监测可无创、连续在床旁评估患者是否合并癫痫和非症状性癫痫，连续监测还可以预警脑缺血，早期发现脑功能的异常，从而提早干预和预防严重并发症的发生。持续的脑电图监测发现，ECMO 辅助的小儿癫痫发生率达 23%，75% 的癫痫发生于 ECMO 治疗 3 天内，置管时有严重血小板减少及酸中毒的患儿更易发生癫痫，提示高风险患者的监测方向。但是脑电图监测容易受到镇痛镇静药物的影响，对脑电的判读有一定的干扰，临床解读时需要引起重视。也有研究利用持续的脑电图监测判断脑功能损害的严重程度、预测疾病趋势和预后。目前没有诊断 ECMO 患者脑死亡的公认标准，脑电图可以辅助判断脑死亡，如脑电图呈等电位表现。

2. 躯体感觉诱发电位

躯体感觉诱发电位（somatosensory evoked potential，SSEP）提供有关外部刺激后躯体感觉皮层的电信号，皮质电位（N20）消失或者波幅降低可以预测脑损伤，是判断神经系统预后早期可靠的预测因子，并且几乎不受镇静药物和轻度低温的影响。结合神经系统体格检查和神经生物标志物检查，SSEP 监测分析在神经系统结局评估中特异性高，对于 ECMO 患者（尤其是 ECPR 患者）的神经预后结局及治疗决策具有重要价值。

五、神经影像学监测

虽然 ECMO 期间患者由于循环不稳定，管路较多，外出行神经影像学检查较困难，但影像学检查对颅脑结构病变（如脑出血、脑梗死等）的评估具有诊断价值。头部 CT 如果可以做到床旁便携的话，将是排除急性颅内病理改变的重要工具之一。MRI 由于硬件不兼容，在 ECMO 治疗期间的使用受到限制，但可在 ECMO 治疗结束后用于评估神经系统的损伤，尤其对患者是否存在缺血缺氧性改变的诊断具有重要的意义。

（艾美林　张丽娜）

第三节 脑功能可视化监测

一、无创颅内压评估

床旁超声测量视神经鞘直径（optic nerve sheath diameter，ONSD）是定性评估和预测颅内压升高的可靠无创监测技术之一。视神经是中枢神经系统的一部分，眶内段视神经外由视神经鞘包裹，视神经鞘是硬脑膜的延续。视神经及鞘膜之间间隙与蛛网膜下腔交通，脑脊液在其间自由流动。当颅内压增高时，脑脊液将积聚于视神经鞘内，使鞘内压力增加，从而导致视神经鞘直径的扩张。与硬脑膜结构不同，视神经鞘具有超强的弹性，允许快速扩张。视神经鞘的这一解剖结构特点决定了颅内压急剧变化后几分钟内视神经鞘的扩张。因此，通过视神经鞘直径的动态变化可以非常及时地反映颅内压力变化，远早于视盘水肿的临床改变。超声测量 ONSD 有着无创、床旁、操作简便等优点，它能在第一时间提醒临床医生患者颅内高压的出现，为临床诊治争取时间。虽然目前尚无 ONSD 统一的临界值标准，但一般眼球后壁后方 3mm 处的 ONSD＞5mm 提示颅内压可能升高。需要注意的是，超声测量具有操作者依赖性，并且不同的研究定性颅内压增高的 ONSD 阈值（5～6mm）不同，因此需要规范测量操作技术，确定阈值。图 15-3-1 是一位 VV-ECMO 患者的 ONSD 测量影像。

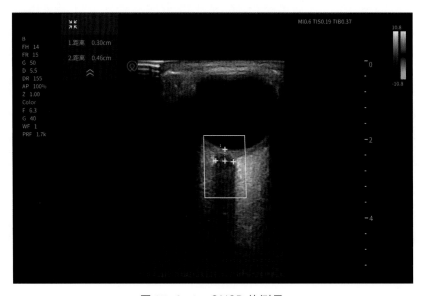

图 15-3-1 ONSD 的测量

二、脑血流监测

1. 经颅多普勒超声

经颅多普勒超声(transcranial Doppler, TCD)已被广泛应用于神经内科和神经外科患者的脑血流监测。通过 TCD 监测,可以获得患者脑血流频谱形态、脑血流速度[如收缩期峰值流速(V_s)、舒张末期流速(end-diastolic velocity, V_d)、平均流速(V_m)]和相关脉动参数[如搏动指数(PI)、阻力指数(resistance index, RI)]。通过这些参数可以评估患者的脑血流状态:正常? 缺血代偿期? 缺血失代偿期? 充血? 血管痉挛? 脑死亡? 通过 PI 和 V_d 间接评估颅内压力。

通过 TCD 监测获取的脑血流瞬时充血反应率(transient hyperemic response ratio, THRR)和平均速度指数(mean velocity index, Mx)评估患者脑血流调节功能及寻找最佳的脑灌注压,已逐渐成为常规的脑保护监测和治疗手段。THRR 是指通过压迫同侧颈总动脉使同侧大脑中动脉的血流速度降低,压迫解除后血流速度瞬间恢复压迫前的血流速度或高于压迫前的血流速度。若压迫解除后血流速度/压迫前的血流速度>1.09,则说明存在脑血流调节功能。Mx 是指脑血流速度与 MAP 的动态改变关系,若Mx>0.3,则提示脑血流调节功能障碍。PI 可代表脑血流的搏动状态和脑血管阻力。在 VA-ECMO 治疗期间,由于心肌抑制和离心泵提供非搏动血流,TCD 脑血流可呈平流状态,PI 可为 0。此时,不应误认为脑血管扩张或脑循环停滞。随着患者心功能的好转,PI 逐渐增高至正常范围。因此,VA-ECMO 治疗患者的脑血流 PI 可间接反映患者的心功能改善情况,不应与颅内压升高相混淆。另外,TCD 持续监测可以帮助实时检测 ECMO 回路中的微栓子,有助于早期发现和干预,从而避免患者脑损伤。

2. 经颅彩色多普勒超声

近年来床旁超声在重症患者中的应用日益广泛,使用超声机器的常用探头——相控阵探头(心脏探头),选择经颅模式就能在颞窗可视化 ECMO 患者颅内的二维结构、颅内血管及血流的频谱形态。经颅彩色多普勒超声(transcranial color doppler, TCCD)能使 ECMO 患者颅内血肿和中线移位可视化。血肿在 TCCD 上呈现强回声区;在三脑室平面,当中线移位超过 5mm 时,高度提示患者的颅内压明显增高。TCCD 也能使颅内的 Willis 环和颅内静脉可视化,可用于评估血管是否狭窄等。TCCD 的频谱形态和参数的显像与分析同 TCD 一致。ECMO 患者 TCCD 的脑血流显影和频谱形态见图 15-3-2 和图 15-3-3。

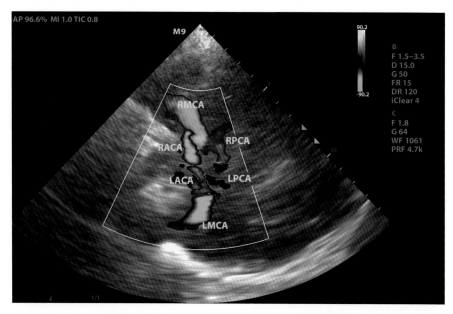

图 15-3-2　ECMO 患者脑血流的可视化显影

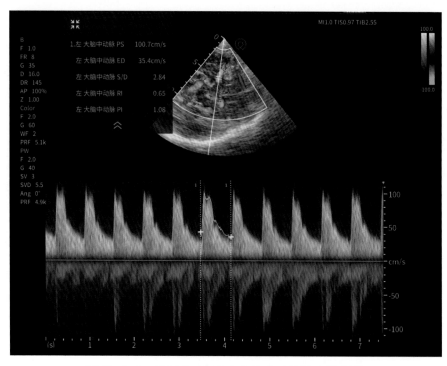

图 15-3-3　VV-ECMO 患者大脑中动脉脑血流频谱

　　与 TCD 相比，TCCD 不需要专用的设备，对于有床旁超声机器的重症监护病房而言很容易获取，并且由于能可视化，TCCD 学习曲线短，容易学习，便于推广。但由于探头的频率较 TCD 频率高，TCCD 穿透能力较 TCD 低，10%～20% 的患者不能通过颞窗获得良好的血流频谱。此时,可以通过眼窗获得患者对侧的脑血流信号,作为颞窗不良患者脑血流的补充。通过TCCD监测获得脑血流频谱形态,结合相关的参数可以得到ECMO患者的脑血流状态;通过PI的动态改变可间接评估患者的颅内压;通过频谱形态的改变可判断VA-ECMO患者脑血流状态是平流还是恢复搏动血流。同样通过THRR可以评估患者的最佳MAP水平,避免高血压的脑充血,避免低血压的脑缺血。对于ECPR患者,若患者早期出现震荡波、钉子波、无血流信号的脑血流状态,则高度提示脑死亡的可能性,为启动进一步的预后评估提供重要的参考。对于VA-ECMO和IABP支持的患者,脑血流的监测波形有一定的特殊性(图15-3-4),仍需进一步探索。

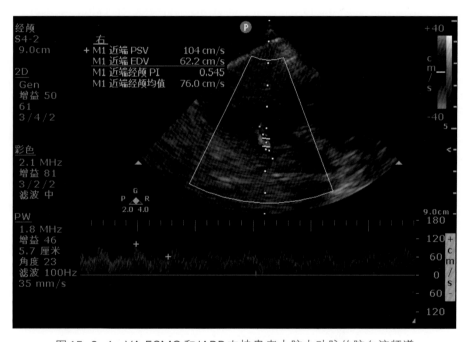

图15-3-4 VA-ECMO和IABP支持患者大脑中动脉的脑血流频谱

总之,对于ECMO支持治疗带来的神经功能改变,目前的认知还远远不足,前瞻性研究难度也非常大。一些神经系统损伤的确诊需要依靠特殊的辅助检查,而实际工作中并非所有患者进行了这些检查,诊断率和实际发生率之间差异较大。在当前阶段,需要从理论上充分理解ECMO造成的病理生理改变对神经系统损伤的机制和高危因素,普及ECMO治疗期间神经功能监测,早发现,早干预。从应对神经系统损伤的方法看,目前还没有针对ECMO辅助患者的特异性治疗手段,未来通过脑监测导向的血流动力学优化治疗可能对脑保护具有一定作用。

(艾美林 张丽娜)

参考文献

［1］Cho S M，Farrokh S，Whitman G，et al. Neurocritical care for extracorporeal membrane oxygenation patients. Crit Care Med，2019，47（12）：1773-1781.

［2］Cho S M，Ziai W，Mayasi Y，et al. Noninvasive neurological monitoring in extracorporeal membrane oxygenation. ASAIO J，2020，66（4）：388-393.

［3］Cvetkovic M，Chiarini G，Belliato M，et al. International survey of neuromonitoring and neurodevelopmental outcome in children and adults supported on extracorporeal membrane oxygenation in Europe. Perfusion，2023，38（2）：245-260.

［4］Illum B，Odish M，Minokadeh A，et al. Evaluation，treatment，and impact of neurologic injury in adult patients on extracorporeal membrane oxygenation：A review. Curr Treat Options Neurol，2021，23（5）：15.

［5］Said A S，Guilliams K P，Bembea M M. Neurological monitoring and complications of pediatric extracorporeal membrane oxygenation support. Pediatr Neurol，2020，108：31-39.

［6］Zhang H L，Xu J Q，Yang X Q，et al. Narrative review of neurologic complications in adults on ECMO：Prevalence，risks，outcomes，and prevention strategies. Front Med（Lausanne），2021，8：713333.

第十六章｜肾功能监测

第一节　ECMO患者的肾功能特点

ECMO是一种挽救严重呼吸和（或）循环衰竭患者生命的治疗。常见的运转模式有两种，用于难治性心源性休克或合并心肺衰竭患者的VA-ECMO和用于潜在可逆性呼吸衰竭患者的VV-ECMO。近些年ECMO的大幅使用使得患者生存率有所提高，但并发症仍很常见。急性肾损伤（AKI）就是ECMO患者中最常见的并发症之一，多项研究指出合并AKI的ECMO患者的病死率升高。ECMO期间肾功能损伤的病理生理学改变机制复杂多样，部分与患者自身疾病状态相关，比如低灌注、低氧、自动调节功能丧失、全身炎症反应及肾毒性药物的使用。同时，ECMO的使用亦可引起血流动力学相关因素的改变、激素调节通路的激活、心肾综合征及肺肾等器官交互作用。ECMO管路导致的溶血、栓塞、血管损伤等并发症均会对肾功能产生影响。了解ECMO期间发生AKI的高危因素、病理生理学的改变、血流动力学的变化对于预防和管理这一高危人群至关重要。

一、ECMO支持下AKI的定义

AKI的临床特点是肾脏排泄功能的急性丧失，导致体内含氮废物排出受阻，容量、电解质和酸碱平衡失调。由于诊断的复杂性，各种未标准化的定义和诊断标准就AKI发生率的报道差异较大，其波动在26%～85%。相比VV-ECMO过程，AKI在VA-ECMO过程中更常见，并且最常发生在ECMO置管当天。目前最常用AKI诊断标准是最新的KDIGO（改善全球肾脏病预后组织）标准、RIFLE（风险，损伤，衰竭，失功能，终末期肾病）标准及AKIN（急性肾脏病网络）标准。相关研究显示，对ECMO患者而言，KDIGO标准在预测住院病死率方面价值更高，且能更好地减少漏诊，发现RIFLE标准没能筛查出来的患者。所以，KDIGO标准现阶段应用更为广泛。KDIGO标准的主要指标依然是尿量与血肌酐(Scr),只要下列情况满足一项即可诊断为AKI:①尿量减少,尿量<0.5mL/(kg·h)持续6h以上;②Scr在48h内升高超过26.5μmol/L(0.3mg/dL);③在7天内Scr升高超过基础值的1.5倍及以上。

二、ECMO支持下发生AKI的相关因素及机制

1. ECMO治疗前患者的基础状态

在ECMO治疗前患者通常较长时间处于低灌注、顽固性休克状态,导致肾血流量(renal blood flow,RBF)急剧减少。机体为了增加肾脏血流量,激活交感肾上腺系统和肾素-血管紧张素-醛固酮系统(renin-angiotensin-aldosterone system,RAAS)、促进抗利尿激素的分泌等,导致肾小动脉强烈收缩,进一步降低肾血流量和肾灌注压,使肾血管阻力增加,肾小球滤过率(glomerular filtration rate,GFR)显著降低。同时,醛固酮和抗利尿激素分泌的增加使肾小管对水和钠的重吸收加强,尿量和排钠减少,最终导致AKI。另外,各种原因导致的前列腺素、腺苷、内皮素等释放都可能引起肾小球静水压降低;肾脏缺血造成肾小管上皮细胞及微绒毛大量脱落,与蛋白质结合形成复合物,最终导致肾小管堵塞,肾小管内压力增高,GFR降低。这本质上是一种肾前性AKI,一旦低血容量纠正,灌注压提高,肾功能就有机会恢复。但若肾脏缺血时间过长,就可能发展成不可逆的肾实质性损害。此外,对于难治性心肺衰竭的患者,在接受ECMO之前为了维持循环大多使用了大剂量的血管活性药物,甚至肾毒性药物(如头孢菌素等抗生素),可直接损害肾小管,一些麻醉药物(如氟烷等)也可能影响肾功能,这些均会增加AKI的风险。同时,缺氧、高碳酸血症、神经激素失调均可导致AKI的发生。心力衰竭、心功能不全、腹高压和肾淤血亦可导致心肾综合征和肾血流受损。

2. ECMO期间肾血流自动调节功能的变化

血流的自主调节是指器官在血压或灌注压波动时通过自我调节血管阻力来维持稳定的器官灌注,反映了器官灌注压和血流之间的联系。因此,调节能力越强,血压波动时器官血流的稳定性就越高。血流不随压力变化而波动的阶段是平台期,平台期的两端是自动调节下限和上限。如果血压或灌注压高于自动调节下限,不仅可以有效地灌注器官,而且可以减少血管活性药物和液体的使用。调节能力强的器官平台期宽而平坦,而调节能力弱的器官平台期狭窄、陡峭甚至不存在。

成人安静时肾血流量1200mL/min,占心排血量的20%~25%。94%的肾血流量分布在肾脏皮质,5%~6%在肾外髓,不到1%在肾内髓,所以肾血流量主要指肾皮质血供。一定压力范围内(80~180mmHg),无论血压如何波动,肾血流量与GFR都能保持

相对恒定,当肾灌注压超出范围时,无需肾外神经支配,RBF随肾灌注压的变化而变化,这就是肾血流量的自身调节。

肾脏有两组毛细血管网,肾小球毛细血管网和肾小管周围毛细血管网。肾小球毛细血管网的两端都是小动脉,这导致肾小球毛细血管网的前向灌注压远高于大多数其他器官(约60mmHg vs 10~15mmHg)。因此,肾脏更容易受MAP波动的影响,这也是肾自动调节的下限相对较高的原因。同时肾阻力血管处于恒定高压状态,肾脏自主调节血流的能力很容易受损。ECMO患者通常血压极其不稳定,加速了对肾自动调节能力的破坏,而使GFR降低。因此,ECMO患者平均动脉压的滴定对肾功能的维护尤其重要。另外,肾脏对血流的自动调节比其他重要器官(心、脑、脊髓)弱,可用于指导ECMO患者的血压管理并应被优先评估,有助于最佳MAP的滴定。

3. ECMO期间肾脏血管压力的改变

肾小管周围毛细血管主要用于重吸收大部分肾小球的滤液,故其血管内压力必须足够低。通常有效肾小球滤过压约为10mmHg,如果肾小管周围毛细血管内压力高于此值,则会停止重吸收。由于肾小管毛细血管压力低,环境压力升高易对其产生不利影响,尤其是肾静脉压。肾静脉压是肾小管周围毛细血管血流回流的直接阻力。如果肾静脉压增加(正常为3~4mmHg),则肾小管周围毛细血管压力增加,肾小管的重吸收减少。通过压力反向传导,增加的肾静脉压可以降低肾小球滤过压,增加肾间质压,减少肾脏灌注。即使是肾静脉压的轻度增加,亦可引起肾素释放的增加,导致肾血管阻力增加和肾灌注减少。在这种情况下,为了增加肾灌注,需要更高的正向灌注压,这使得肾脏更容易受到MAP波动的影响,导致AKI的发生和进展。肾静脉压必须至少比中心静脉压(CVP)高2mmHg,这样肾静脉血才能回到下腔静脉。因此,CVP升高是影响肾静脉压的最直接因素,是AKI发生和进展的独立危险因素。然而,ECMO开始后24h内,由于血液与膜肺及管路相接触,血管通透性增高,也被称为毛细血管渗漏综合征。这极易导致ECMO低血流速度,需要补液扩容。但补液扩容会导致患者心脏前负荷过重,CVP升高。PEEP的应用有助于肺复张和左心室前后负荷的降低。增加PEEP和(或)潮气量可升高胸腔内压,减少静脉回流和心排血量,增加右心室后负荷,使CVP升高,静脉充血,肾灌注减少。此外,由于缺血缺氧的打击及大剂量血管活性药物的使用等因素,ECMO期间患者往往会发生胃肠功能衰竭进而导致腹腔高压,对肾小管毛细血管压力产生不利影响。

4. ECMO对肾脏激素分泌的影响

多项研究发现,使用左心室辅助装置进行左心支持,会对肾脏神经内分泌通路产生影响，长时间的激活效应能够诱发心脏和肾功能障碍。ECMO会使肾素-血管紧张素-醛固酮系统（RAAS）、血浆肾素活性（plasma renin activity，PRA）、心房钠尿肽（atrial natriuretic peptide，ANP）通路受损。

对于慢性心力衰竭患者，左心室辅助装置支持会引起RAAS的下调，可对容量负荷和早期心肾功能产生积极影响。但针对ECMO患者，目前观点尚不统一。有研究认为，PRA的上调可能是VA-ECMO支持的呼吸衰竭儿童急性高血压的原因。也有研究基于对VA-ECMO支持的羊PRA水平的分析，推测PRA的上调可能是对缺乏搏动血流压力的适应性反应。然而，另一项研究在接受VA-ECMO治疗的患者中观察到PRA和血管紧张素Ⅱ水平的降低，PRA和血管紧张素Ⅱ水平与MAP呈负相关，表明MAP可直接或间接影响VA-ECMO患者的全身和肾内的灌注。

除了对RAAS通路的影响外，ECMO期间患者的ANP通路也受损。有研究观察到，VA-ECMO支持的急性呼吸衰竭新生儿患者在治疗过程中ANP水平降低，可能会损害肾内血流调节能力。此外，由于ANP被认为可以减弱肾肺相互损伤，因此ECMO支持过程中ANP水平下降导致的潜在风险实质是降低了ANP对需要ECMO支持的急性呼吸衰竭患者的肾脏保护和抗炎作用。而且，由于心房扩张是ANP释放的主要刺激因素，因此右心房静脉插管的血液引流可能与ANP减少有关。相关研究观察到ANP与CVP显著相关。在VV-ECMO过程中，循环和容量、CVP和ANP之间的关系可能更加复杂，其引流和回输管都可能影响局部压力，进而影响ANP的释放。

5. ECMO期间非搏动血流对肾功能的影响

在VA-ECMO运行期间，离心泵为全身提供循环血量，包括为体循环提供连续不断的非搏动血流。多项研究指出，搏动血流对于减少旁路相关的全身炎症反应综合征、减少对正性肌力支持的需求、缩短住院时间和保护器官有积极作用。但目前对于搏动血流的消失对肾功能的影响仍有争议。一项荟萃分析纳入了10项研究，其中477例患者在体外循环期间接受了非搏动血流，708例患者接受了搏动血流。没有足够的证据表明两组术后平均肌酐或血尿素氮（blood urea nitrogen，BUN）存在差异，但是，搏动血流组的肌酐清除率显著较高且血清乳酸水平较低。另一篇随机对照研究比较了由高辅助（辅助率80%）和低辅助（辅助率60%）循环支持猪的肾循环。研究认为，搏动血流在维持肾循环和组织代谢方面明显比非搏动血流更有用，特别是在低辅助循环支持的猪中。搏动血流灌注可以保持肾皮质血流量，增加肾静脉血回流和保持肾小管组织形态学完整，理论上要优于非搏动血流灌注。但对于高流量、非搏动灌注ECMO辅助是否引起重症患者肾脏功能损伤仍然不清楚。就全身器官灌注情况来看，只要灌注流量足够，两种灌注方式的结果是相同的。

6. ECMO管路相关因素引起的肾损伤

导致AKI发生的ECMO管路相关因素包括溶血、局部缺血、筋膜室综合征、肾微血栓形成和插管相关并发症。溶血可能是由于血液通过血泵时产生的剪切应力、回路内负压、管路对红细胞的机械损伤及与ECMO膜的非生物和非内皮化表面接触的共同作用。这可引起红细胞破坏及血浆蛋白变性。红细胞破坏导致血液中游离血红蛋白增加,严重时患者出现血红蛋白尿,这直接影响肾功能;变性的血浆蛋白可释放出游离脂肪,导致血管内血细胞聚集并产生广泛的毛细血管栓塞和肾毛细血管栓塞。　项荟萃分析对ECMO支持患者的并发症进行分析,纳入20项研究,共1866名患者。13项研究(包括677名患者)指出,肢体缺血发生率为16.9%。此外,下肢筋膜切开术或筋膜室综合征的发生率为10.3%。在这些临床情况下,相关生化损伤(如高肌红蛋白血症或缺血再灌注损伤)可能会诱发AKI。此外,血液暴露在人工表面会诱导炎症细胞因子的释放、补体和白细胞的激活,导致高凝状态和形成肾微血栓。与ECMO插管相关,少见但可能导致严重肾脏损伤的并发症包括插管位置不当导致的静脉阻塞、插管后栓塞和主动脉夹层等,也会对肾血管产生不可逆伤害。

(未亚平　朱　英)

第二节　肾功能常规监测

一、概述

肾脏是人体重要的器官之一,其生理功能主要是生成尿液,排泄代谢产物及调节水、电解质和酸碱平衡,维持机体内环境的稳定。肾功能包括肾小球滤过功能,肾小管重吸收、酸化功能,内分泌功能等。当肾功能出现问题时,就会出现水和电解质紊乱、酸碱平稳紊乱等问题。本节对肾功能的常规监测进行介绍。

二、肾小球滤过功能

(一)肾小球滤过率(GFR)

肾小球滤过功能是肾脏最重要的功能之一,用肾小球滤过率(GFR,mL/min)表示。临床上,准确评估GFR对正确判断肾脏疾病的分期、评估肾脏替代治疗的时机等均有重要意义。

肾小球滤过率是指在单位时间内两肾生成滤液的量,正常成人为125mL/min左右,是评价肾功能的重要指标。

GFR受多种因素影响,如性别、年龄、体表面积等因素。为测定GFR,临床上设计了各种物质的肾血浆清除率试验。

1. 菊粉清除率

菊粉清除率是检测GFR的"金标准"。菊粉是一种由果糖构成的多糖体,相对分子质量5200,经注入人体后,不被机体分解代谢而以原形自由通过肾小球滤出,既不被肾小管排泄,也不被其重吸收,故其可准确反映肾小球滤过率。但由于测量方法烦琐、价格昂贵,临床上不常规使用。

2. 内生肌酐清除率

肾脏在单位时间内把若干毫升血液中的内在肌酐全部清除出去,称为内生肌酐清除率(creatinine clearance,Ccr)。

患者连续进食无肌酐饮食3天,则体内的外源性肌酐均已排出,这时血浆中肌酐为体内肌酸代谢释放的内源性肌酐。由于肌酐分子量小,大部分可经肾小球滤过,且不被肾小管重吸收,仅有少量被近端肾小管排泄,故其可基本可反映肾小球滤过率。

方法:①前提为患者连续进食无肌酐饮食3天,避免剧烈活动。②第4天晨8时,将尿排尽,准确留取24h尿液,并加入甲苯4～5mL以防腐。同时留取血肌酐标本与尿肌酐标本一起送检。③记录24h总尿量。然后按以下公式计算:

$$Ccr(mL/min)=[尿肌酐浓度(mg/dL)\times每分钟尿量(mL/min)]/血肌酐浓度(mg/dL)$$

$$矫正内生肌酐清除率=Ccr\times标准体表面积(1.73m^2)/实际体表面积(m^2)$$

在严格控制条件下,尿肌酐排泄量相当稳定,故可用4h法测定Ccr。试验当天清晨饮水400mL,20min后排空尿液,然后留取4h尿液并送检血、尿肌酐标本,通过每分钟肌酐清除率公式计算。

由于测定Ccr需要留取尿液,尿液的收集和测量不准确会造成Ccr结果误差,而用血肌酐值计算Ccr,不会受到留取尿液的影响。尤其适合少尿患者。目前有很多应用血肌酐值计算Ccr的公式,常用的公式如下:

$$Ccr(mL/min)=(140-年龄)\times体重(kg)/[72\times血肌酐浓度(mg/dL)] \quad (男性)$$

$$Ccr(mL/min)=(140-年龄)\times体重(kg)/[85\times血肌酐浓度(mg/dL)] \quad (女性)$$

参考值:成人Ccr为80～120mL/min,老年人随年龄增长,有自然下降趋势。

临床意义:Ccr是目前临床上最常用的肾小球滤过功能检查,判断肾小球损害程度,是相对较早反映GFR的灵敏指标。

(二)血肌酐测定

肌酐的相对分子质量为113,无毒性,不被肾脏代谢,主要由肾小球滤过排出体外,有少量被肾小管排泌。在外源性肌酐摄入稳定的情况下,血肌酐浓度取决于肾小球滤过能力。当肾实质损害、GFR降低到临界点后(GFR下降至正常人的1/3),血肌酐浓度就会明显上升,故测定血肌酐浓度可作为GFR受损的指标。肾小管对肌酐的排泌在同一个体不同时间段及不同个体之间存在差异,且随着肾功能的进行性下降,肾脏排出肌酐的总量是下降的,而由肾小管排泌的肌酐占肾脏清除肌酐总量的比例增加。此外,肌酐也可通过胃肠道细菌被分解为二氧化碳和甲胺并经胃肠道排泄。血肌酐受年龄、肌肉质量、性别、饮食等多种人体测量因素影响。

参考值:全血肌酐为88.4~176.8μmol/L;血清或血浆肌酐,在男性为53~106μmol/L,在女性为44~97μmol/L。

临床意义:评价肾小球滤过功能。血肌酐增高见于各种原因引起的肾小球滤过功能减低。

(三)血尿素氮

血尿素氮(BUN)是蛋白质代谢的最终产物。体内氨基酸脱氨基分解成α-酮基和NH_3,NH_3在肝脏内和CO_2生成尿素。因此,尿素生成量取决于饮食中蛋白质摄入量、组织蛋白质分解代谢及肝功能状况。参考值:成人BUN 3.2~7.1mmol/L;婴儿、儿童BUN 1.8~6.5mmol/L。

血尿素氮升高见于以下几种情况。

1. 器质性肾功能损害

器质性肾功能损害是指各种原发性肾小球肾炎、肾盂肾炎、间质性肾炎、肾肿瘤、多囊肾等所致的慢性肾衰竭。对慢性肾衰竭,尤其是尿毒症,BUN增高程度一般与病情严重程度一致。

2. 肾前性少尿

肾前性少尿是指脱水严重、大量腹水、心力衰竭、肝肾综合征等引起的血容量不足和肾血流量减少引起的灌注不足导致的少尿。BUN/Scr(mg/dL)>10∶1,提示肾前性氮质血症。

3. 蛋白质分解或摄入过多

蛋白质分解或摄入过多由急性传染病、高热、上消化道大出血、大面积烧伤、严重创伤、大手术后和甲状腺功能亢进、高蛋白饮食等引起。

BUN 作为肾衰竭透析充分性指标多以 KT/V 表示，K 即透析器 BUN 清除率（L/min），T 即透析时间（min），V 即 BUN 分布容积（L）。$KT/V>1.0$，表示透析充分。

（四）血 $β_2$ 微球蛋白测定

$β_2$ 微球蛋白（$β_2$-microglobulin，$β_2$-MG）是体内有核细胞（包括淋巴细胞、血小板、多形核白细胞）产生的一种小分子球蛋白；与同种白细胞抗原亚单位是同一种物质；与免疫球蛋白稳定区的结构相似，可以自由通过肾小球，然后在近端小管内几乎全部被重吸收。参考值：成人血清 $β_2$-MG 1～2mg/L。

如肾小球滤过功能受损，则 $β_2$-MG 潴留于血中。在评估肾小球滤过功能上，血 $β_2$-MG 升高比血肌酐更灵敏，在 Ccr<80mL/min 时即可出现，而此时 Scr 浓度多无改变。若同时出现血和尿 $β_2$-MG 升高，血 $β_2$-MG<5mL/L，则可能肾小球和肾小管功能均受损。

免疫球蛋白 G（IgG）肾病、恶性肿瘤及多种炎性疾病（如肝炎、类风湿关节炎等）可致 $β_2$-MG 生成增多。

（五）血清胱抑素 C 测定

胱抑素 C（cystatin C，Cys C），又名 $γ_2$ 痕迹碱性蛋白或后 γ 球蛋白，是一种半胱氨酸蛋白酶抑制剂。编码 Cys C 的基因属于管家基因，能在所有的有核细胞内以恒定速度持续转录与表达，无组织特异性，故 Cys C 可在体内以恒定速度产生，并存在于各种体液之中，尤以脑脊液和精液中含量为高，尿液中最低，不受年龄、性别、体重、炎症等因素影响。研究表明，Cys C 自 1 岁后到 60 岁前在血液中浓度恒定。Cys C 相对分子质量小（13000），生理条件下带正电荷，能自由从肾小球滤过，完全被肾小管上皮细胞重吸收并于细胞内降解，不重新回到血液中；肾小管上皮细胞也不分泌 Cys C 至管腔内。Cys C 对肌肉质量的依赖性小。因此，Cys C 血清浓度主要由 GFR 决定，是反映肾小球滤过功能的重要指标。

参考值：成人血清 Cys C 0.6～2.5mg/L。

临床意义：在判断肾功能早期损伤方面，血清 Cys C 水平更为敏感。由于 Cys C 的半衰期较短，其值变化比肌酐快，能更好地检测危重症患者中 AKI 的发生。

1. 对肾功能评价

Cys C 的生物学特性使它成为基本满足理想内源性 GFR 标志物要求的内源性物

质。大量研究证实,Cys C是优于血肌酐(Scr)的内源性标志物。

儿科患者不易接受外源性GFR标志物,而肌酐清除率测定受体表面积、肌肉量等多种因素的影响;血肌酐值与肌肉量成正比,对于机体肌肉含量较少的儿童来说,肌酐很难准确地监测GFR轻微的变化;儿童出生数月Cys C水平与成人相当,其血浆浓度相当稳定。因而Cys C是儿童更为理想的GFR标志物。

2. 在肾移植患者中的应用

对30例肾移植患者的研究发现,发生急性排斥反应的患者胱抑素C与肌酐基本同步升高,但胱抑素C升高的幅度要比肌酐大。在情况稳定的肾移植患者中,血清胱抑素C与肾小球菊粉清除率的相关性比肌酐与肾小球菊粉清除率的相关性大。胱抑素C不但能快速地反映肾脏受损的情况,而且可以及时地反映肾功能的恢复情况,特别是对于移植肾功能恢复延迟的患者。对移植后三个月的患者的研究发现,胱抑素C与GFR的相关性比肌酐和肌酐清除率都大。

研究认为,胱抑素C在肾移植术后对检测肾小球滤过率而言,比肌酐和肌酐清除率都敏感,可以快速诊断出急性排斥反应或药物治疗可能造成的肾损害。

3. 在糖尿病患者中的应用

随着社会生活水平提高,糖尿病患者人数不断增加,1/3患者发展为肾衰竭及需要肾透析。Cys C检出糖尿病肾病的灵敏度为40%,特异性为100%。所以,血清Cys C是一个比较敏感和实用的指标。

4. 在肝硬化患者中的应用

肝硬化伴肾功能损伤时血浆体积明显降低,因此早期发现患者肾功能受累极其重要,可防止肝肾综合征的发生。研究者对97例肝硬化患者进行了Cys C、Scr、尿素三项肾功能指标的评价后认为,Cys C诊断的敏感度最高。用Cys C来鉴别肝硬化患者肾功能正常或轻度受损是较好的指标。

(六)中性粒细胞明胶酶相关载脂蛋白

中性粒细胞明胶酶相关载脂蛋白(NGAL)是一个相对分子质量约25000的糖蛋白,由178个氨基酸残基组成,既能够自身聚合形成相对分子质量约46000的同源二聚体,也能够与基质金属蛋白酶9(matrix metalloproteinase-9,MMP-9)聚合形成相对分子质量约135000的异源二聚体。在生理状态下,NGAL由中性粒细胞和某些上皮细胞(如肾小管上皮、支气管上皮等)微量表达。NGAL是肾脏结构损伤标志物,可作为AKI的诊断指标。

临床意义:肾脏在发生缺血或肾毒性损伤时,肾小管上皮细胞NGAL表达急剧增强。尿NGAL几乎完全来自肾小管上皮细胞,且在健康状态或肾前性氮质血症中,尿NGAL水平不升高或轻微升高。

(七)细胞周期阻滞标志物

细胞周期阻滞标志物包括金属蛋白酶组织抑制剂2(tissue inhibitor of metallo-proteinase-2,TIMP-2)及胰岛素样生长因子结合蛋白7(insulin-like growth factor-binding protein-7,IGFBP-7)。

TIMP-2是一种相对分子质量约22000的可溶性蛋白,被认为参与了白细胞浸润、细胞损伤和细胞粘接破坏等相关过程,或者在过程中被诱导产生。研究表明,TIMP家族多种蛋白被发现表达于肾脏细胞,包括肾小球上皮细胞、肾小管间质细胞等,其中,TIMP-2主要由远端小管上皮细胞分泌及表达。

IGFBP-7是一种相对分子质量约26000的可溶性蛋白,表达于肾脏和其他组织,其中在肾脏组织中被发现主要表达于近端小管细胞管腔刷状缘,参与细胞损伤的相关过程。

TIMP-2和IGFBP-7在肾损伤发生的极早期可通过自分泌或旁分泌的方式作用于各自的受体以上调p21、p53及p27的表达,使得p蛋白阻断细胞周期蛋白依赖性激酶复合物对细胞周期的促进作用,从而诱导肾小管细胞进入G_1细胞周期阻滞阶段。因此,作为细胞周期阻滞的诱导剂,TIMP-2及IGFBP-7也许可作为AKI早期诊断的潜在标志物。

临床意义:尿TIMP-2×IGFBP-7>0.3预测发生中度或重度AKI(KDIGO 2级或3级)的AUC(area under curve,曲线下面积)为0.80~0.82,优于半乳糖苷酶(GAL)、Cys C、肾损伤分子1(kidney injury molecule 1,KIM-1),以及单一的TIMP-2或IGFBP7。Koyner等人发现入ICU时的尿TIMP-2×IGFBP-7能够预测入ICU后72h内发生AKI的患者在随后9个月中的病死率和对肾脏替代治疗(renal replacement therapy,RRT)的需求,并且指出尿TIMP-2×IGFBP7>2.0的AKI患者在随后9个月的病死率和对RRT的需求的可能性是尿TIMP-2×IGFBP7≤0.3的AKI患者的2倍。这些证据有助于根据不同患者人群制定不同治疗方案。但是,有关TIMP-2和IGFBP7的研究多来自ICU和心外科患者,尚没有足够证据将此结果外推于所有患者。

三、肾小管功能检测

(一)近端肾小管功能检测

1. 尿 β_2 微球蛋白测定

参考值:成人尿 β_2-MG<0.3mg/L;或以尿肌酐校正,β_2-MG<0.2mg/g 肌酐。

临床意义:近端肾小管是处理 β_2-MG 的唯一场所,当肾小管重吸收功能障碍时,尿 β_2-MG 浓度明显升高,称肾小管性蛋白尿,以区别于以白蛋白为主的肾小球性蛋白尿。引起肾小管性蛋白尿的疾病有肾盂肾炎、抗生素中毒性肾病、重金属中毒引起的肾小管损伤、肾小管酸中毒、胶原病等。上尿路感染时,尿 β_2-MG 浓度明显升高,而下尿路感染时则基本正常。肾移植无排斥者尿 β_2-MG 常无明显增高;当出现急性排斥反应时,在排斥期前数天即见尿 β_2-MG 明显升高。在排斥高危期,尿 β_2-MG 的连续测定有一定预示价值。当高血压、糖尿病、恶性肿瘤及自身免疫性疾病患者肾损害时,尿 β_2-MG 明显升高。

2. α_1 微球蛋白测定

α_1 微球蛋白(α_1-MG)是由肝细胞和淋巴细胞合成的糖蛋白,生成量较为恒定。在血液中 α_1 微球蛋白有两种存在形式,即游离型和结合型。结合型 α_1 微球蛋白不能通过肾小球,其在尿液中的浓度为零;游离型 α_1 微球蛋白可自由通过肾小球滤过膜,95%～99% 在肾近曲小管重吸收和代谢。所以正常情况下尿 α_1 微球蛋白含量甚微,而当肾小管受损时,尿 α_1 微球蛋白排泌增高。

参考值:成人尿 α_1-MG<15mg/24h,或 α_1-MG<10mg/g 肌酐;血清游离 α_1-MG 为 10～30mg/L。

临床意义:①尿 α_1-MG 增高是反映和评价各种原因引起的肾脏疾病(包括肾炎、早期糖尿病肾病、服用肾毒性药物、肾移植后排斥反应所致早期近端肾小管功能损伤)的特异、灵敏指标。②尿 α_1-MG 检测有助于鉴别诊断上、下尿路疾病,前者尿 α_1-MG 增高,后者无明显变化。③尿路感染患者尿 α_1-MG 升高,表明感染已经累及肾脏。④评估肾小球滤过功能,血清和尿液中 α_1-MG 均增高,表明肾小球滤过功能和肾小管重吸收功能均受损,比肌酐或 β_2-MG 在反应肾小球滤过功能和肾小管重吸收功能上更灵敏。⑤尿 α_1-MG 降低,提示重度肝功能损伤,见于肝病患者。

(二)远端肾小管功能检测

1. 昼夜尿比重试验

昼夜尿比重试验又称莫氏试验。受试者受试日正常进食，但每餐含水量控制在500～600mL，并且除三餐外不再饮任何液体。晨8时完全排空膀胱后至晚8时止，每隔2h收集尿液1次，共6次昼尿，分别测定每次尿量及比重。晚8时至次晨8时的尿液收集在一个容器内为夜尿，同样测定尿量、比重。

参考值：成人尿量1000～2000mL/24h，其中夜尿量小于750mL，昼夜尿量（晨8时至晚8时的6次尿量之和）和夜尿量比值一般为(3～4)：1；夜尿或昼尿中至少1次尿比重大于1.018，昼尿中最高与最低尿比重差值大于0.009。

临床意义：①夜尿大于750mL或昼夜尿量比值降低，而尿比重值变化率正常，为浓缩功能受损的早期改变。②若夜尿增多及尿比重无一次大于1.018，或昼夜尿比重差值小于0.009，提示稀释-浓缩功能严重受损。③若每次尿比重均固定在1010～1.012的低值（称为等渗尿），表明肾只有滤过功能，而稀释-浓缩功能完全丧失。④尿量少而比重增高、固定在1.018左右（差值＜0.009），多见于急性肾小球肾炎及其他降低GFR的情况，此时原尿生成减少而稀释-浓缩功能相对正常。⑤尿量明显增多（超出4L/24h）而尿比重均低于1.006，为尿崩症的典型表现。

2. 尿渗量(尿渗透压)测定

尿渗量（单位为Osm）指尿液中具有渗透活性的全部溶质微粒总数量，与颗粒大小及所带电荷无关，反映溶质和水的相对排出速度，蛋白质和葡萄糖等大分子物质对其影响较小，是评价肾脏浓缩功能较好的指标。

参考值：禁饮后尿渗量为600～1000mOsm/kg H_2O，平均800mOsm/kg H_2O；血浆275～305mOsm/kg H_2O，平均300mOsm/kg H_2O。尿/血浆渗透压比值为(3～4.5)：1。

临床意义：①判断肾浓缩功能。正常人禁饮8h后尿渗量小于600mOsm/kg H_2O，且尿/血浆渗压比值等于或小于1，表明肾浓缩功能障碍。肾浓缩功能障碍见于慢性肾盂肾炎、多囊肾、尿酸性肾病等慢性间质性病变，也可见于慢性肾盂肾炎后期，以及急、慢性肾衰竭累计肾小管和间质。②一次性尿渗量检测用于鉴别肾前性、肾性少尿。肾前性少尿时，肾小管浓缩功能完好，故尿渗量较高，常大于450mOsm/kg H_2O；肾小管坏死致肾性少尿时，尿渗量降低，常小于350mOsm/kg H_2O。

（张倩　刘丽霞）

第三节　肾功能可视化监测

在接受ECMO治疗的患者中急性肾损伤（AKI）的发生率大于70%，所以对肾脏功能的监测与评估尤为重要。临床上肾脏的可视化评估手段多种多样，包括超声、肾动脉数字减影血管造影（digital substraction angiography，DSA）、CT［平扫、多期增强、肾动脉CT血管成像（CTA）、CT尿路造影］、MRI［MR平扫、肾血管磁共振血管成像（magnetic resonance angiography，MRA）、磁共振尿路造影（magnetic resonance urography，MRU）］、核素显像（血流灌注显像、肾功能显像、肾静态显像）等，这些手段给我们提供了包括形态、血流、功能多方面的参数，意义重大。但是，对于ECMO患者，由于危重程度极高、各种管路与仪器的限制等因素，每一次的搬动、转运、有创检查都可能对患者造成致命的损伤。在这种情况下，超声床旁进行、无创、实时等优点突显，成为ECMO患者肾脏可视化评估最重要的手段。

可视化肾脏超声评估主要包括二维超声、多普勒超声［彩色多普勒、能量多普勒（power Doppler ultrasound，PDU）和脉冲多普勒］、增强超声造影（contrast-enhanced ultrasound，CEUS）。

一、二维超声

传统二维超声可以提供有关肾脏解剖结构的有价值信息，包括肾脏大小形态、积水情况，以及是否有结石、钙化、囊肿等，有助于快速识别重症患者肾脏的基础病变和功能。肾脏超声检查通常使用频率3MHz～5MHz的凸面探头，检查平面包括肾脏的矢状面和冠状面，相对应的肾脏形态分别为椭圆形和蚕豆形，正常的肾脏二维超声图（冠状面）见图16-3-1。

可以用以下公式来估算肾脏最大直径：肾脏最大直径（mm）=49.18+0.21×体重（kg）+0.27×身高（cm）。

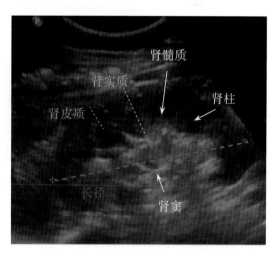

图16-3-1　肾脏正常二维超声图

一般肾脏最大直径为90~120mm。肾脏直径和肾皮质厚度与肾功能之间有显著的相关性，最大肾脏直径是慢性肾脏病（chronic kidney disease，CKD）的一个形态学指标，随着肾小球滤过率（GFR）的降低而降低，与CKD的病期相关性较好，可以用于评价CKD的分期和进展；CKD患者肾脏体积缩小，最大直径低于正常值，肾实质变薄、回声增强（图16-3-2）。但是，AKI患者肾脏形态学的改变是非特异性的，大多数AKI患者肾实质回声和厚度是正常的，少数患者肾脏体积增大、肾实质增厚、回声轻度降低（图16-3-3）。

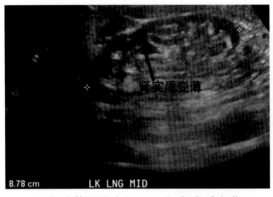

a. 肾脏体积缩小(8.78cm)，肾实质变薄　　　b. 肾脏体积正常，皮质厚度正常，回声增强

图16-3-2　慢性肾脏病二维超声图

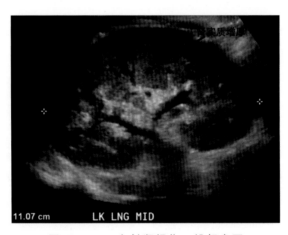

图16-3-3　急性肾损伤二维超声图

二、多普勒超声

传统二维超声测得的肾脏形态学改变相较于肾脏功能改变通常是滞后且非特异性的，肾血管阻力指数（renal resistive index，RRI）与全身血流动力学、肾血流及肾功能

异常之间存在一定相关性,被证实可以用于预测AKI发生、进展和判断预后及评估肾血流灌注。

(一)肾血管阻力指数

正常肾动脉血流频谱为低阻型,收缩早期频谱快速上升,而后缓慢下降,在收缩早期可有一切迹(称为收缩早期切迹)。此切迹使收缩期频谱形成双峰,第一峰为收缩早期波峰,第二峰为收缩晚期波峰(图16-3-4)。RRI通过测得肾内动脉多普勒频谱中收缩期峰值流速(PSV)和舒张末期流速(EDV),并根据以下公式进行计算:RRI=(PSV-EDV)/PSV。

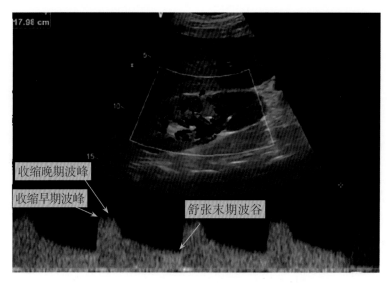

图16-3-4　肾动脉多普勒频谱和肾血管阻力指数

RRI表达的是肾血管内EDV相较于PSV下降的比例,其范围在0~1之间,正常RRI在0.58(±0.05)~0.64(±0.04)之间(RRI<0.7),双肾RRI的差异小于5%,受到年龄因素影响。对于年龄<4岁和>60岁的肾功能正常受试者,RRI可以大于0.7。RRI最初被认为是肾血管阻力的指标,但有研究观察到,当盐酸去氧肾上腺素使兔的离体肾血管阻力升高5倍时,RRI仅有轻度增高(由0.45增加到0.5)。这种现象在子宫动脉、颈动脉、视网膜动脉的研究中也得到证实。在移植肾的研究中也看到了RRI和肾血管阻力之间的这种负向相关性。

肾血管阻力仅仅是影响RRI的几个肾内因素(血管顺应性、间质压力和静脉压力)和肾外因素(脉压、心率)之一,而且还不是最重要的一个影响因素(图16-3-5)。肾内因素中,肾毛细血管嵌压(间质压力+静脉压力)是RRI的主要决定因素。炎症反应导致间质本身水肿（如急性肾小管坏死）、输尿管梗阻或肾外在压迫（如腹腔内压增高、肾周围肿物等），引起肾毛细血管嵌压增加，导致RRI增高；肾毛细血管嵌压增高的另一重要因素是中心静脉压（CVP），增高的CVP阻碍肾静脉血液回流，肾间质压力增高，可致GFR降低、RRI增高，从而形成了恶性循环。肾毛细血管嵌压增高的肾动脉多普勒频谱表现为舒张期血流速度降低（图16-3-6a）、消失（图16-3-6b），或表现为"钉子"波形（图16-3-6c），甚至会出现静脉血流逆向流动。

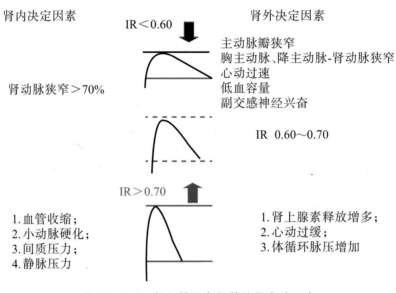

图16-3-5　肾血管阻力指数的肾内外因素

　　肾外因素中，脉压是RRI的主要决定因素，而脉压与心功能和收缩期动脉顺应性相关。研究证实，RRI与收缩期左心室流出量（左心室流出道峰值流速和每搏输出量）和舒张期左心室流入量（舒张早期、晚期跨二尖瓣血流峰值流速）相关。如果大动脉顺应性好，可以储存更多左心室收缩期射出的血，在降低收缩压的同时增加舒张压，使脉压降低。所以，RRI与脉压呈正相关，与血管顺应性呈负相关。如果脉压增高，高灌注搏动血流周期性地作用于肾动脉床，导致肾血管损伤，则肾动脉多普勒频谱表现为高收缩期峰值流速和低舒张末期流速以及高RRI；相反，如果脉压很低，导致肾灌注显著性降低，则肾动脉多普勒频谱表现为小慢波，RRI降低（图16-3-6d）。另一个肾外主要因素是年龄，随着年龄增大，主动脉进行性硬化，动脉脉压大幅度增加，肾血管损伤，RRI增高。

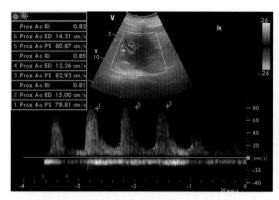

a. 肾积水患者的肾叶间动脉多普勒频谱:舒张期血流速度降低,RRI增高(0.84)

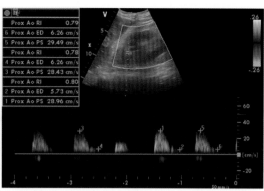

b. 急性左心衰竭,中心静脉压力15mmHg患者的肾叶间动脉多普勒频谱:舒张期血流消失,RRI增高(0.79)

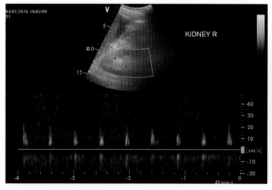

c. 急性胰腺炎腹腔间隔室综合征,腹腔内压22mmHg患者的肾叶间动脉多普勒频谱:"钉子"波形

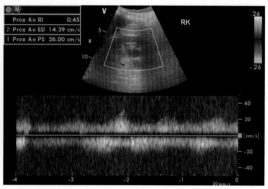

d. 低血容量,脉压25mmHg患者的肾叶间动脉多普勒频谱:小慢波,RRI降低(0.45)

图16-3-6　异常肾动脉多普勒频谱

　　上述机制在移植患者中也得到充分证实。研究显示,RRI与移植肾受者年龄和脉压相关,而与供者的年龄、移植肾组织病理学和原有肾功能不相关;高RRI与移植肾受者病死率相关,而与供者结局不相关。此现象充分证明RRI能够反映体循环血流动力学状态,这也解释了为什么通过肾脏的RRI指标能够预测患者的临床预后。

　　RRI在危重症领域的应用:Lerolle等在脓毒症和危重症领域应用RRI,研究认为,如果患者最初几小时内RRI>0.74,可能预示着肾功能障碍的发生,即RRI有助于鉴别感染性休克引发AKI的危重症患者,可以作为发生AKI的预测因子。随后的研究证实,RRI不仅能够预测AKI发生,而且显著性优于AKI新型生物标志物胱抑素C的预测能力。如果在诊断AKI时RRI>0.85,则预示AKI患者短期内肾功能难以恢复,在出院时很有可能仍然存在肾功能障碍;如果初始RRI为0.77,则预测患者死亡的敏感性和特异性分别为81%和51%。这些研究提醒我们应该常规将RRI用于监测危重症患者,尤其是AKI高危患者(如糖尿病、高血压、充血性心力衰竭以及长期口服肾素-血管紧张素受体拮抗剂、应用造影剂等患者),要做到早期识别、早期诊断和早期干预。

良好的组织灌注需要维持恰当的平均动脉压(MAP)。一项大型随机对照研究发现,将感染性休克患者的MAP由65mmHg提高到85mmHg,其28天和90天病死率没有显著改善,但是,合并高血压者需要肾脏替代治疗的比例下降了。Deruddre等应用去甲基肾上腺素将感染性休克患者MAP由65mmHg提高到75mmHg,RRI显著降低,而尿量明显增加;将MAP进一步升高至85mmHg,却没有发现上述现象。因此对于感染性休克患者,不应将MAP维持于65mmHg作为治疗终点,建议尽早应用RRI以优化对这些患者的治疗。另一临床研究发现,应用"小剂量"多巴胺后,相较于非AKI患者,AKI患者RRI显著增高,提示"小剂量"多巴胺有可能加重肾损害,同时进一步证明了RRI在重症患者中的应用价值。2016年拯救脓毒症指南建议,将平均动脉压维持于65mmHg作为初始复苏目标,同时强调了"目标个体化"的必要性,通过动态监测RRI,有望实现此目标。

RRI检测方法无创、简单、可重复性好,数值不受血流角度影响。RRI检测方法包括以下10个基本步骤:①选用2MHz～5MHz凸面探头;②选用二维超声模式获取肾脏平面;③应用彩色多普勒或能量多普勒显示肾内血管;④选择叶间动脉或弓状动脉;⑤应用脉冲多普勒,取样容积为2～5mm;⑥获得3～5个相似的多普勒频谱;⑦分别测量每个频谱的收缩期峰值流速和舒张末期流速;⑧根据公式计算RRI,取平均值;⑨取肾的上极、中部和下极RRI的平均值,即每个肾脏的RRI;⑩随后用相同方法测量对侧肾的RRI。

VV-ECMO患者的器官血流灌注影响很小,其RRI评估与普通危重症患者并无区别。但是需要注意的是,对于VA-ECMO患者,当器官血流搏动减弱或者直接成为平流时,RRI可能不适用。尚需临床研究证实RRI对VA-ECMO患者的意义。彩色多普勒、能量多普勒和增强超声造影或许有助于VA-ECMO期间肾血流评估。

(二)彩色多普勒和能量多普勒

彩色多普勒和能量多普勒(图16-3-7)均能够较为直观地显示血流的性质和流速在血管内的分布情况。能量多普勒是利用血液中红细胞的能量来显示血流信号;彩色信号的颜色和亮度代表多普勒信号的能量,该能量大小与产生多普勒频移的红细胞数量有关。这两种方法均不受血流方向及血流与声束夹角的影响,能量多普勒在评价肾实质血流灌注方面比彩色多普勒更优越,尤其有利于低能量、低流速血流的检测。

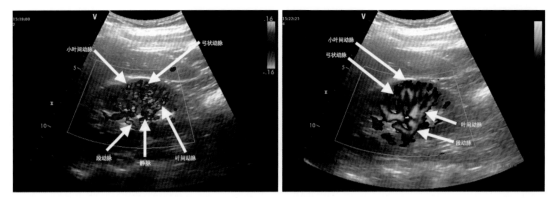

a. 彩色多普勒　　　　　　　　　　　　b. 能量多普勒

图 16-3-7　肾脏多普勒超声

　　临床上可以使用能量多普勒获得肾脏的整体灌注图像,然后采用半定量评分标准评估肾脏灌注,比 RRI 更简单,而且能够提供相似的信息。半定量评分标准如下(图16-3-8):0级,未检测到肾脏血流;1级,肾门可见少许血流;2级,可见肾门及大部分肾实质内的血流;3级,可见肾血流至肾皮质。

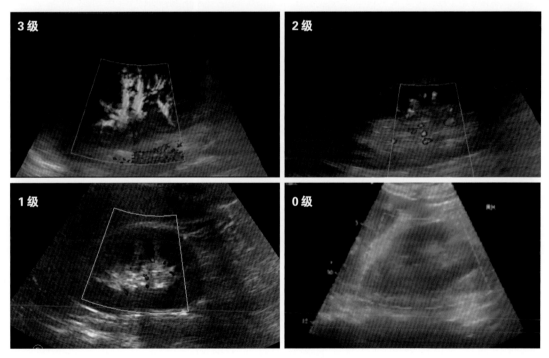

图 16-3-8　肾脏血流半定量评分

　　肾脏病变的发生、发展几乎均可引起血流灌注的改变,有效评价肾脏血流灌注对临床意义重大。遗憾的是,无论是RRI还是彩色/能量多普勒均不能检测到较小的血管,难以实现对肾脏微循环灌注的评估。

三、增强超声造影 》》

1987年,Lang等首次尝试将微气泡自实验动物狗的降主动脉注入,通过肾脏超声观察缓激肽和去甲基肾上腺素对肾动脉血流速率的影响。增强超声造影(CEUS)已被常规用于评价组织微循环灌注。经外周静脉(肘静脉)或中心静脉注入造影剂后,由于微气泡的存在改变了超声波与组织之间的吸收、反射、折射和散射等作用,微泡造影剂所在部位回声信号增强,可以显著提高二维超声的信号强度,也可以显著增强大小血管的多普勒信号强度。通过时间强度曲线、曲线下面积、平均通过时间等,肾脏增强超声造影可定量反映肾脏血流灌注的变化,间接反映肾脏功能的变化(图16-3-9)。由于微气泡平均直径为2.5μm,可通过肺循环到达包括肾脏在内的全身各脏器与组织。超声造影剂无肾毒性,不会影响甲状腺功能,发生危及生命的过敏反应概率约为0.001%,远低于增强CT检查,与增强MRI相当。

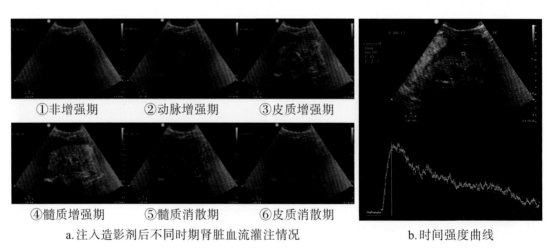

①非增强期　②动脉增强期　③皮质增强期

④髓质增强期　⑤髓质消散期　⑥皮质消散期

a.注入造影剂后不同时期肾脏血流灌注情况　　　　b.时间强度曲线

图16-3-9　肾脏增强超声造影

Schneider等应用CEUS技术观察去甲基肾上腺素作用下不同血压目标的感染性休克患者肾脏微循环的灌注情况,发现肾脏微循环灌注存在异质性以及不同患者之间的显著性差异,与特利加压素作用下肾微循环灌注的研究结果相似。这些研究结果提示,仅以血压为目标导向的肾灌注监测和治疗是不够的,而实时以肾脏微循环灌注为导向的个体化治疗可能更有意义,这就需要CEUS的帮助。

尽管CEUS具有无创、安全和实时的优点,但超声仪器需配备专用的造影成像软件,仪器和造影剂均较昂贵,限制了其广泛应用。

与CT与MRI造影剂不同,超声的微泡造影剂在各种情况下更容易受到机械破坏的影响。在ECMO的运转过程中,ECMO的管路多个位置都可以破坏微泡造影剂。在离体模型中,管路、泵头和氧合器都可以破坏微泡,其中氧合器要比泵头更容易破坏微气泡,但最终还是有一些微泡可以完整地通过ECMO通路。Judy等证实在儿科ECMO患者中应用微泡造剂是可行的;Dietrich等提出增加造影剂量或者应用持续输注微泡造影剂的方式可能会抵消ECMO管路对微泡的破坏。总之,对于CEUS应用于ECMO患者,还有待于进一步的研究与证实。

传统二维超声通过对肾脏组织形态学的检查,可以快速发现重症患者肾脏的基础病变和肾功能水平;RRI检测可以识别AKI高危人群,预测AKI发生、进展和预后,RRI还可以评价全身血流动力学以及肾脏本身对肾脏血流动力学和肾功能的影响,并由此进行目标导向的血流动力学治疗;彩色多普勒和能量多普勒具有RRI相似的作用;CEUS能够提供常规多普勒超声不能检测到的小血管灌注情况,进一步评价肾脏微循环状况。

对于ECMO患者,将"传统二维超声、多普勒超声和CEUS"结合起来,取长补短,有助于实现以肾灌注为目标导向的个体化治疗,且有可能成为AKI领域重要的发展方向。

(霍　焱　张　倩　刘丽霞)

参考文献

[1]李莉,刘凌云,赵元明,等.测定血清胱抑素C在肾脏疾病中的诊断价值.中华全科医学,2011,9:457-458.

[2]彭明,顾向明,杜国有,等.泌尿系结石患者血清胱抑素C的含量变化分析.检验医学与临床,2011,8:172-173.

[3]申斯曼,胡素颖.血清胱抑素C在肾脏疾病患者中的临床研究.检验医学与临床,2011,8(6):729-730.

[4]万学红.诊断学.9版.北京:人民卫生出版社,2020.

[5]Argyropoulos C P, Chen S S, Ng Y H, et al. Rediscovering beta-2 microglobulin as a biomarker across the spectrum of kidney diseases. Front Med,2017,4:73.

[6]Asfar P, Meziani F, Hamel J F, et al. High versus low blood-pressure target in patients with septic shock. N Engl J Med,2014,370:1583-1593.

［7］Banders E，Krue S，Erlandsen E J，et al. Reference interval for serum cystatin C in children. Clin Chim Aeta，1999，45：1856-1858.

［8］Bihorac A，Chawla L S，Shaw A D，et al. Validation of cell-cycle arrest biomarkers for acute kidney injury using clinical adjudication. Am J Respir Crit Care Med，2014，189：932-939.

［9］Cauwenberghs N，Kuznetsova T. Determinants and prognostic significance of the renal resistive index. Pulse（Basel），2016，3：172-178.

［10］Cockcroft D W，Gault M H. Prediction of creatinine clearance from serum creatinine. Nephrology，1976，16(1)：31-41.

［11］Deinum J，Derkx F H. Cystatin for estimation of glomerular filtration rate. Lancet，2000，356：1624-1625.

［12］Deruddre S，Cheisson G，Mazoit JX，et al. Renal arterial resistance in septic shock：Effects of increasing mean arterial pressure with norepinephrine on the renal resistive index assessed with Doppler ultrasonography. Intensive Care Med，2007，33：1557-1562.

［13］Dietrich C F，Ignee A，Hocke M，et al. Pitfalls and artefacts using contrast enhanced ultrasound. Z Gastroenterol，2011，49：350-356.

［14］Diez C，Mohr P，Koch D，et al. Age- and gender-specific values of estimated glomerular filtration rate among 6232 patients undergoing cardiac surgery. Interact Cardiovasc Thorac Surg，2009，9：593-597.

［15］Dunn S R，Gabuzda G M，Superdock K R，et al. Induction of creatininase activity in chronic renal failure：Timing of creatinine degradation and effect of antibiotics. Am J Kidney Dis，1997，29(1)：72-77.

［16］Faeq H，Zaccaria R，Daniel B，et al. Extracorporeal organ support（ECOS）in critical illness and acute kidney injury：From native to artificial organ crosstalk. Intesive care Med，2018，44：1447-1459.

［17］Faubel S，Patel N U，Lockhart M E，et al. Renal relevant radiology-use of ultrasonography in patients with AKI. Clin J Am Soc Nephrol，2014，9：382-394.

［18］Huang J，Gretz N，Stefanie W. Filtration markers and determination methods for the assessment of kidney function. Eur J Pharmacol，2016，790：92-98.

［19］Kashani K，Al-Khafaji A，Ardiles T，et al. Discovery and validation of cell cycle arrest biomarkers in human acute kidney injury. Crit Care，2013，17：R25.

[20] Klein S J, Brandtner A K, Lehner G F, et al. Biomarkers for prediction of renal replacement therapy in acute kidney injury: A systematic review and meta-analysis. Intensive Care Med, 2018, 44(3): 323-336.

[21] Koyner J L, Shaw A D, Chawla L S, et al. Tissue inhibitor metalloproteinase-2 (TIMP-2)· IGF-binding protein-7 (IGFBP7) levels are associated with adverse long-term outcomes in patients with AKI. J Am Soc Nephrol, 2015, 26(7): 1747-1754.

[22] Lauschke A, Teichgraber U K M, Frei U, et al. 'Low-dose' dopamine worsens renal perfusion in patients with acute renal failure. Kidney Int, 2006, 69: 1669-1674.

[23] Le-Briond T, Thervet E, Benlakehal M, et al. Change in plasma cystain C after renal transplantation and acute rejection in adults. Clin Chem, 1999, 45: 2243-2249.

[24] Le-Brricon T, Thervet E, Froissart M, et al. Plasma cystatin C is superior to 24 h creatinine clearance and plasma creatinine for estimation of glomerular filtration rate 3 months after kidney transplantation. Clin Chem, 2000, 46(8): 1206-1207.

[25] Lerolle N, Guerot E, Faisy C, et al. Renal failure in septic shock: Predictive value of Doppler-based renal arterial resistive index. Intensive Care Med, 2006, 32: 1553-1559.

[26] Levey A S, Berg R L, Gassman J J, et al. Creatinine filtration, secretion and excretion during progressive renal disease. Kidney Int, 1989, 36(suppl 27): s73-s80.

[27] Mise K, Hoshino J, Ueno T, et al. Prognostic value of tubulointerstitial lesions, urinary N-acetyl-β-d-glucosaminidase, and urinary β_2-microglobulin in patients with type 2 diabetes and biopsy-proven diabetic nephropathy. Clin J Am Soc Nephrol, 2016, 11(4): 593-601.

[28] Naesens M, Heylen L, Lerut E, et al. Intrarenal resistive index after renal transplantation. N Engl J Med, 2013, 369: 1797-1806.

[29] Novo A C, Sadeck Ldos S, Okay T S, et al. Longitudinal study of cystatin C in healthy term newborns. Clinics, 2011, 66(2): 217-220.

[30] Ostermann M, Lumlertgul N. Acute kidney injury in ECMO patients. Crit Care, 2021, 25(1): 313.

[31] Perlemonine C, Beauvieux M C, Rigalleau V, et al. Interest of cystatin C in screening diabetic patients for early impairment of renal function. Metabolism, 2003, 52: 1258-1264.

[32] Platts D G, McDonald C, Shekar K, et al. Quantification of perflutren microsphere contrast destruction during transit through an ex vivo extracorporeal membrane oxygenation circuit. Intensive Care Med Exp, 2016, 4: 7.

［33］Schneider A G，Goodwin M D，Schelleman A，et al. Contrast-enhanced ultrasonography to evaluate changes in renal cortical microcirculation induced by noradrenaline：A pilot study. Crit Care，2014，18：653.

［34］Schnell D，Darmon M. Bedside Doppler ultrasound for the assessment of renal perfusion in the ICU：Advantages and limitations of the available techniques. Crit Ultrasound J，2015，7：24.

［35］Schnell D，Deruddre S，Harrois A，et al. Renal resistive index better predicts the occurrence of acute kidney injury than cystatin C. Shock，2012，38：592-597.

［36］Semesh O，Golbetz H，Kriss J P，et al. Limitations of creatinine as a filtration marker in glomerulopathic patients. Kidney Int，1985，28（5）：830-838.

［37］Sievert A，Sistino J. A meta-analysis of renal benefits to pulsatile perfusion in cardiac surgery. J Extra Corpor Technol，2012，44（1）：10-14.

［38］Squires J H，Alcamo A M，Hovat C，et al. Contrast-enhanced ultrasonography during extracorporeal membrane oxygenation. J Ultrasound Med，2019，38（2）：545-548.

［39］Steubl D，Inker L. How best to estimate glomerular filtration rate? Novel filtration markers and their application. Curr Opin Nephrol Hypertens，2018，27：398-405.

［40］Susantitaphong P，Cruz D N，Cerda J，et al. World incidence of AKI：A meta-analysis. Clin J Am Soc Nephrol，2013，8：1482-1493.

［41］Taglier N，Koenig W，Kaski J C.Cystatin C and cardiovascular risk. Ann Biol Clin，2010，68（5）：517-529.

［42］Treacy O，Brown N N，Dimeski G. Biochemical evaluation of kidney disease. Transl Androl Urol，2019，8（Suppl 2）：S214-S223.

［43］Tung Y C，Chang C H，Chen Y C，et al. Combined biomarker analysis for risk of acute kidney injury in patients with ST-segment elevation myocardial infarction. PLoS One，2015，10（4）：e0125282.

［44］Verbrugge F H，Grieten L，Mullens W. Management of the cardiorenal syndrome in decompensated heart failure. Cardiorenal Med，2014，4：176-188.

［45］Wang L，Mohan C. Contrast-enhanced ultrasound：A promising method for renal microvascular perfusion evaluation. J Transl Int Med，2016，4：104-108.

第十七章 | 肝功能监测

　　肝脏是人体最大的实质性脏器,主要由肝小叶、肝静脉、门静脉、肝动脉和胆道系统组成,具有营养代谢、免疫、凝血、解毒等方面的生理功能,并且在体循环和内脏循环中发挥重要作用,肝功能的监测主要包括常规的实验室检查和超声的可视化监测。重症肝脏超声有三个基本切面:右肋下第二肝门斜切面、右肋下第一肝门斜切面、右肋下第一肝门纵切面。肝脏超声的评估内容分为肝脏、血管和胆道系统,其中肝脏评估的内容包括肝脏包膜形态、肝脏形状和大小、回声特征、肝脏实质;血管和胆道系统评估的内容包括门静脉及其分支、肝动脉及其分支、肝静脉及其分支、胆道系统。

第一节　ECMO 患者的肝功能特点

一、肝脏血流与灌注

　　肝脏的血供有两套系统,故血流非常丰富,占心排血量的25%,每100g肝组织的平均血流量为100~130mL/min。其中一套血供系统来源于腹腔动脉的肝动脉,在十二指肠上方分出胃十二指肠动脉(肝固有动脉),再分为左右肝动脉后进入肝脏;另一套血供系统是门静脉系统,是由肠系膜上静脉和脾静脉汇合而成,后分支的门静脉左干与右干分别进入左右肝叶。肝小叶内细胞放射状排成板状,由肝血窦隔开,其内含肝动脉与门静脉来源的血管中终末分支构成网状的微循环,门静脉血流与肝动脉血流在肝血窦中汇合后汇入肝小叶中央静脉,后经过肝静脉汇入下腔静脉。由于肝脏的血管床既适合较高压力的腹腔干和肠系膜动脉系统,又适合较低压力的门静脉系统,所以这两套系统保证正常的肝脏血液供给。

　　肝动脉发源于腹腔动脉,血流量占25%~30%,承担45%~50%的供氧量;门静脉由肠系膜上静脉和脾静脉汇合而成,血流量占70%~75%,承担50%~55%的供氧量。肝血流量的调节分为内源性调节和外源性调节。内源性调节是指肝脏通过不断清除许多内源性物质和药物，保持肝的血流和氧供不变；外源性调节是指通过神经内分泌反射，纠正大循环的血流动力学紊乱，保证肝脏的血流和氧供。肝脏血供丰富，接受肝动脉、门静脉双重血液供应，血流在肝血窦汇合，两者之间有相互协调作用，当门静脉血流量减少时，肝动脉血流量增加，反之亦然，这被称为内源性调节的"肝动脉缓冲效应"，所以当门腔分流或结扎肠系膜上动脉时，肝动脉血流会增加。

门静脉解剖学特点是无静脉瓣，是独立的循环系统，门静脉系统两段分别与肠道和肝脏的毛细血管床相连，有助于建立有效的肝外循环。门静脉与体循环之间有4个交通支，即胃底食管下段交通支、直肠下端肛管交通支、前腹壁交通支、腹膜后交通支。当门静脉压力增高时，血液逆流导致交通支扩张和异常开放。门静脉的血流一方面含有脾静脉的血液，另一方面含有肠道血流输送来的血液，其含有胃肠道消化吸收的营养物质和需肝脏代谢的物质。

肝静脉也无瓣膜，收集肝实质血液（包括门静脉和肝固有动脉回流的血液），经过肝毛细血管后逐渐汇集成2～3条肝静脉干。来自肝右叶的静脉汇集成肝右静脉，肝方叶和尾叶的静脉汇集成肝中静脉，肝左叶的静脉汇集成肝左静脉。它们从肝的后缘出肝后，将经肝脏处理后的血液注入下腔静脉。在肝硬化患者中，多普勒超声经常检测到肝静脉中没有逆行（肝脾）血流阶段，提示肝静脉周围的肝实质硬度增加。肝静脉无逆行血流不仅见于明显肝病的患者，也见于没有肝病的患者。

二、血流动力学障碍时的肝脏血流动力学 》》》

休克时，肝脏作为增加回心血量的首要器官，表现为肝脏血管的收缩，为增加心排血量提供保证。肝脏对于休克的刺激是极其敏感的。当低血容量性休克时，心排血量下降明显，为了保证心脑等重要脏器的血供，心排血量被重新分配，导致肝脏血流量的降低，即使充分液体复苏后肝脏血流量也不会立刻增加。同时，低心排血量可导致急性肝功能损害，实验室检查可见血清丙氨酸氨基转移酶或（和）血清天门冬氨酸氨基转移酶超过正常值，伴有血清总胆红素或（和）血清直接胆红素升高，并经血清肝炎抗原抗体系统检查除外各种类型急性病毒性肝炎。当感染性休克时，高排低阻，肝脏血流量多数情况随着心排血量的增加而增加，血流量的增加与氧耗不匹配，可致肝脏氧摄取率增加，肝脏混合静脉血氧饱和度降低，动静脉血氧饱和度增加，病理性氧供依赖，肝脏缺血缺氧加重，表现为肝脏血流及实验室指标的异常。当梗阻性休克时，急性右心功能不全，CVP持续上升，当CVP明显高于正常水平时，可导致肝脏淤血肿胀，同时肝脏血流量明显增加，引起肝细胞氧供降低、肝细胞损伤。

三、ECMO辅助下的肝脏

ECMO的目的是提供急性短暂的循环支持、左心室辅助装置等治疗的桥联,以便更持久的治疗。ECMO对血流动力学的影响主要包括增加心脏后负荷,降低左心室每搏输出量、肺毛细血管契压及左心室前负荷,而其对冠状动脉灌注影响尚不明确。根据插管的不同,ECMO模式分为VA-ECMO和VV-ECMO,前者主要为心力衰竭、行经皮冠状动脉介入术(PCI)患者提供循环支持,而后者主要应用于急性呼吸窘迫综合征、呼吸衰竭等呼吸支持。ECMO对危重症患者的血流动力学影响,一方面表现为纠正低心排血量,提高心排血量,增加肝脏的灌注;另一方面表现为增加静脉回流,降低肝静脉压力,减轻肝脏淤血。两方面共同作用,改善肝功能。

Zhu等对ECMO支持的肝移植手术患者,用超声监测手术前后的肝动脉血流及门静脉血流,结果发现,ECMO支持下的肝动脉血流及门静脉血流速度均有不同程度的提高,这项研究显示了ECMO对肝脏血流的影响,在供者的肝脏获取过程中ECMO能帮助肝脏保持足够的灌注。靠近主动脉段肝动脉血流易受体循环压力的影响。全身血容量减少、心源性或败血症引起的休克均会使内脏动脉供血减少,从而导致主动脉供血减少,肝脏入肝血流减少。这类患者使用ECMO后,肝动脉血流增加。肝动脉血流的频谱形态、流速变化能展现患者血流动力学状态,有利于临床医生对患者病情的把控。ECMO期间联合应用IABP可以增加冠状动脉血供和血液搏动性灌注,从而进一步增加肝动脉血流;同时,IABP可减轻左心室后负荷,降低左心室舒张末压,进而降低左房压,减轻肺水肿,最终导致肝静脉压力下降,肝静脉血流下降。但值得注意的是,肝静脉血流的影响不是持续的,随着内脏灌注、循环阻力的增加等因素,肝静脉血流缓慢增加。由于不同温度对肝静脉血流的影响,血管活性药物对肝静脉血流的影响,起搏器辅助对肝静脉血流波形的影响等,ECMO下肝静脉血流动力学相关的研究较少。在ECMO期间联合植入IABP装置的患者存在动脉血流动力学改变,肝脏内可探及小慢波。

ECMO期间,左心室壁运动幅度低,左心室胀满,主动脉瓣可处于不能开放的状态或容量超负荷的状态,胸片表现为肺水肿进行性加重。当进展为充血性右心衰竭时,静脉充盈压增高,超声示下腔静脉、肝静脉增宽,门静脉搏动性增大,门静脉入肝血流明显减少,肝动脉流速增高,肝静脉压增高,肝静脉扩张淤血,肝细胞缺氧、变性坏死(图17-1-1)。如不进一步纠正,可致心源性肝硬化。声像图特征:①肝大,肝内光点增粗,回声增强,分布较均匀。②肝静脉扩张,内径＞1.0cm;下腔静脉扩张,内径＞

2.5cm;肝静脉、下腔静脉不随呼吸时相而改变(呼气扩张,吸气收缩)。

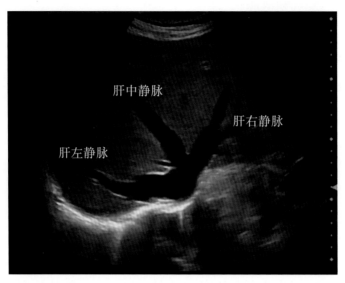

图17-1-1　肝淤血

　　值得关注的是,肝动脉以负反馈的方式对门静脉血流量变化作出调节以维持肝总血流量稳定。但这受体循环压力变化、门静脉血流及局部化学介质影响,故在检查中需仔细辨别。在ECMO期间,如发现患者肝动脉异常时,应仔细鉴别生理性或病理性因素。肝动脉频谱及流速的测定对于发现潜在性肝脏局部或系统性病变有益。

　　目前,世界各地的器官移植主要来源于脑死亡供者(donor of brain death,DBD),但是远不能满足器官移植的需求,因此心脏死亡供者(donor of circulatory death,DCD)的捐献器官越来越多地被用于器官移植。DCD来源于重症监护病房、急诊室或院前救护的患者,所以供体器官不可避免地存在严重的缺血性损伤。近年来ECMO作为减少缺血性损伤的措施,能在DCD心脏死亡后即刻提供稳定的自体血流灌注及氧供,从而减少供体器官损伤,在我国DCD中应用逐年增多。DCD器官保护的目标是纠正组织细胞缺氧和偿还氧债。ECMO对供体肝脏的保护作用机制:提供有效的循环支持,部分代替心脏泵血功能,增加组织器官灌注,改善循环,减少血管活性药物剂量,甚至可适当使用扩血管药,改善微循环灌注;ECMO引流部分静脉血至体外,减少前负荷,减轻充血性心力衰竭对肝脏的影响;有效地进行气体交换,明显改善低氧血症,避免或减轻肝细胞因缺氧造成的损伤;供肝冷灌注、切取之前,ECMO提供氧气和营养,减少热缺血引起的DCD供肝的损伤,进一步减少冷缺血对供肝的损伤;ECMO在移植前维护肝功能,为充分评估肝功能提供了宝贵时间;ECMO实施期间调节体温,减轻肝脏热缺血损伤,保护供体器官。在应用ECMO前后,检测脑死亡供者的胆红素总量、丙氨酸转氨酶、天冬氨酸转氨酶,结果表明,ECMO 后胆红素总量、丙氨酸转氨酶、天冬氨酸转氨酶较 ECMO 前均明显改善,且在一定的时间范围内呈时间依赖性。在动物实验中,ECMO 使用前后肝细胞及细胞器的变化主要表现为,应用 ECMO 后细胞质内空泡减少,细胞核变形、染色质边集及线粒体肿胀减轻,表明 ECMO 对猪心脏死亡后的肝脏有显著保护作用,可以明显改善肝脏质量及功能。Schon 等在猪肝移植模型上进行对照实验,将经历了 1h 热缺血的肝脏分为两组,分别使用 ECMO 修复和冷保存后施行肝移植,ECMO 组的生存率优势明显(100% vs 0%)。

(武　钧　李奕冉)

第二节　肝功能常规监测

目前常用的肝功能检测项目约有 20 余种。通过肝功能的检测,医生可了解患者以下 3 个方面的情况:①肝脏合成与分解代谢能力;②肝脏的排泄和清除(毒物)的能力;③评估肝细胞的损伤程度。

一、反映肝细胞受损程度的指标

许多组织脏器内均含有丙氨酸转氨酶(alanine aminotransferase,ALT;正常值是 5~40U/L)和天冬氨酸转氨酶(aspartate aminotransferase,AST;正常值是 8~40U/L)。在体内,ALT 主要分布于肝、肾、心、肌肉,AST 主要分布于心脏、肝、肌肉、肾。这两种酶在肝细胞内含量极高,其活性测定是肝细胞损害的敏感指标。除肝内脏器病变外,这两种酶浓度的升高在一定程度上反映肝细胞损伤和坏死程度。ALT 仅存在于肝细胞质中,当细胞膜轻微损伤时即可明显升高;80% 的 AST 存在于线粒体,仅 20% 存在于细胞质中,当线粒体损伤时 AST 明显升高。正常血浆内 AST/ALT≤1;急性肝炎时,肝细胞虽然有损伤,但线粒体仍很完整,AST/ALT 值<1;重型肝炎时,线粒体也遭破坏,AST 从线粒体和细胞质中释放入血,AST/ALT 比值升高,比值越高表明肝炎慢性化程度越高,AST/ALT>5 时多为肝硬化期。如 AST/ALT 为 1.20~2.26,提示预后不良、病死率高;如 AST/ALT 为 0.31~0.63,提示预后良好、生存率较高。

谷胱甘肽 S-转移酶(glutathione S-transferase,GST)是一个新的肝损伤指标,是一组与肝脏解毒功能有关的酶。此组酶类是与肝脏解毒与合成功能有关的小分子蛋白质,主要存在于肝脏内,微量存在于肾、小肠、睾丸、卵巢等组织中,血清 GST 的正常值

<21U/L。由于肝细胞质内富含GST,当肝细胞损害时,酶迅速释放入血,导致血清GST活性升高。由于分子量比ALT小,因此肝损伤时GST更容易通过肝细胞入血,对肝损伤程度的反映比ALT敏感。急性肝炎时,GST变化与ALT正相关;重型肝炎和慢性肝炎时,GST升高水平显著大于ALT升高水平;重型肝炎患者,血清GST明显升高,多为正常人的5~8倍;急性重型肝炎患者的GST有时升高至正常值的数十倍。GST增高幅度为:重型肝炎>慢性肝炎>急性肝炎>肝硬化。重型肝炎时GST持续升高,ALT进行性下降,提示预后不良。

二、反映肝脏合成功能的指标 》》

肝脏是合成凝血因子的主要器官,除Ⅲ因子外,几乎所有的凝血因子在肝细胞内合成。凝血因子Ⅰ、Ⅱ、Ⅴ、Ⅶ、Ⅹ中任何一种缺乏都可使凝血酶原时间(PT)延长。APTT可反映Ⅻ、Ⅺ、Ⅸ、Ⅷ因子的缺乏。凝血因子半衰期极短,最长的半衰期仅80h。当肝细胞坏死或受损严重时,数天之内PT就明显延长。常用PT和凝血酶原活动度(prothrombin time activity,PTA)反映肝脏合成功能。临床反映PT相关指标的3种常用方法:①PT延长的秒数,PT正常为12~16s,比正常延长3s为异常(肝病患者PT为5s)。②测得的PT与正常对照PT的比值(>1.2为异常)。③PTA{PTA=[对照PT-(对照PT×0.6]/[患者PT-(对照PT×0.6)]×100%},正常活动度为80%~100%。PTA>60%表示凝血功能尚可,肝硬化时PTA往往延长,PTA<40%为肝细胞坏死的肯定界限,PTA仅20%则可发生自发性出血,PTA<10%患者预后恶劣、病死率较高。PT逐渐缩短,提示病情逐渐好转;PT逐渐延长,提示病情逐渐加重。PTA<40%是诊断重型肝炎的最主要指标。PTA<30%,患者预后不良,绝大多数死亡。PTA值越低,出血发生率与病死率越高。因此,动态观察PT、PTA,有助于对患者病情严重程度的判断。

轻症肝病时总蛋白一般无显著变化。肝受损时,虽然白蛋白(ALB)合成减少,但由于免疫刺激作用,γ球蛋白产生增加。急性重型肝炎时,血清总蛋白大量减少。总蛋白的正常值:68~80g/L。如总蛋白减少至60g/L以下,则表示预后不良;肝硬化时,总蛋白合成减少,血浆容量增大并稀释总蛋白,故总蛋白常显示低值。白蛋白是反映肝脏合成功能最常用的指标,正常值为35~55g/L。白蛋白的半衰期长,不能及时反映肝脏病变情况,缺乏敏感性。白蛋白下降的速率能精确反映肝细胞坏死的程度。白蛋白仅仅由肝脏合成,在体内40%的白蛋白在血液中。肝脏合成蛋白质的能力是有限的,每日合成约10g白蛋白,只有体内白蛋白过量丢失或被破坏时,合成速度才会增加。肝受损时,白蛋白的合成、在细胞内的运输和释放都发生障碍,从而导致血清白蛋白减少。白蛋白减少是肝硬化的特征,代偿性肝硬化即使出现显著的高γ球蛋白血症,但白蛋白减少也是轻微的;而失代偿期肝硬化、白蛋白显著减少。当白蛋白<30g/L时,大多数患者会出现腹水,如进一步减少到20g/L以下,则预后极差。α₁球蛋白的正常值为2~5g/L,占血清总蛋白的3%~7%。当发生任何肝脏炎症性疾病时,α₁球蛋白常增加,与白蛋白负相关;当肝硬化和肝坏死时,α₁球蛋白减少,与白蛋白正相关;当致命性肝衰竭时,α₁球蛋白降到最低水平。α₂球蛋白(含脂蛋白)的正常值为4~8g/L,占血清总蛋白6%~12%,反映肝病严重程度。急性肝炎时,α₂球蛋白正常;急性和亚急性重型肝炎时,α₂球蛋白减少,α₂球蛋白<4g/L提示患者肝昏迷。急性血吸虫病、肝脓肿、肝癌患者的α₂球蛋白往往增加。(慢性)胆汁淤积时,α₂球蛋白增加。大多失代偿期肝硬化患者α₂球蛋白减少。β球蛋白(含脂蛋白)的正常值为6~12g/L,占总蛋白9%~17%。胆汁淤积性肝病时,多数患者β球蛋白增加,与α₂球蛋白水平升高相平行,有助于鉴别胆汁性和非胆汁性肝硬化。肝细胞严重损伤时,β球蛋白水平降低,个别病例可降至6%以下。γ球蛋白的正常值为8~17g/L,占血清总蛋白的12%~24%。所有肝脏疾病患者的γ球蛋白都增高。病毒性肝炎患者γ球蛋白中度增高后逐步趋向正常,提示病情好转。γ球蛋白持续增高意味着慢性肝炎和肝硬化;重型肝炎患者γ球蛋白显著增高。

胆碱酯酶(choline esterase,CHE)是肝脏合成后释放入血的一种非特异性酯酶。半衰期为10天,能敏感反应肝脏合成功能,有一定特异性。肝病越严重,胆碱酯酶活性越低。胆碱酯酶的正常值为30~80U/dL,如己酰胆碱酯酶/丁酰胆碱酯酶<10U/dL,则表示肝细胞严重受损,此时患者乏力明显。r-谷氨酸转移酶(r-GT)、碱性磷酸酶(alkaline phosphatase,ALP)均属胆系酶,经肝内合成,由胆道排泄。梗阻性黄疸、自身免疫性肝病、酒精性肝病、肝硬化、部分慢性肝炎患者此类酶可升高。ALP升高可见于儿童发育期,骨骼发育,心肌发育,胰、肾、肠、脑组织的发育等。儿童乙肝单项此酶升高,无临床意义。肝硬化患者r-GT升高,如持续低值提示预后不良。

三、反映肝脏解毒功能的指标

氨在体内主要由肝脏经鸟氨酸循环合成尿素被排出,避免了氨中毒。肝损害时鸟氨酸循环障碍,尿素形成减少,患者氨中毒。当门-体静脉短路时,氨直接进入体循环,导致氨中毒。血氨正常值:5~35μmol/L(纳氏试剂)或27~81.6μmol/L(酚-次氨盐酸法)。血氨增高常见于肝昏迷、门-体静脉短路患者。

四、反映肝脏排泄功能的指标

总胆红素由衰老红细胞代谢产生。血液中未结合胆红素经肝细胞摄取，转化为结合胆红素并排泄到毛细肝胆管内，再进入肝内胆管、肝外胆管而排出体外。重型肝炎患者胆红素排泄障碍，总胆红素进行性加重。重型肝炎患者的病死率与总胆红素浓度正相关。急性重型肝炎患者短期内肝细胞坏死的进展速度快，患病初期3~5天内总胆红素浓度并不太高，但随病程进行，总胆红素可平均每天加重17.1~34.2μmol/L（即每天1~2mg）。亚急性重型肝炎和慢加急性肝衰竭患者总胆红素水平较高，随病程延长而持续升高。急性肝炎时，由于肝细胞并没有出现严重的坏死并且未并发肝衰竭，因此总胆红素水平升高到一定程度即停止，随疾病的逐步恢复，总胆红素水平下降。肝衰竭的发生常由于肝血流量减少。缺氧、内毒素、肿瘤坏死因子（tumor necrosis factor，TNF）、白细胞介素（IL)-1、IL-6、IL-8等因素诱发肝衰竭的发生、黄疸加深、胆红素血症加重。总胆红素值＞180μmol/L，提示病情加重。正常人总胆红素低于25μmol/L。肝脏处理胆红素的能力是强大的（约1500μmol/L）。测定血中胆红素的主要用途：了解有无黄疸、黄疸深度及演变过程；可反映肝细胞损害程度，判断预后、疗效和指导治疗。胆红素越高，肝受损越严重，病程越长。淤胆型肝炎患者的胆红素浓度与病变程度不成正比。

总胆汁酸（total bile acid，TBA）是以胆固醇为原料在肝细胞内合成的一种有机酸，由肝脏分泌随胆汁进入肠道（大部分被重吸收），再从门静脉进入肝脏。肝细胞能够特异性地吸收游离（次级）胆汁酸并将其重新转化为结合型胆汁酸。正常人血清总胆汁酸含量是很低的。血清TBA是反应肝细胞大量坏死和肝功能严重受损的敏感指标，疾病好转时TBA下降。根据TBA的动态变化可了解患者病情变化，估计预后。胆汁酸是一项对肝胆病具有中度酶感性和特异性的指标，对鉴别肝胆疾病与先天性或溶血性黄疸有一定意义，对判断治疗反应有积极作用。在肝硬化患者中，如胆汁酸＜20μmol/L，1年病死率为7%；而胆汁酸＞50μmol/L，则病死率高达67%。

五、反映体内物质代谢的指标

总胆固醇（total cholesterol，TCHO）：在肝细胞线粒体内合成，血清中的TCHO主要来源于肝脏。重型肝炎患者由于TCHO合成减少，因此血清中TCHO明显下降。如TCHO低于1.6mmol/L，病死率可达92.9%。

血糖（Glu）：肝脏具有糖原合成、分解及异生功能，可调节机体糖的贮存和分布，维持血糖的相对稳定。大量肝细胞坏死，肝糖原贮存明显减少，且不能及时释放足够的葡萄糖,导致异常低血糖反应。

支链氨基酸/芳香氨基酸比值(branched-chain amino acid/aromatic amino acids, BCAA/AAA):肝脏是芳香氨基酸分解代谢的主要场所。血中AAA的浓度取决于肝脏的处理能力。肝病患者由于肝脏不能摄取和氧化AAA,故血中AAA升高,易导致肝性脑病的发生。BCAA不通过肝脏代谢,其浓度主要受周围组织的控制和血中胰岛素水平的影响。肝病患者血中BCAA降低。正常BCAA/AAA比值为3~4.1,如BCAA/AAA<1,则患者病死率为81%,且预后极差。

六、反映肝细胞再生的指标 》》

甲胎蛋白(alpha fetoprotein,AFP)升高,提示肝细胞再生。急性肝炎患者AFP长期持续升高或进行性升高,说明肝细胞存在持续破坏和再生,提示病情未有效控制或恶变;AFP升高后逐步下降,说明肝功能好转,肝细胞再生已能满足机体的需要。

人表皮生长因子(human epidermal growth factor,h-EGF)、肝细胞生长因子(hepatocyte growth factor,HGF)、肝刺激物质(hepatic stimulator substance,HSS)、胰岛素样生长因子2(insulin-like growth factor 2,IGF-2)等都能刺激肝细胞的再生。h-EGF是由53个氨基酸组成的直链多肽,可促进原代肝细胞有效分裂及诱导再生肝细胞DNA合成。人表皮生长因子的检测能反映肝细胞的再生状况。

肝功能检测能反映肝脏的各种生理功能,单纯靠一项指标往往特异性较差,临床上多综合判断,如胆酶分离(ALT正常或较低,而胆红素增高),提示预后差;胆胆分离(胆红素高而胆碱酯酶很低),也提示预后差。肝功能综合指标(总胆红素、凝血酶原时间或白蛋白)能较好地预测肝病。

(武 钧 李奕冉)

第三节 肝功能可视化监测

肝脏是人体内最适合进行超声检查的脏器之一。我们常规使用超声对正常人群体格检查或对乙肝病毒携带者定期随访,可以发现或排除大部分肝脏占位性病变,除外少数发生于隔顶部位的病灶。在ICU,患者卧床且不宜搬动,肝脏对于缺血缺氧极其敏感,因此超声可以作为ICU中检查肝脏的首选影像学检查。超声检查的价值可归纳为:确定肝内有无占位性病变,提示占位性病变的性质;明确肝癌在肝内的具体位置及其与肝内重要血管的关系，有助于治疗方法的选择及手术的进行；结合实验室指标，了解肝脏血供及肝内胆管情况；有助于超声引导下的穿刺活检或进行局部治疗；可视化诊断肝炎、肝硬化、肝衰竭等。

一、肝脏超声检查与测量值

肝脏超声检查常规选用3.5MHz探头。患者取仰卧位，亦可根据扫查不同部位选择侧卧位，以便了解肝脏形态及病变情况。肝脏超声检查的各切面扫查方法如下（图17-3-1）。①纵切面：患者取仰卧位，于剑突下沿正中线纵切，显示肝左叶及腹主动脉纵切面图像。向左、右移行，直至肝右叶外侧。②横切面：从上腹部至剑突下连续横向切面扫查，显示肝右叶、肝左叶内门静脉分支、腹主动脉及下腔静脉横切面。③右侧肋下切面：沿右侧肋弓至剑突，取肋下缘斜切面，显示肝实质、门静脉、胆管分支，可清晰显示第二肝门区3支肝静脉图像。④右侧肋间切面：沿右侧第5～11肋间扫查，显示肝右叶实质图像，可清晰显示第一肝门区的门静脉主干、胆总管、门静脉右支及下腔静脉图像。

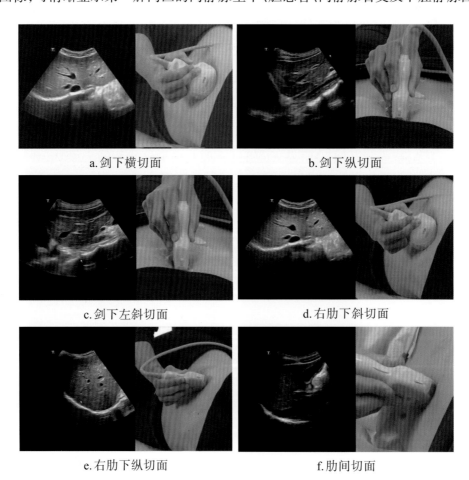

a.剑下横切面   b.剑下纵切面

c.剑下左斜切面   d.右肋下斜切面

e.右肋下纵切面   f.肋间切面

图17-3-1　肝脏超声检查

正常肝脏大小存在个体差异,临床常用的几个测量值为:①肝右叶最大斜径,取肝右静脉入下腔静脉的切面测得的肝前后缘间的最大垂直距离,正常值为 12~14cm。②肝左叶厚度和长度。通过腹主动脉长轴的左肝矢状断面,测得的肝左叶前后缘间的距离为厚度,正常肝厚度为 5~6cm;肝膈缘至下缘间的距离为长度,正常肝长度为 7~9cm。③肝右叶厚度,取右锁骨中线矢状断面,测得的肝脏前后间的垂直距离,正常值为 10~12cm。④门静脉主干内径不超过 1.4cm,右支内径 0.6~1.2cm;左支内径 0.8~1.3cm,肝静脉内径不超过 1.0cm。左、右肝管直径 0.3~0.4cm,分支直径小于 0.1cm。⑤左右肝管为内径 3~5mm 的无回声管状结构,管壁呈线状高回声,且位于门静脉左右支前方,二级以上的肝胆管分支一般难以清晰显示。正常肝外胆管超声测量值:内径 4~6mm,12 岁以下小儿的内径为 2~3mm,老年人肝外胆管内径可以略大(达 8mm)。

二、肝脏的血流动力学监测

从血流动力学的角度,重症患者的肝脏超声重点评估右肋下第二肝门斜切面、右肋下第一肝门斜切面和右肋下第一肝门纵切面(图 17-3-2)。其中,右肋下第一肝门和第二肝门斜切面兼顾肝脏流入-流出道评估,也兼顾肝脏分页分段评估;右肋下第一肝门纵切面兼顾肝门三联的评估,门静脉右支兼顾肝右叶评估和肝脏分页分段评估,门静脉左支兼顾肝左叶评估和肝脏分页分段评估。

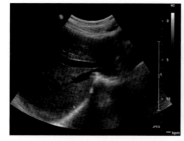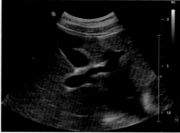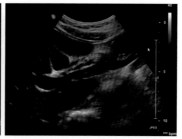

a. 右肋下第二肝门斜切面　　b. 右肋下第一肝门斜切面　　c. 右肋下第一肝门纵切面

图 17-3-2　重症超声肝脏基本三切面

正常人门静脉有高度顺应性,其顺应性受血管壁本身和肝脏柔韧性影响,血流频谱随呼吸和屏气大小出现波浪形改变,利用这一变化测量其流速差值、最大流速及脉冲比率,可间接反映血管、血流、肝脏柔韧性等的变化。门静脉正常参考值:内径≤1.4cm、血流速度 13~25cm/s、血流量约(900±217)mL/min。门静脉增宽常见于门静脉高压,重症患者应警惕严重的右心衰竭及门静脉血栓。门静脉血栓形成的病因很复杂,主要有炎症性、肿瘤性、凝血功能障碍性、腹腔手术后、外伤性及不明性原因等。门静脉血栓可造成门静脉阻塞，引起门静脉压力增高、肠管淤血，是导致肝外型门静脉高压症的主要疾病。超声的诊断依据包括：门静脉内径＞1.3cm；肠系膜上静脉及脾静脉从平静呼吸到深吸气的内径增加＜20%；门-奇静脉侧支循环形成；门静脉离肝血流；门静脉血流波动频谱消失；门静脉血流量减少；脾大。

正常下腔静脉在二维超声下管径随呼吸运动及心动周期而变化，脉冲多普勒呈三相波形，吸气时高，呼气时低，$V_{max}\leqslant1.5m/s$，部分呈单向血流频谱。下腔静脉内径正常值：吸气时(11.34±3.94)mm、呼气时(18.75±3.92)mm。当容量过负荷或急性右心衰竭时，可见充盈扩张的下腔静脉(图17-3-3)。

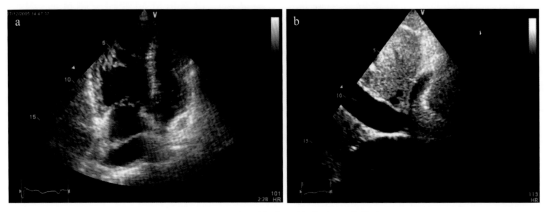

图17-3-3　右心扩大和扩张的下腔静脉

正常情况下，肝动脉流速为30~70cm/s，RI为0.5~0.8，肝动脉峰值流速为100cm/s。引起肝动脉血流异常的因素很多，包括肝前性、肝性、肝后性病变，以及血管自身病变、循环系统疾病等。

肝静脉由左、中、右三根静脉构成，汇入下腔静脉。三支肝静脉血流量之和被称为肝血流量。正常人肝静脉管壁薄、有一定顺应性，多普勒频谱表现为三相波或四相波。肝静脉在肝内常呈纵向走行。肝静脉可出现先天性缺如，最常见的是肝右静脉，肝中和肝左静脉次之。Bolondi等提出将肝静脉频谱波形分为3种：①0型，三相波，即2个负向波和1个正向波，出现短暂反流；②Ⅰ型，2个负向波，短暂反流消失，波幅减低；③Ⅱ型，单向流速曲线波形。其中肝脏的顺应性在肝静脉频谱的变化中起至关重要的作用。肝左、中、右静脉的内径正常值是0.5~0.9cm。当出现右心功能衰竭、肺源性心脏病、心包积液等情况时，患者右心扩大、右房压增高、下腔静脉压力也增高，从而导致没有静脉瓣的肝静脉回流受阻，形成淤血肝，超声声像图表现为：三支肝静脉增宽＞1.1cm，下腔静脉增宽＞2cm，肝大。

综上所述,肝脏功能的监测在重症患者中具有举足轻重的地位。ECMO期间及上机前后,不仅需密切观察患者肝脏功能的实验室指标,还应该用超声这种可视化的手段动态监测肝脏,对重症肝脏进行常规3个切面的扫查,测量门静脉、肝动脉、肝静脉及下腔静脉,一旦出现明显肝脏血流异常,及时干预,防止肝功能进一步恶化,从而有利于重症患者的转归。

(武　钧　李奕舟)

参考文献

[1]中华医学会器官移植学分会,中华医学会外科学分会移植学组,中国医师协会器官移植医师分会.中国心脏死亡捐献器官评估与应用专家共识.兰州大学学报:医学版,2014,40(4):71-78.

[2]霍枫,汪邵平,李鹏,等.体外膜肺氧合用于心死亡供肝的初步经验.中华肝胆外科杂志,2012,18(5):354-356.

[3]秦科,孙煦勇,董建辉,等.体外膜肺氧合对循环不稳定脑死亡器官捐献的肝肾功能修复效果.中华器官移植杂志,2017,38(9):525-530.

[4]刘蕾,刘懿禾,马宁,等.应用体外膜肺氧合对猪心脏死亡后肝脏的保护作用.中华器官移植杂志,2015,36(1):46-49.

[5]孙煦勇,石炳毅,秦科,等.体外膜肺氧合在中国公民逝世后捐献供器官保护中的应用专家共识(2016年版).中华移植杂志,2016,10(3):107-111.

[6]Aso S, Matsui H, Fushimi K, et al. The effect of intraaortic balloon pumping under venoarteial extracorporeal membrane oxygenation on mortality of cardiogenic patients: An analysis using a nationwide inpatient database. Crit Care Med, 2016, 44(11):1974-1979.

[7]Barrou B, Billault C, Nicolas-Robin A. The use of extracorporeal membranous oxygenation in donors after cardiac death. Curr Opin Organ Transplant, 2013, 18(2):148-153.

[8]Bolondi L, Li Bsaai S, Gaiani S, et al. Liver cirrhosis: Change of Doppler waveform of hepatic veins. Radiology, 1991, 178:513-516.

[9]Dutkowski P, Polak W G, Muiesan P, et al. First comparison of hypothermic oxygenated perfusion versus static cold storage of human donation after cardiac death liver transplants: An international-matched case analysis. Annals of surgery, 2015, 262(5):764-770.

［10］Gulberg V，Schoenberg S O. Hepatic arterial buffer response：Visualization by multiphasic high-resolution 3D magnetic resonance angiography. J Hepatol，2004，40（1）：181.

［11］Hagiwara M，Matsuno N，Meng L T，et al. Applicability of combined use of extracorporeal support and temperature-controlled machine perfusion preservation for liver procurement of donors after cardiac death in pigs. Transplant Proc，2016，48（4）：1234-1238.

［12］Net M，Valero R，Almenara R，et al. The effect of normothermic recirculation is mediated by ischemic preconditioning in NHBD liver transplantation. Am J Transplant，2005，5（10）：2385-2392.

［13］Pedersen J F，Dakhil A Z，Jensen D B，et al. Abnormal hepatic vein Doppler waveform in patients without liver disease. Br J Radiol，2005，78（927）：242-244.

［14］Rojas-Pena A，Hall C M，Cook K E，et al. Timing of heparin and perfusion temperature during procurement of organs with extracorporeal support in donors after circulatory determination of death. ASAIO J，2011，57（5）：368-374.

［15］Scandroglio A M，Pieri M，Pappalardo F，et al. Intra-aortic balloon pump during venoarterial extracorporeal membrane oxygenation：Still a matter of debate? Contemporary multi-device approach to cardiogenic shock. J Thorac Dis，2017，9（5）：E522-E524.

［16］Schon M R，Kollmar O，Wolf S，et al. Liver transplantation after organ preservation with normothermic extracorporeal perfusion. Ann Surg，2001，233（1）：114-123.

［17］Werdan K，Gielen S，Ebelt H，et al. Mechanical circulatory support in cardiogenic shock. Eur Heart J，2014，35（3）：156-167.

［18］Zhu X S，Wang S S，Cheng Q，et al. Using ultrasonography to monitor liver blood flow for liver transplant from donors supported on extracorporeal membrane oxygenation. Liver Transpl，2016，22（2）：188-191.

附　录

附录 1 ECMO 相关流程

一、VV-ECMO 上机流程))

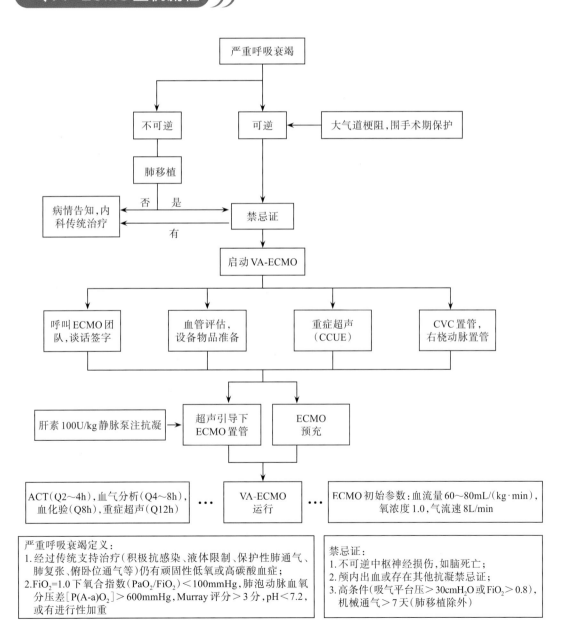

严重呼吸衰竭定义：
1. 经过传统支持治疗（积极抗感染、液体限制、保护性肺通气、肺复张、俯卧位通气等）仍有顽固性低氧或高碳酸血症；
2. $FiO_2=1.0$ 下氧合指数（PaO_2/FiO_2）<100mmHg，肺泡动脉血氧分压差［$P(A-a)O_2$］>600mmHg，Murray 评分>3分，pH<7.2，或有进行性加重

禁忌证：
1. 不可逆中枢神经损伤，如脑死亡；
2. 颅内出血或存在其他抗凝禁忌证；
3. 高条件（吸气平台压>30cmH_2O 或 FiO_2>0.8），机械通气>7天（肺移植除外）

二、VA-ECMO上机流程

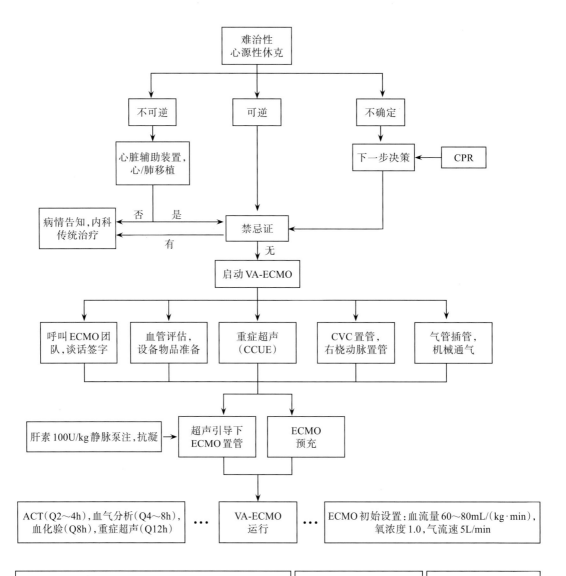

难治性心源性休克定义：
1. 大剂量升压药［去甲肾上腺素＞0.8μg/(kg·min)，肾上腺素＞0.2μg/(kg·min)，多巴胺/多巴酚丁胺＞12μg/(kg·min)］维持下 CI＜1.8L/(m²·min)，伴 MAP＜60mmHg 或 Lac＞4mmol/L，或进行性恶化；
2. 心脏术后心肺转流撤离困难；
3. 暴发性心肌炎进展期，高度房室传导阻滞、快速心律失常

禁忌证：
1. 不可逆中枢系统损伤，如脑死亡；
2. 未处理的主动脉夹层；
3. 急性期颅内出血；
4. 严重的主动脉瓣反流

ECPR纳入标准：
1. 目击者CPR；
2. 无血流时间＜6min；
3. 低灌注时间＜45min；
4. CPR后PetCO₂低于10mmHg时间＜20min

注：CCUE为重症急会诊超声流程（critical consultation ultrasonic examination）。

三、ECMO院内转运流程

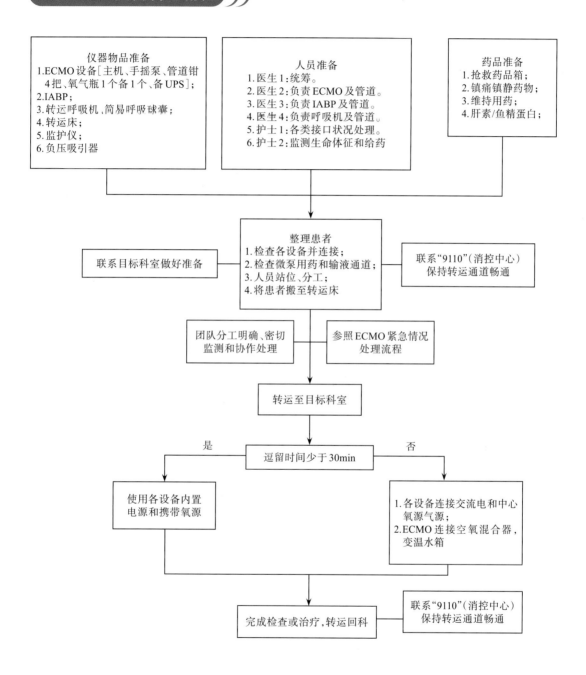

四、ECMO 紧急情况处理流程

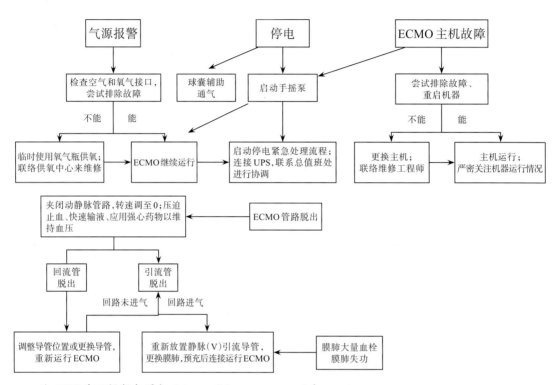

注：UPS 为不间断电源（uninterruptible power supply）。

五、VV-ECMO撤机流程

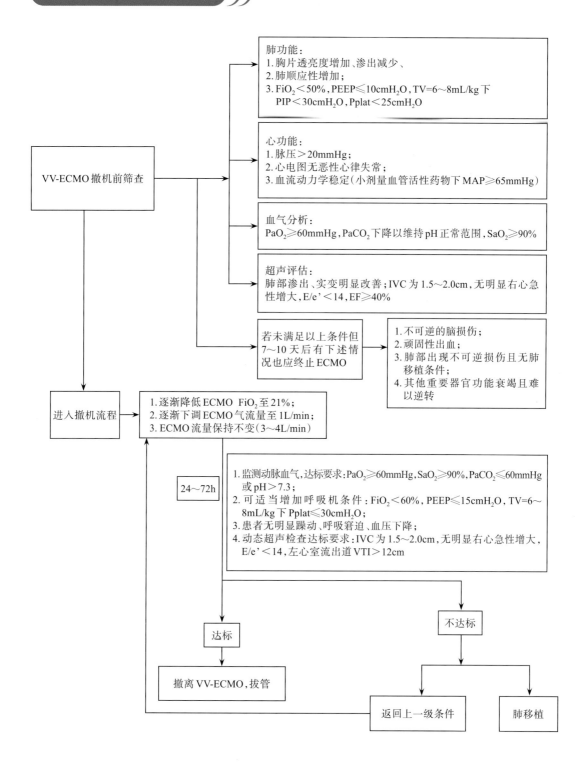

肺功能：
1.胸片透亮度增加、渗出减少、
2.肺顺应性增加；
3.FiO$_2$＜50%，PEEP≤10cmH$_2$O，TV=6～8mL/kg 下
　PIP＜30cmH$_2$O，Pplat＜25cmH$_2$O

心功能：
1.脉压＞20mmHg；
2.心电图无恶性心律失常；
3.血流动力学稳定（小剂量血管活性药物下 MAP≥65mmHg）

血气分析：
PaO$_2$≥60mmHg，PaCO$_2$下降以维持 pH 正常范围，SaO$_2$≥90%

超声评估：
肺部渗出、实变明显改善；IVC 为 1.5～2.0cm，无明显右心急性增大，E/e'＜14，EF≥40%

VV-ECMO撤机前筛查

若未满足以上条件但7～10 天后有下述情况也应终止 ECMO

1.不可逆的脑损伤；
2.顽固性出血；
3.肺部出现不可逆损伤且无肺移植条件；
4.其他重要器官功能衰竭且难以逆转

进入撤机流程

1.逐渐降低 ECMO FiO$_2$至21%；
2.逐渐下调 ECMO 气流量至 1L/min；
3.ECMO 流量保持不变（3～4L/min）

24～72h

1.监测动脉血气，达标要求：PaO$_2$≥60mmHg，SaO$_2$≥90%，PaCO$_2$≤60mmHg 或 pH＞7.3；
2.可适当增加呼吸机条件：FiO$_2$＜60%，PEEP≤15cmH$_2$O，TV=6～8mL/kg 下 Pplat≤30cmH$_2$O；
3.患者无明显躁动、呼吸窘迫、血压下降；
4.动态超声检查达标要求：IVC 为 1.5～2.0cm，无明显右心急性增大，E/e'＜14，左心室流出道 VTI＞12cm

达标

不达标

撤离 VV-ECMO，拔管

返回上一级条件

肺移植

六、VA-ECMO撤机流程

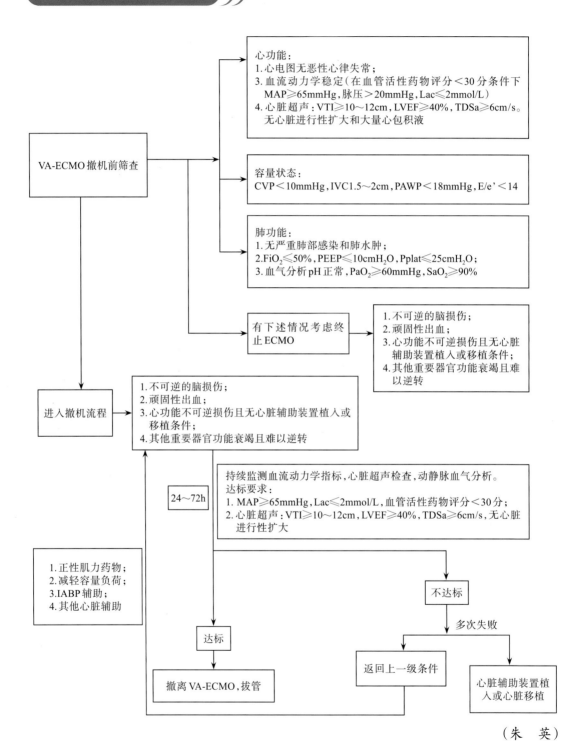

VA-ECMO撤机前筛查

心功能：
1.心电图无恶性心律失常；
3.血流动力学稳定（在血管活性药物评分＜30分条件下 MAP≥65mmHg，脉压＞20mmHg，Lac≤2mmol/L）
4.心脏超声：VTI≥10～12cm，LVEF≥40%，TDSa≥6cm/s。无心脏进行性扩大和大量心包积液

容量状态：
CVP＜10mmHg，IVC1.5～2cm，PAWP＜18mmHg，E/e'＜14

肺功能：
1.无严重肺部感染和肺水肿；
2.FiO₂≤50%，PEEP≤10cmH₂O，Pplat≤25cmH₂O；
3.血气分析pH正常，PaO₂≥60mmHg，SaO₂≥90%

有下述情况考虑终止ECMO
1.不可逆的脑损伤；
2.顽固性出血；
3.心功能不可逆损伤且无心脏辅助装置植入或移植条件；
4.其他重要器官功能衰竭且难以逆转

进入撤机流程
1.不可逆的脑损伤；
2.顽固性出血；
3.心功能不可逆损伤且无心脏辅助装置植入或移植条件；
4.其他重要器官功能衰竭且难以逆转

24～72h

持续监测血流动力学指标，心脏超声检查，动静脉血气分析。
达标要求：
1.MAP≥65mmHg，Lac≤2mmol/L，血管活性药物评分＜30分；
2.心脏超声：VTI≥10～12cm，LVEF≥40%，TDSa≥6cm/s，无心脏进行性扩大

1.正性肌力药物；
2.减轻容量负荷；
3.IABP辅助；
4.其他心脏辅助

不达标

多次失败

达标

返回上一级条件

心脏辅助装置植入或心脏移植

撤离VA-ECMO，拔管

（朱　英）

附录2 | ECMO相关记录表单

ECMO的规范化应用及重症超声可视化管理信息收集表格

编号　　　　　　　插管型号和部位　　　　　　　　　填表人

姓名		年龄		性别	
住院号		身高/体重		APACHEII	
主要诊断					
脓毒症（Y/N）		感染部位		SOFA	
ECPR（Y/N）		建立ECMO循环耗时（min）		ECMO上机时间	
IABP		PCI（Y/N）			
初始ECMO流/转速		初始ECMO氧浓度/气流		初始ECMO Pin/Pout/ΔP	
患者上机前临床资料					
HR		BP		CVP	
血管活性药物[μg/（kg·min）]		BNP/TNI		前24h液体平衡	
MV设置PEEP		Pplat		FiO_2	
血气:pH		PO_2		PCO_2	
Lac		SaO_2/$ScvO_2$		GAP	
US:IVCd前后/左右		IVC变异度		RA（塌陷/正常/扩张）	
LVEDD		LVOT		主瓣开放（Y/N）	
TAPSE		MAPSE		Simp-EF	
E		A		E/A	
E/e'（sep）		E/e'（LAT）		LV血流淤滞（Y/N）	
Strain		VTI		PAWP	

LUNG（L）	上	下		膈	P		后
LUNG（R）	上	下		膈	P		后
LUNG SCORE		肾脏血流（1/2/3）			肾脏RRI		
细胞因子标本（"√"时间点）	pre（0）	30min（1）		2h（2）	4h（3）		8h（4）
	24h（5）	48h（6）		7d（7）			

注：Y/N表示"是/否"；L表示左，R表示右；TNI为肌钙蛋白（troponin）；GAP为动静脉二氧化碳分压差；IVCd为下腔静脉直径；Strain为应变；LUNG表示肺；LUNG SCORE表示肺评分。

患者运行过程(　　　天)临床资料　　　　　　　　填表人

ECMO 血流/转速		气氧浓度/气流		Pin/Pout/△P	
ACT		APTT		CVP	
血管活性药物 [μg/(kg·min)]		BNP/TNI		前24h液体平衡	
MV 设置 PEEP		Pplat		FiO_2	
血气:pH		PO_2		PCO_2	
Lac		SaO_2/ScvO_2		GAP	
IABP ON		SBP/DPB/MAP		HR	
IVCd 前后/左右		IVC 变异度		RA(塌陷/正常/扩张)	
LVEDD		LVOT		主瓣开放(Y/N)	
TAPSE		MAPSE		simp-EF	
E		A		E/A	
E/e'sep/LAT		Ssep/LAT		LV 血流淤滞(Y/N)	
Strain		VTI		PAWP	
左侧 MCA:PI		左侧 PSV/EDV		EDV 逆向(Y/N)	
右侧 MCA:PI		右侧 PSV/EDV		视神经鞘D	
MCA VTI/AUC		脑氧(L/R)		LVOT Vpeak max/min	
肾脏大小 L/R		肾血流分级(L/R)		PSV/EDV/RI(L/R)	
IABP OFF		SBP/DPB/MAP		HR	
E		A		E/A	
E/e'sep/LAT		Ssep/LAT		Simp-EF	
主瓣开放(Y/N)		LV 血流淤滞(Y/N)		LVEDD	
Strain		VTI		PAWP	
左侧 MCA:PI		左侧 PSV/EDV		EDV 逆向(Y/N)	
右侧 MCA:PI		右侧 PSV/EDV		视神经鞘D	
MCA VTI/AUC		脑氧(L/R)		LVOT Vpeak max/min	

LUNG US								
LUNG(L)	上		下		膈	P		后
LUNG(R)	上		下		膈	P		后

膈肌/胃肠超声					
膈肌厚度/增厚率		膈肌活动度		肠蠕动	
胃窦大小/蠕动		胃肠积液		肠内营养量	

注:ON表示开机,OFF表示关机。

ECMO撤离情况及预后　　　　　　　　　　　　　填表人

ECMO下机时间		运行时间(h)			
并发症"√"	下肢缺血	南北综合征	左心室扩张	出血	血栓
	脑卒中	肺部感染	血流感染	病原菌	膜肺更换
并发症处理					
抗生素应用情况					
AKI及RT应用					
ECMO撤离时临床资料					
HR		BP		CVP	
血管活性药物 [μg/(kg·min)]		BNP/TNI		前24h液体平衡	
MV设置PEEP		Pplat		FiO$_2$	
血气:pH		PO$_2$		PCO$_2$	
Lac		SaO$_2$/ScvO$_2$		GAP	
转出科室		转出时间		出院时间	
出院存活(Y/N)		死亡原因			

（刘炳炜）

附录3 | ECMO动物实验之建立

一、实验动物

1. 猪, 25~60kg, 3~8月龄(附图3-1)。

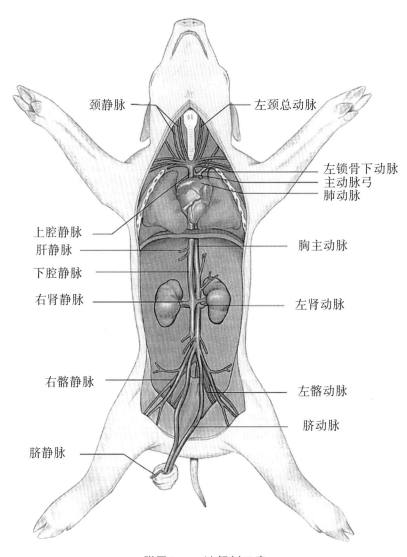

附图3-1　猪解剖示意

2.犬,15～25kg,1～2年龄(附图3-2)。

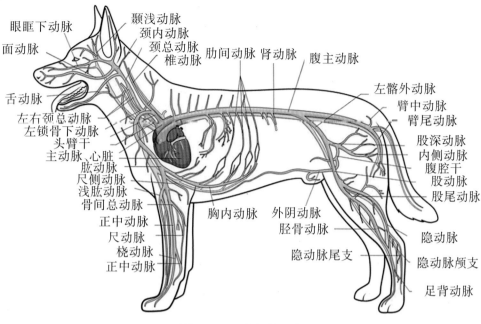

附图3-2　狗解剖示意

3.羊,40～70kg(附图3-3)。

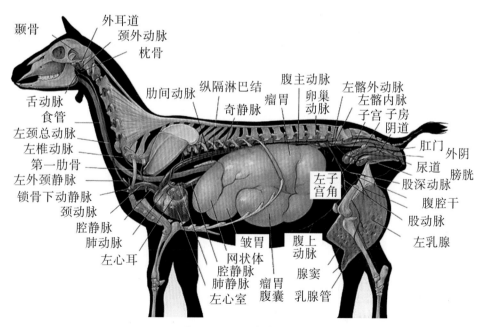

附图3-3　羊解剖示意

4.其他:兔、大鼠。

二、术前准备和麻醉插管（以猪为例）

1. 12h内禁食固体食物，可饮水。

2. 清洗、称重。

3. 在猪颈部或耳后肌肉注射阿托品（0.02mg/kg）、氯胺酮（15～20mg/kg）或戊巴比妥钠（30mg/kg）。一般用药后10～15min猪进入安静状态。

4. 一旦达到足够的镇静水平，将猪放在担架上搬运至操作区域。转运过程中，须确保猪的鼻子畅通无阻，保证猪在任何时候都有足够的自主呼吸。

5. 摆放体位：将猪摆置于仰卧位（若插管困难，可先俯卧位），捆绑固定于操作台（四肢、头部），用适合的面罩进行预充氧。

6. 连接心电图，监测脉搏氧饱和度。

7. 在耳缘静脉置入外周静脉导管，静脉注射芬太尼（30μg/kg）、咪达唑仑（0.25mg/kg）、阿曲库铵（0.5mg/kg）来诱导麻醉。

8. 选用长直喉镜，必要时可用纤维支气管镜协助，进行气管插管（6.0ID、6.5ID、7.0ID、7.5ID），深度20～25cm，听诊确认并固定。

9. 液体输注：准备阶段以10mL/(kg·h)的速度输注生理盐水，后24h内以2mL(kg·h)的速度持续输注生理盐水。

三、初始通气设置

1. 连接呼吸机。

2. 容量控制通气（volume control ventilation，VCV）模式。

3. 初始吸入气氧浓度（FiO_2）为100%，后根据动脉血氧分压（PaO_2）和动脉血氧饱和度（SaO_2）滴定，目标$SaO_2 > 96\%$。

4. 潮气量为8～10mL/kg。

5. 呼气末正压（PEEP）为5cmH$_2$O。

6. 呼吸频率为15～20次/min，吸呼比（I：E）为1：2，后根据动脉血二氧化碳分压（$PaCO_2$）和呼气末二氧化碳分压（$PetCO_2$）滴定，目标$PaCO_2$为35～45mmHg。

四、麻醉持续

1. 混合咪达唑仑（2mg/mL）、芬太尼（20μg/mL）、氯胺酮（20mg/mL）；侵入性操作及建立模型时药物流量设为0.5mL/(kg·h)，术后设为0.25mL/(kg·h)，直至实验结束。

2.通过检查运动和对疼痛刺激的血流动力学反应,定期评估麻醉深度(附图3-4)。

3.在整个实验过程中,可持续输注阿曲库铵0.5mg/(kg·h),维持肌肉松弛。

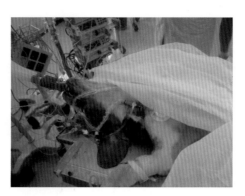

附图3-4　犬气管插管、漂浮导管实验图

五、监　测

1.消毒,铺单。

2.腹部小切口,经膀胱壁穿刺放置导尿管,连接尿袋。

3.放置股动脉动脉导管,测量有创动脉血压。

4.以外科半切开方式暴露右侧或左侧颈外静脉(必要时可超声引导),分别插入中心静脉导管和肺动脉导管,在压力监测引导下放置肺动脉导管,收集基线数据。

5.定期监测心电图、动脉血压、中心静脉压、肺动脉压、心排血量、脉搏血氧饱和度和温度。

6.监测心肺超声。

六、ECMO准备

1.物品准备:ECMO设备、ECMO套包、激活凝血时间(ACT)监测仪、氧气钢瓶。

2.ECMO标准预充:生理盐水、明胶预充。

3.条件允许时,膜肺前后可连接压力传感器。

七、ECMO置管

1.置管区域:备皮、消毒、铺单。

2.切口:在血管处表皮做2～3cm长度的纵切口。

(1)VV-ECMO:切开右侧颈部皮肤,暴露颈内静脉;切开右下肢皮肤,暴露右股静脉(附图3-5)。

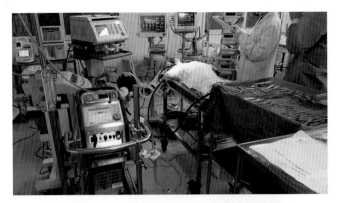

附图3-5　犬肺损伤应用VV-ECMO场景

（2）VA-ECMO：切开右下肢皮肤，暴露右股静脉；切开左下肢皮肤，暴露左股动脉（附图3-6）。

3.直视下穿刺、置入导丝。

4.肝素化（1mg/kg），测 ACT。

5.将插管置入并放至合适位置固定。

6.连接 ECMO 插管与管路，备用。

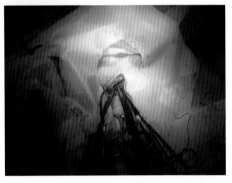

附图3-6　犬股动静脉 ECMO 插管

八、诱导模型

1. 肺损伤模型建立方法

（1）生理盐水：温盐水（30～50mL/kg，37～39℃），重复肺灌洗，3～4次，目标 $PaO_2/FiO_2 < 100$。

（2）油酸：0.2mL/kg，30min 缓慢滴入（附图3-7）。

2. 心搏骤停模型建立方法

（1）打开胸骨，切开并悬吊心包，暴露心脏，将心包用线固定至两边，充分暴露左前降支，夹闭左前降支，出现室颤或停搏超过90s。

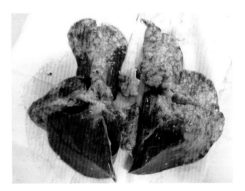

附图3-7　油酸输注造犬肺损伤模型

（2）通过诱颤电极诱发室颤（30V），心电图出现室颤波形，室颤8min。

3. 心源性休克模型建立方法

（1）在前降支第一对角支与第二对角支之间结扎，阻断缺血持续60min，出现心电图 ST 段抬高，心肌颜色改变。休克的定义是平均动脉压（MAP）和心排血指数降低超过20%,乳酸水平升高(＞2.5mmol/L)。

(2)一氧化碳吸入:1%～2%的一氧化碳持续吸入,心排血量下降超过20%～50%。

4. 其他模型

失血性休克模型、吸入性肺损伤模型、爆震伤模型等。

九、ECMO转流

1.松开管道钳,开始ECMO转流。

2.测量ACT,保证ACT在180～200s。

3.逐渐增大ECMO流量。

4.调节相应气源。

5.监测心肺超声。

6.完成相关实验步骤。

十、注意事项

1.麻醉剂量因动物而异,不要让动物无人看管。在实验过程中,确保动物在任何时候都充分麻醉。

2.严格执行无菌操作,特别是需要搜集炎性因子相关数据时。

3.尽量选择超声引导、外科切开或半切开方式,单纯经皮切开较容易出现静脉或动脉撕裂。

4.注意肺动脉导管放置技巧和测量要点。

5.ECMO连接后易出现低血压,尽管有足够的液体负荷,仍需要适量去甲肾上腺素:①建议在连接ECMO后立即开始去甲肾上腺素输注,以防平均动脉压低于65mmHg;②如果在去甲肾上腺素0.1μg/(kg·min)作用下仍持续低血压,则需要对动物进行液体复苏。

6.避免静脉长时间、大量输注生理盐水进行液体复苏。

7.在肺损伤模型建立过程中,在两次灌洗之间尽可能维持血流动力学稳定,避免使用血管升压药。肺损伤模型还取决于肺泡灌洗后呼吸机设置,必要时可设置损伤性通气:模式PCV(压力控制通气),PEEP　0cmH$_2$O,Pi(吸气压)35～40cmH$_2$O,通气2～4h。建立稳定肺损伤模型后,须设置PEEP≥5cmH$_2$O,以满足ARDS定义。

十一、其 他 》》》

1.体温：保持在(37±1)℃。

2.抗生素：静脉注射30mg/kg的头孢菌素,此后每隔8h重复一次。

3.实验结束：深度镇静、肌松后,推注高钾溶液使心脏停搏,尸体处理须符合动物伦理。

十二、常规物品清单(附表3-1) 》》》

附表3-1 常规物品清单

步骤	物品
操作人员	·隔离衣(>5件); ·手套、口罩、帽子(各>20套)
药物	·氯胺酮、戊巴比妥钠、芬太尼、丙泊酚、咪达唑仑、阿曲库铵; ·阿托品、去甲肾上腺素、肾上腺素; ·利多卡因、肝素
ECMO预充	·ECMO设备(车架、主机、水箱、手摇柄、备用泵头)、插座; ·ECMO套包1套(包含离心泵、氧合器、1/4英寸管路、预充袋、预充管、鲁尔接头、无菌剪刀、扎带、三通接头); ·管道钳6把、500mL乳酸林格液和100mL、500mL生理盐水各10袋、500mL明胶5袋、250mL碳酸氢钠5瓶; ·氧气钢瓶2~3个、减压阀、流量表
麻醉插管	·输液架2个,10mL、20mL注射器各10个,三通接头10个,输液管路10个,留置针5个; ·固定绳8根、长直喉镜1个、不同型号气管插管3~4个(6ID、6.5ID、7ID、7.5ID)、胶布5卷; ·呼吸机1台(空气压缩机、可连接氧气钢瓶)、一次性呼吸机管路2套、人工鼻、螺纹管、球囊; ·心电监护仪、氧饱和度指套多个、导尿管、尿袋2个; ·负压、吸痰管
ECMO置管	·聚维酮碘、酒精多瓶; ·消毒包、治疗巾、换药碗多个、纱布30包; ·备皮刀、剪刀、手术刀柄、圆刀片、尖刀片、巾钳、镊子、持针器、缝针、缝线各多个; ·ECMO穿刺套包(多备长导丝、穿刺针); ·不同型号ECMO插管(根据所选动物类型、体重个体化选择)

(刘 凯)

参考文献

［1］Araos J，Alegria L，Garcia P，et al. Near-apneic ventilation decreases lung injury and fibroproliferation in an acute respiratory distress syndrome model with extracorporeal membrane oxygenation. Am J Respir Crit Care Med，2019，199（5）：603-612.

［2］Liu B，Zhang Q，Liang Y，et al. Extracorporeal membrane oxygenation mitigates myocardial injury and improves survival in porcine model of ventricular fibrillation cardiac arrest. Scand J Trauma Resusc Emerg Med，2019，27（1）：1-11.

［3］Luo Y，Fritz C，Hammache N，et al. Low versus standard-blood-flow reperfusion strategy in a pig model of refractory cardiac arrest resuscitated with extra corporeal membrane oxygenation. Resuscitation，2018，133：12-17.

［4］Russ M，Kronfeldt S，Boemke W，et al. Lavage-induced surfactant depletion in pigs as a model of the acute respiratory distress syndrome（ARDS）. J Vis Exp，2016（115）：53610.

［5］Simonsen C，Magnusdottir S O，Andreasen J J，et al. ECMO improves survival following cardiogenic shock due to carbon monoxide poisoning—an experimental porcine model. Scand J Trauma Resusc Emerg Med，2018，26（1）：1-9.

［6］Vanhuyse F，Ducrocq N，Louis H，et al. Moderate hypothermia improves cardiac and vascular function in a pig model of ischemic cardiogenic shock treated with veno-arterial ECMO. Shock，2017，47（2）：236-241.

［7］Zhang Y，Li C S，Yuan X L，et al. ECMO attenuates inflammation response and increases ATPase activity in brain of swine model with cardiac arrest compared with CCPR. Biosci Rep，2019，39（7）：BSR20182463.

一、临床问题的发现

ECMO患者需要转运的情景越来越多,如将患者由不具备管理ECMO技术的医院转运至具备管理ECMO技术的更高级医学中心或者携带ECMO装置在医学中心之间转运等。然而,转运带有ECMO的危重症患者是一个复杂的程序和过程,转运过程中需携带的仪器设备非常庞大,管路复杂,组件多,要求膜肺位置始终高于动力泵,并且与离心泵保持一定的距离,还要避免管道的扭曲、牵拉,需要6~10位专业人员管理各仪器及病情监测。同时由于ECMO原装机组车架存在底盘低、避震效果差等特点,转运时剧烈的抖动会影响主机内精密元件的工作,因此要求在转运患者时平衡好所有人的行进速度。但是,对于多人参与的转运,不可控、不安全因素势必增加,很难确保转运途中每个细节的顺利进行,增加了医护人员的工作难度。因此,需要从方便转运的角度出发改良转运辅助设备,从而减少管理设备的转运人员,减少转运用时,提高转运途中患者的安全。

二、检索相关文献及专利

1. 国外的转运辅助设备

在ECMO转运方面,梅奥诊所报告了他们的经验。该团队提供了移动式现实生活支持组件(Cardiohelp便携式泵式氧气发生器,套管)和运输设备,并由EMS运输团队提供了便携式监控器和通风机。但该便携式转运设备与国内使用的ECMO仪器不匹配,因此在国内难以推广。

在转移患者过程中需要将ECMO仪器在病床与转运床之间搬上、搬下,增加了医护人员工作量和患者的转运风险,因此需要用到转运车。英国莱斯特格伦菲尔德医院用于地面运输的便携式ECMO系统用患者担架车(Ferno)来放置移动ECMO设备并运送患者。一个离心泵控制台和备用装置、加热器/冷却器装置和两个氧气瓶(供应氧合器和运输呼吸机)位于手推车底座。氧合器、血泵和驱动装置安装在手推车底座一侧的直立支柱上。但是,在转运之前仍需要将ECMO各组件拆卸并再次固定,而且ECMO膜肺位于担架下层,离心泵在患者上方,位置安置欠合理,对ECMO的运转有一定的影响。

2. 国内的转运辅助设备

专利CN213406614U公开了一种基于救护车担架的ECMO转运架,但是该担架支点在侧边,存在支撑重仪器不稳定的风险。

专利CN211356370U公开了一种ECMO转运床上支架。该ECMO转运床上支架可以直接放置于病床床尾,底板置于床垫下方,通过底板四个边角的固定带进行固定。每次外出、转运患者无需过床,只需推床即可。但是,四个边角固定带是活动的,难以稳定支撑ECMO主机;ECMO仪器的各部件仍需搬动,增加了准备过程的难度;转运仪器放置在夹板上方,与夹板之间活动度高,在转运过程中容易掉落,存在一定的风险。

专利CN213607806U公开了一种ECMO装备移动车(包括车体)。车体底端设置有万向轮,车体设置有推把、若干抽屉及储物柜,车体上设置有用于固定抽屉及储物柜的锁定机构。但是由于转运车体积大,与患者的床单位分开,不便于转运,且容易牵拉管道,存在安全隐患。

因此,临床上急需一种方便移动ECMO的辅助设备。

三、成立多学科诊疗团队 ▶▶▶

成立多学科诊疗(MDT)团队。针对目前存在的转运问题,团队成员在充分调研现有转运设备的优势及需求的基础上进行头脑风暴,对不足之处进行技术改进与创新,设计一款多功能可拆卸转运ECMO专用支架并在临床应用。该支架平时承载ECMO设备,转运患者时,可快速同步转移到不同型号的床单位,妥善固定在床尾,同时可收纳ECMO主机、离心泵、膜肺、氧气钢瓶、手摇柄、转运监护仪、简易呼吸器、输液袋等,实现患者和ECMO设备的成套同步转移,可简化准备转运的工作步骤,降低转运过程中的难度,减少医护人员的不可控因素,便于院内和院际转运。保证患者安全的同时,减少转运过程中的并发症,还可精简转运人员配备,提升转运效率。

四、绘制草图及撰写技术交底书

（一）绘制草图（附图4-1）

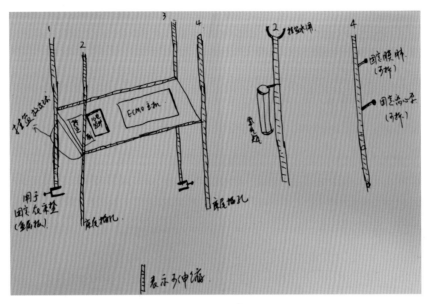

附图4-1 草图

（二）撰写技术交底书（附表4-1）

附表4-1 技术交底书

专利名称	一种用于ECMO转运的可移动支架	专利类别	实用新型
专利权人	XXX医院	发明人	发明人1+身份证号，其余发明人（共6人以内）
邮箱	XXX	手机	第一发明人手机

1. 背景技术

（1）与本发明最相近的技术现状：体外膜肺氧合（ECMO）作为一种重要的体外生命支持技术，临床上主要用于心脏功能不全和（或）呼吸功能不全的支持。随着医疗技术的提高，ECMO的支持时间不断延长。在诊疗过程中，患者进行必要的辅助检查和治疗，需要从病房转移到检查室或手术室。在转移过程中，ECMO仪器在病床与转运床之间的搬运增加了医护人员工作量和患者的转运风险。

传统的ECMO转运车还存在诸多问题:ECMO转运车内设备放置不稳定,且不便于取用;ECMO转运车的输液杆数量单一,且高度固定;ECMO转运车不便于移动。

(2)背景技术存在的问题(缺陷):①设备放置不稳定,不便于取用。②体积大,转运过程中,移动不方便。

专利CN213406614U公开了一种基于救护车担架的ECMO转运架,但是该担架支点在侧边,存在支撑重仪器不稳定的风险。

专利CN211356370U公开了一种ECMO转运床上支架。该ECMO转运床上支架可直接放置于病床床尾,底板置于床垫下方,通过底板四个边角的固定带进行固定。每次外出、转运患者无需过床,只需推床即可。但是四个边角固定带是活动的,难以稳定支撑ECMO主机;ECMO仪器的各部件仍需要搬动,增加了准备过程的难度;转运仪器放置在夹板上方,与夹板之间活动度高,在转运过程中容易掉落,存在一定的风险。

专利CN213607806U公开了一种ECMO装备移动车(包括车体)。车体的底端设置有万向轮,车体设置有推把、若干抽屉及储物柜,车体上设置有用于固定抽屉及储物柜的锁定机构。但是由于转运车体积大,与患者的床单位分开,不便于转运,且管道容易牵拉,存在安全隐患。

2. 技术方案

(1)发明目的及有益效果:①设计一个可以放置在床尾的支架,可拆卸、可移动,使用时方便转运,转运结束后可拆卸,不影响平时的使用空间;②支架上方可稳定放置ECMO主机、离心泵、膜肺、手摇柄、转运监护仪;③支架周围可移动伸缩杆可悬挂患者输液袋;④支架周围放置的收纳篮可放置简易呼吸器;⑤支架固定在床上,可减少1~2名固定仪器的转运人员;⑥支架固定在床上,减少了周围的空间,对转运路线的要求减少,提高院际/院内转运的可操作性;⑦支架固定在床上,减少导管滑脱的风险。

总体有益效果:支架容纳性好,可妥善放置ECMO主机、离心泵、膜肺、手摇柄、转运监护仪、简易呼吸器、输液袋;支架可拆卸,固定在床尾,便于院内和院际转运。

(2)优选技术方案:参考实施例。

(3)本发明具体结构及实施例:一种用于ECMO转运的可移动支架在正常使用时可以在地上放置,在病床转移时可以移动到病床上并与病床一起移动。

技术方案:该装置包括放置架和腿架,腿架设置于放置架下端。放置架用于放置ECMO仪器,包括第一放置部和第二放置部。第一放置部位于第二放置部上方,设置有可调节放置面积的调节组件;第二放置部为平整面。腿架用于支撑放置架,下端连接有脚轮。

调节组件包括两个完全相同的支撑板和滑轨,滑轨横向设置在放置架上端两侧,支撑板贴近放置架边缘的两侧设置有卡爪,卡爪远离支撑板的一端设置有限位凸起,滑轨可嵌入限位凸起与支撑板之间,支撑板沿滑轨移动。

第二放置部设置有若干个凹槽,可用于放置仪器。第二放置部上的相邻凹槽之间设置有方便ECMO固定的立杆,立杆竖直与第二放置部连接。

放置架横向两侧分别设置有抽屉和用于放置氧气瓶的放置桶。

放置架靠近抽屉和放置桶的一边设置有两个卡槽,卡槽分别用于放置泵头和膜肺。

卡槽与放置架之间设置有连接杆,卡槽、连接杆和放置架之间通过铰接连接。

放置架远离卡槽的一侧设置有可以伸缩调节的输液架。

腿架上朝向另一腿架的一侧设置有固定板,用于将可移动支架固定在床板上。

(4)替代技术方案:用床沿支架代替落地支架。

(5)替代方案有益效果:节约空间。

3. 附 件

照片、拍摄视频、手绘简图等均可(附图4-2和附图4-3)。

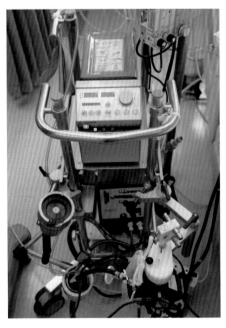

附图4-2　ECMO照片图

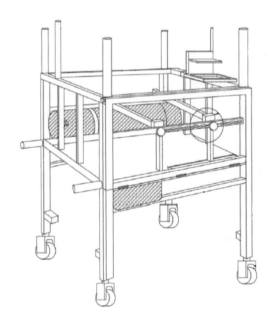

附图4-3　支架结构图

五、范 文

一种用于ECMO转运的可移动支架

(一)摘 要

本实用新型公开了一种用于ECMO转运的可移动支架,包括放置架和腿架。腿架设置于放置架下端,用于支撑放置架;放置架用于放置ECMO仪器,包括第一放置部和第二放置部。第一放置部位于第二放置部上方,设置有调节放置面积的调节组件;第二放置部为平整面。腿架下端连接有脚轮。本实用新型在正常使用时可以在地上放置,在病床转移时可以移动到病床上与病床一起移动。

(二)权利要求书

1.一种用于ECMO转运的可移动支架如附图4-4所示,其特征在于:包括放置架(1)和腿架(2),腿架(2)设置于放置架(1)下端,放置架(1)用于放置ECMO仪器,腿架(2)用于支撑放置架(1)。放置架(1)包括第一放置部(10)和第二放置部(11),第一放置部(10)位于第二放置部(11)上方。第一放置部(10)设置有调节组件(12),调节组件(12)用于调节第一放置部(10)可以放置的面积。第二放置部(11)为平整面。腿架(2)下端连接有脚轮(20)。

2.根据权利要求1,所述的用于ECMO转运的可移动支架的特征在于:调节组件(12)包括两个完全相同的支撑板(120)和滑轨(121),滑轨(121)横向设置在放置架(1)上端两侧,支撑板(120)贴近放置架(1)边缘的两侧设置有卡爪(122),卡爪(122)远离支撑板(120)的一端设置有限位凸起(123),滑轨(121)可嵌入限位凸起(123)与支撑板(120)之间,支撑板(120)沿滑轨(121)移动。

3.根据权利要求1,所述的用于ECMO转运的可移动支架的特征在于:第二放置部(11)设置有若干个凹槽(110),凹槽(110)用于放置仪器。

4.根据权利要求3,所述的用于ECMO转运的可移动支架的特征在于:第二放置部(11)上的相邻凹槽(110)之间设置有方便ECMO固定的立杆(111),立杆(111)竖直与第二放置部(11)连接。

5.根据权利要求1,所述的用于ECMO转运的可移动支架的特征在于:放置架(1)横向两侧分别设置有抽屉(13)和用于放置氧气瓶的放置桶(14)。

6.根据权利要求5,所述的用于ECMO转运的可移动支架的特征在于:放置架(1)

靠近抽屉(13)和放置桶(14)的一边设置有两个卡槽(15)，卡槽(15)分别用于放置泵头和膜肺。

7.根据权利要求6，所述的用于ECMO转运的可移动支架的特征在于：卡槽(15)与放置架(1)之间设置有连接杆(150)，卡槽(15)、连接杆(150)和放置架(1)之间通过铰接连接。

8.根据权利要求7，所述的用于ECMO转运的可移动支架的特征在于：放置架(1)远离卡槽(15)的一侧设置有可以伸缩调节的输液架(16)。

9.根据权利要求1，所述的用于ECMO转运的可移动支架的特征在于：腿架(2)上朝向另一腿架(2)的一侧设置有固定板(21)，固定板(21)用于将可移动支架固定在床板上。

(三)说明书

一种用于ECMO转运的可移动支架

技术领域

本实用新型涉及医疗器械领域，具体为一种用于ECMO转运的可移动支架。

背景技术

ECMO(Extracorporeal Membrane Oxygenation，体外膜肺氧合)是一种心、肺支持的急救仪器，危重症患者必须在该仪器的正常运转下才能存活，但该仪器构造复杂，管路长，运转过程中必须确保管路不能弯折或受压，否则将严重影响患者的生命安全。目前ECMO医用设备转运架与病床架一般独立设置，当病患需要转移时，必须同时转移病床架和ECMO医用设备转运架，需要多位医护人员进行操作转移，较为不便。并且独立设置的ECMO医用设备转运架的占地体积较大，特别是遇到需要通过电梯进行患者转移的情况，ECMO医用设备转运架可能无法与病床一起进入电梯内，使用较为不便。

实用新型内容

本实用新型的目的是提供一种用于ECMO转运的可移动支架。本实用新型在正常使用时可以在地上放置，在病床转移时可以将支架移动到病床上并与病床一起移动。

为了实现上述发明目的，本实用新型采用了以下技术方案：一种用于ECMO转运的可移动支架，包括放置架和腿架。腿架设置于放置架下端，用于支撑放置架。放置架用于放置ECMO仪器，包括第一放置部和第二放置部。第一放置部位于第二放置部上方,设置有调节放置面积的调节组件;第二放置部为平整面。腿架下端连接有脚轮。

优选的,调节组件包括两个完全相同的支撑板和滑轨,滑轨横向设置在放置架上端两侧,支撑板贴近放置架边缘的两侧设置有卡爪,卡爪远离支撑板的一端设置有限位凸起,滑轨可嵌入限位凸起与支撑板之间,支撑板沿滑轨移动。

优选的,第二放置部设置有若干个凹槽,用于放置仪器。

优选的,第二放置部上的相邻凹槽之间设置有方便ECMO固定的立杆,立杆竖直与第二放置部连接。

优选的,放置架横向两侧分别设置有抽屉和用于放置氧气瓶的放置桶。

优选的,放置架靠近抽屉和放置桶的一边设置有两个卡槽,分别用于放置泵头和膜肺。

优选的,卡槽与放置架之间设置有连接杆,卡槽、连接杆和放置架之间通过铰接连接。

优选的,放置架远离卡槽的一侧设置有可以伸缩调节的输液架。

优选的,腿架上朝向另一腿架的一侧设置有固定板,用于将可移动支架固定在床板上。

与现有技术相比,采用了上述技术方案的用于ECMO转运的可移动支架,具有如下有益效果:①采用本实用新型的用于ECMO转运的可移动支架,通过第一放置部调节组件的展开可以展露出下方的ECMO仪器,方便ECMO仪器的拿取和转移。②在本实用新型的优选方案中,可移动支架在正常使用时可以在地上放置,在病床转移时可以移动到病床上并与病床一起移动。

附图说明

附图4-4为本实用新型(用于ECMO转运的可移动支架)的结构示意图。

附图标记:1.放置架;10.第一放置部;11.第二放置部;110.凹槽;12.调节组件;120.支撑部;121.滑轨;122.卡爪;123.限位凸起;13.抽屉;14.放置桶;15.卡槽;150.连接杆;16.输液架;2.腿架;20.脚轮;21.固定板。

具体实施方式

下面结合附图对本实用新型做进一步描述。

如附图4-4所示,用于ECMO转运的可移动支架,包括放置架(1)和腿架(2),腿架(2)设置于放置架(1)下端,放置架(1)用于放置ECMO仪器,腿架(2)用于支撑放置架(1),放置架(1)包括第一放置部(10)和第二放置部(11),第一放置部(10)位于第二放置部(11)上方,第一放置部(10)设置有调节组件(12),调节组件(12)用于调节第一放置部(10)可以放置的面积,第二放置部(11)为平整面,腿架(2)下端连接有脚轮(20)。

调节组件(12)包括两个完全相同的支撑板(120)和滑轨(121),滑轨(121)横向设置在放置架（1）上端两侧，支撑板（120）贴近放置架（1）边缘的两侧设置有卡爪（122），卡爪（122）远离支撑板（120）的一端设置有限位凸起（123），滑轨（121）可嵌入限位凸起（123）与支撑板（120）之间，支撑板（120）沿滑轨（121）移动。

第二放置部（11）设置有若干个凹槽（110），凹槽（110）用于放置仪器，第二放置部（11）上的相邻凹槽（110）之间设置有方便ECMO固定的立杆（111），立杆（111）竖直与第二放置部（11）连接。

放置架（1）横向两侧分别设置有抽屉（13）和用于放置氧气瓶的放置桶（14），放置架（1）靠近抽屉（13）和放置桶（14）的一边设置有两个卡槽（15），卡槽（15）分别用于放置泵头和膜肺，卡槽（15）与放置架（1）之间设置有连接杆（150），卡槽（15）、连接杆（150）和放置架（1）之间通过铰接连接，放置架（1）远离卡槽（15）的一侧设置有可以伸缩调节的输液架（16）。

腿架（2）上朝向另一腿架（2）的一侧设置有固定板（21），固定板（21）用于将可移动支架固定在床板上。

以上所述是本实用新型的优选实施方式，对于本领域的普通技术人员来说不脱离本实用新型原理的前提下，还可以做出若干变型和改进，这些也应视为本实用新型的保护范围。

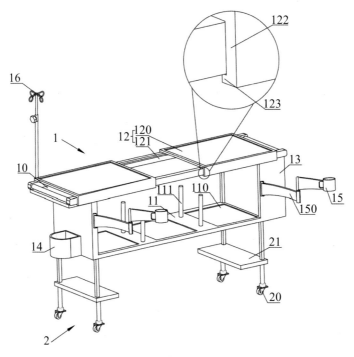

附图4-4　本实用新型结构示意

（杨湘英）